五年制高职专用教材

医药卫生大类专业

中医护理

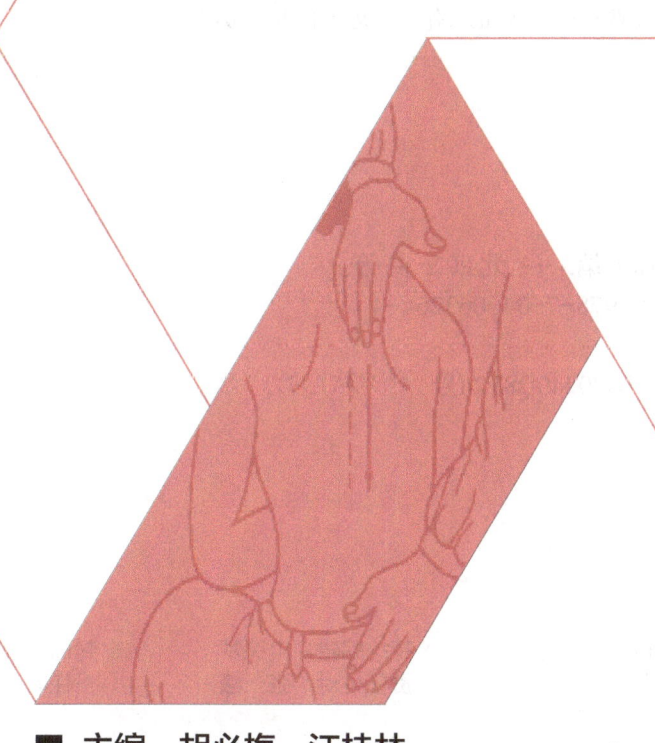

■ 主编　胡必梅　江桂林

中国教育出版传媒集团
高等教育出版社·北京

内容提要

本书是五年制高职专用教材，依据五年制高等职业教育护理专业人才培养方案，以及中医护理课程的主要教学内容和目标要求进行编写。

本书分为九章三十二节，第一章从中医护理的发展简史及基本特点两个部分讲述了中医护理的学科特点及历史源流；第二章阐述了中医的理论基础，包含阴阳学说、五行学说、藏象学说、气血津液及病因病机五部分，培养学生中医理念，奠定中医思维；第三至四章由四诊及辨证组成，为中医诊断学相关板块，培养学生一定的中医诊断能力，为下一步学习中医护理技能提供诊断支持；第五到七章为中医护理能力培养部分，通过体质学说、方药基础知识和中医护理基本方法，为培养学生中医护理能力提供理论基础，并结合中医护理基本方法的学习，使学生将理论知识运用至临床实践；第八到九章为中医护理技能提升部分，此部分以经络腧穴理论为纲，详述了推拿、艾灸、拔罐、刮痧等中医适宜性技术，提升学生实际操作能力，丰富中医护理手段。

本书各章节包含了学习目标、情境导入、内容学习、知识链接、学习测试五大部分，对课程内容做必要的补充与延伸，增强教学内容的生动性、趣味性、实用性和前沿性，并且将各种操作技术的操作流程图和实训内容附于教材最后，方便学生在学习过程中进行自学和自我检测，提高学习效率。

本书配套辅教辅学资源，请扫描书内二维码或登录高等教育出版社新形态教材网（https://abooks.hep.com.cn）获取相关资源。详细使用方法见本书最后一页"郑重声明"下方的"学习卡账号使用说明"。

本书可作为职业院校护理及相关专业教学用书，也可作为护理工作者参考用书。

图书在版编目（CIP）数据

中医护理 / 胡必梅，江桂林主编. -- 北京：高等教育出版社，2024.12. -- ISBN 978-7-04-063264-4

Ⅰ. R248

中国国家版本馆CIP数据核字第20240Q8T24号

Zhongyi Huli

策划编辑	崔 博	责任编辑	于 腾	特约编辑	申笑梦	封面设计	张 志
版式设计	徐艳妮	责任绘图	邓 超	责任校对	张 薇	责任印制	刁 毅

出版发行	高等教育出版社	网　址	http://www.hep.edu.cn
社　址	北京市西城区德外大街4号		http://www.hep.com.cn
邮政编码	100120	网上订购	http://www.hepmall.com.cn
印　刷	涿州市京南印刷厂		http://www.hepmall.com
开　本	889mm×1194mm 1/16		http://www.hepmall.cn
印　张	14.75		
字　数	300千字	版　次	2024年12月第1版
购书热线	010-58581118	印　次	2024年12月第1次印刷
咨询电话	400-810-0598	定　价	35.40元

本书如有缺页、倒页、脱页等质量问题，请到所购图书销售部门联系调换
版权所有　侵权必究
物料号　63264-00

出版说明

五年制高等职业教育（简称五年制高职）是指以初中毕业生为招生对象，融中高职于一体，实施五年贯通培养的专科层次职业教育，是现代职业教育体系的重要组成部分。

江苏是最早探索五年制高职的省份之一，江苏联合职业技术学院作为江苏五年制高职教育的办学主体，经过20年的探索与实践，在培养大批高素质技术技能人才的同时，在五年制高职教学标准体系建设及教材开发等方面积累了丰富的经验。"十三五"期间，江苏联合职业技术学院组织开发了600多种五年制高职专用教材，覆盖16个专业大类，其中178种被认定为"十三五"职业教育国家规划教材。学院教材工作得到国家教材委员会办公室认可并以"江苏联合职业技术学院探索创新五年制高等职业教育教材建设"为题编发了《教材建设信息通报》（2021年第13期）。

"十四五"期间，江苏联合职业技术学院依据"十四五"教材建设规划进一步提升教材建设与管理的专业化、规范化和科学化水平。一方面与全国五年制高职发展联盟成员单位共建共享教学资源，另一方面与高等教育出版社、凤凰职业教育图书有限公司等多家出版社联合共建五年制高职教材研发基地，共同开发五年制高职专用教材。

本套"五年制高职专用教材"以习近平新时代中国特色社会主义思想为指导，落实立德树人根本任务，坚持正确的政治方向和价值导向，弘扬社会主义核心价值观。本套教材依据教育部《职业院校教材管理办法》和江苏省教育厅《江苏省职业院校教材管理实施细则》等要求，注重系统性、科学性和先进性，突出实践性和适用性，体现职业教育类型特色；遵循长学制贯通培养的教育教学规律，坚持一体化设计，契合学生知识获得、技能习得的累积效应，结构严谨，内容科学，体例编排得当，适应五年制高职学生生理成长、心理成长、思想成长跨度大的特征，针对性强，是为五年制高职量身打造的专用教材。

江苏联合职业技术学院
教材建设与管理工作领导小组
2022年9月

编写委员会

主　编：胡必梅　江桂林
副主编：孟　梓　胡　月
编　者：(以姓氏笔画为序)

王　琼	南京中医药大学附属连云港中医院
王庆林	江苏省连云港中医药高等职业技术学校
王倩倩	江苏省连云港中医药高等职业技术学校
王晶晶	江苏省连云港中医药高等职业技术学校
冯宗媚	上海健康医学院附属卫生学校
江桂林	南京中医药大学附属连云港中医院
李　丹	南京中医药大学附属连云港中医院
李富民	江苏省连云港中医药高等职业技术学校
邱　群	江苏省连云港中医药高等职业技术学校
陈　玲	南京中医药大学附属连云港中医院
孟　梓	江苏省连云港中医药高等职业技术学校
胡　月	南京中医药大学附属连云港中医院
胡必梅	江苏省连云港中医药高等职业技术学校
常晓晓	上海健康医学院附属卫生学校
董　莉	江苏省连云港中医药高等职业技术学校
鞠晓红	上海健康医学院附属卫生学校

前 言

"中医护理"是在中医药理论指导下,研究探讨中医护理理论、方法和护理操作技术的一门应用型学科,是护理专业的必修课程。《全国护理事业发展规划(2021—2025年)》国卫医发〔2022〕15号文,明确指出护理十四五规划中要大力开展中医护理人才培养,促进中医护理技术创新和学科建设,有计划地开展中医护理管理人员和中医护理骨干人才培养,注重中医护理技术推广和应用,提升中医护理服务能力和水平。《十四五中医药发展规划》明确提出中医药服务体系要进一步健全,中医药特色人才建设加快推进,中医药产业和健康服务业高质量发展取得积极成效。

本书是五年制高职专用教材,依据五年制高等职业教育护理专业人才培养方案,以及中医护理课程的主要教学内容和目标要求,并参考国家中医药管理局下发的《护理人员中医技术使用手册》、国家护士执业考试内容等要求编写而成。本书分为九章三十二节,从中医护理的发展简史到常用中医护理技术,相对翔实地讲述了中医护理的起源与发展、中医护理的基本特点、中医护理的理论基础、中医护理的临床应用、中医护理技术基本知识、常用中医疗法等。本书编写坚持立德树人,以学生为主体的编写理念,按照岗位需求和护士执业资格考试标准,努力做到基本理论、基本知识以"必需、够用"为度,强化学生职业素养、护理实践及操作能力的培养,为学生适应临床护理工作奠定基础。本书融入中医护理理念,充分体现了"以患者为中心"的整体观念,使护理操作更加严谨及人性化,通过本课程的学习,使学生具有必要的中医护理的基本理论、基础知识和基本技能,能运用所学知识和技能服务于护理对象。

本书配套辅教辅学资源,请扫描书内二维码或登录高等教育出版社新形态教材网(https://abooks.hep.com.cn)获取相关资源。详细使用方法见本书最后一页"郑重声明"下方的"学习卡账号使用说明"。本书可作为职业院校护理专业教学用书,也适用于临床一线护理人员、护理管理者及护理专业的教师及学生,有利于培训、考核、临床教学,使各级各类护士在临床应用中有理论基础可依据,有行为规范可遵循,提高护理服务的专业性、规范性,提升护士执业能力。

因编写时间有限,书中难免有不足之处,请广大读者批评指正。本书读者意见反馈邮箱:zz_dzyj@pub.hep.cn。

学时分配建议表

序号	内容	学时
1	第一章 绪论	2
2	第二章 中医基础理论	16
3	第三章 四诊	8
4	第四章 辨证	8
5	第五章 体质	4
6	第六章 方药基础知识	6
7	第七章 中医护理基本方法	6
8	第八章 经络腧穴概要	6
9	第九章 常用中医护理技术	8
	合计	64

编者

2024 年 6 月

目 录

第一章 绪论 — 1

第一节 中医护理的发展简史 2
一、远古至春秋时期 2
二、战国至三国时期 2
三、魏晋至五代时期 3
四、宋金元时期 3
五、明清时期 4
六、中华人民共和国成立以来 4

第二节 中医护理的基本特点 5
一、整体观念 5
二、辨证施护 7

第二章 中医基础理论 — 10

第一节 阴阳学说 11
一、阴阳的概念和属性 11
二、阴阳学说的基本内容 12
三、阴阳学说在中医学中的应用 14

第二节 五行学说 17
一、五行的基本概念和特性 17
二、五行学说的基本内容 18
三、五行学说在中医学中的应用 20

第三节 藏象学说 22
一、五脏 24
二、六腑 34
三、奇恒之腑 37
四、脏腑之间的关系 38

第四节 气血津液 43
一、气 43
二、血 45
三、津液 46
四、气、血、津液之间的关系 47

第五节 病因病机 48
一、病因 48
二、病机 59

第三章 四诊 — 64

第一节 望诊 65
一、望神 65
二、望色 65
三、望形态 66
四、望头颈、望五官 67
五、望皮肤 67
六、望分泌物、望排泄物 68
七、望舌 68

第二节 闻诊 70
一、听声音 70
二、嗅气味 71

第三节 问诊 72
一、问寒热 72
二、问汗 73
三、问疼痛 73
四、问饮食、问口味 73
五、问睡眠 74
六、问二便 74
七、问经、带 75

第四节 切诊	75
一、脉诊	76
二、按诊	77

第四章
辨证 — 79

第一节 八纲辨证	79
一、表里辨证	80
二、寒热辨证	80
三、虚实辨证	81
四、阴阳辨证	81
第二节 脏腑辨证	82
一、心与小肠病辨证	83
二、肺与大肠病辨证	84
三、脾与胃病辨证	85
四、肝与胆病辨证	87
五、肾与膀胱病辨证	88
第三节 卫气营血辨证	89

第五章
体质 — 92

第一节 中医体质概述	92
一、体质的概念	92
二、体质的影响因素	93
三、体质与疾病的关系	94
第二节 体质的类型与护理	95
一、体质的分类方法	95
二、中医九分法分类体质类型及护理	96

第六章
方药基础知识 — 103

第一节 中药基础知识	103
一、中药的产地、采集与贮存	103
二、中药的性能	104
三、中药的用法及注意事项	105
四、中药的分类与常用药物	107
第二节 方剂基础知识	112
一、方剂组成	112
二、方剂常用剂型	113
三、方剂的分类与常用方剂	114

第七章
中医护理基本方法 — 123

第一节 护理原则	123
一、预防为主	124
二、扶正祛邪	125
三、调整阴阳	126
四、护病求本	126
五、"三因"制宜	127
第二节 病情观察	129
一、病情观察的目的	129
二、病情观察的主要内容	130
三、病情观察的主要方法	130
四、四诊的观察内容	130
第三节 生活护理	134
一、生活护理的原则	134
二、生活护理的方法	135
第四节 情志护理	138
一、情志与健康的关系	139
二、情志护理的原则	139
三、情志护理的方法	140
四、预防七情致病的方法	141

第五节 饮食护理	142	第四节 常用腧穴	177
一、饮食护理的特点	143	一、十四经穴	177
二、饮食护理的原则	144	二、经外奇穴	193
三、饮食护理的基本方法	146		

第九章 常用中医护理技术 — 195

第六节 用药护理	149		
一、中药汤剂煎煮法	149		
二、中药内服法	151	第一节 推拿	195
三、中药外用法	154	一、推拿前准备	196
四、中药其他用药法	157	二、常用推拿手法	196
		三、护理及注意事项	202
		四、操作流程	202

第八章 经络腧穴概要 — 158

		第二节 艾灸	204
		一、艾炷灸	205
第一节 经络概论	158	二、艾条灸	205
一、经络的概念和经络系统的组成	159	三、温针灸	208
二、十二经脉	159	四、艾灸护理及注意事项	208
三、奇经八脉	162		
四、经络的生理功能及经络学说的临床应用	163	第三节 拔罐	210
		一、拔罐前准备	211
第二节 腧穴概论	166	二、操作方法	212
一、腧穴的概念	166	三、护理及注意事项	214
二、腧穴的分类	166	四、操作流程	214
三、腧穴的作用	167		
四、特定穴	168	第四节 刮痧	216
		一、刮痧前准备	217
第三节 腧穴定位方法	173	二、操作方法	217
一、体表解剖标志定位法	173	三、护理及注意事项	218
二、骨度分寸法	174	四、操作流程	219
三、指寸定位法	176		
四、简便取穴法	176		

参考文献 — 221

第一章 绪论

学习目标

1. 掌握中医护理的基本特点。
2. 熟悉中医护理各个发展阶段的特点、主要代表人物、著作及贡献。
3. 了解中医护理对人类健康保健事业的重大贡献。

情境导入

华佗,东汉末年著名医学家。少时曾在外游学,行医足迹遍及现安徽、河南、山东、江苏等地。他所治病种全面,重视运动养生。华佗根据五种禽兽的动作,创编了一套健身操,广为流传,造福于民。传说他的弟子吴普、樊阿坚持用华佗的健身操锻炼身体,吴普90多岁仍"耳目聪明,齿牙完坚",樊阿也"寿百余岁"。华佗开创了体育运动疗法的先河,为后世的体育运动康复保健奠定了基础。

请思考:

(1) 说出华佗创编的健身操的名称。
(2) 说出健身操是模仿哪五种动物的动作创编而成的。
(3) 学会做健身操,并指导他人锻炼强身。

中医护理是祖国医学的重要组成部分,是以中医学理论为基础,以整体观念为指导思想,以辨证施护为基本原则,运用中医护理知识和技能,对患者及普通人群进行全面照护,保护和促进人类健康的一门应用性学科。

中医护理起源于远古时期,与中医药学同步,经历了起源、形成、发展等各个阶段。中医药学和中医护理学相互交融、相互渗透,始终保持着医、药、护不分的状态,中医历来主张"三分治,七分养","养"即护理。因此,最初对中医护理的记载可见于散在的历代中医学著作中,数千年来,在历代中医学家的努力下,中医护理的内容不断得到补充、完善,逐步发展成为独立的学科,成为中华民族文明史中宝贵的科学与文化瑰宝。

第一节 中医护理的发展简史

一、远古至春秋时期

中医护理起源是人类生存的需要,有了人类,就有疾病,就需要被护理,所以护理实践与人类发展紧密相连。早在远古时期,人类过着"穴巢而居"的生活,原始人为了生存,用兽皮和树叶作衣,以植物和野兽为食,人们在采集野菜、野果,挖取植物根茎充饥的实践中,逐渐发现并认识了治病的草药,神农尝百草之过程,就是早期的饮食护理实践。火的发明,推动了人类饮食由生食走向熟食,不仅改善了饮食卫生,减少了胃肠疾病的发生,还为后世熨法、灸法、汤液疗法等医护手段的产生创造了条件。原始人发明了砭石和石针等作为医疗工具,开创了最初的"砭石疗法"。这些都是中医护理工作的萌始及护理技术的雏形。

夏商周时期,由于青铜器的广泛应用,出现了金属的刀、针,改进了原始的医疗工具,为护理工作发展奠定了基础。周代,我国已有了最早的医学分科,宫廷医学已出现"食医""疾医""疡医""兽医"四科。

二、战国至三国时期

战国至三国时期是我国中医学的隆盛时期,出现了许多名医和名著,《黄帝内经》《伤寒杂病论》《难经》《神农本草经》相继问世,标志着中医学理论体系的初步形成,也为中医护理学的发展奠定了理论基础。

《黄帝内经》始于战国,成形于西汉,是我国现存最早的一部医学理论专著,包括《灵枢经》和《黄帝内经·素问》两部分,系统地总结了古代医学成就和护理经验,奠定了中医护理的理论基础。

《伤寒杂病论》是我国现存最早的临床医学专著,为东汉名医张仲景所著,后经王叔和搜集整理成《伤寒论》和《金匮要略》两部书,前者以六经辨伤寒,后者以脏腑论杂病,开创了辨证施护的先河。同时期的名医华佗,是我国后汉时期外科和医疗体育的奠基人,不仅首创酒服麻沸散作为外科手术的麻醉剂,还在古代气功导引的基础上,模仿虎、鹿、猿、熊、鸟五种动物的活动姿态,创编了一套保健体操"五禽戏",以运动锻炼强身健体,奠定了我国体育保健护理的基础,这是最早的康复护理方法。

《神农本草经》是我国现存最早的药物学专著,书中载药365种,并根据药物毒性的大小分为上、中、下三品。书中概括了药物的寒、凉、温、热四性,酸、苦、甘、辛、咸五味,还提出了"治寒以热药,治热以寒药"的用药原则,为后世中药的理论体系奠定了基础。

三、魏晋至五代时期

魏晋南北朝至隋唐五代时期是我国中医护理理论与专科护理开始全面发展的时期，促进了中医护理的发展和提高。

晋代王叔和《脉经》深刻阐明脉理，确立了寸口诊脉法，首创"三部九候"及脏腑分配原则，为中医护理观察病情提供了可靠依据。

隋代巢元方编著的《诸病源候论》是我国现存最早的一部病因病机、证候学专著，也是世界上第一部探讨病因病机的专著，其中还大量论述了各种疾病的中医护理方法。

唐代名医孙思邈所著的《备急千金要方》《千金翼方》涉猎了临床各科的护理内容，其提出的"大医精诚""大医习业"奠定了中医伦理学基础。其书首载了葱管导尿术，这是世界医学史上最早记载的导尿术，比1860年法国人发明的橡皮管导尿术早了1200多年。

知识链接

《肘后备急方》

《肘后备急方》为东晋葛洪所著，书名翻译过来就是"袖珍急救手册"。古代人的衣服袖子很大，通常在袖子里面靠近肘部的地方缝有小口袋，用来装随身物品。此书篇幅精练，可以供人们放入肘后的口袋随身携带，以备遇到急症查阅，故以为名。书中所载急救方，用药数量少，随处可采，易于获得，疗效可靠，即为"简、便、廉、验"四原则，并首创以口对口吹气法抢救猝死病人的复苏术。

四、宋金元时期

宋金元时期是中医学百家争鸣、百花齐放的时期，是我国科学技术发展较快和成果较多的时期，医学护理发展迅速，各路医学流派纷纷涌现，颇有建树，使中医护理内容得到了较多的充实。

宋代陈自明的《妇人大全良方》是宋代总结性妇产科专著，是对前人成就及作者临床经验的总结，载有"胎杀避忌产前将护法""妊娠随月数服药及将息法""产后将护法""产后调理法"等，可以说是我国第一部完善的妇产科专著。

金元时期的著名医家对后世影响较大者包括刘完素、张从正、李杲、朱震亨，后人尊称为"金元四大家"。其中补土派代表李东垣在《脾胃论》中的"脾胃将理法""摄养"等章节中，论述了脾胃内伤病的情志、饮食、起居、用药等方面的调养，提出了脾胃病的护理原则。养阴派代表朱丹溪在《格致余论》中，告诫人们要远离色欲，主张年轻人应晚婚，在"养老论""慈幼论""大病不守禁忌论"等章节中，阐述了老人、小儿、病人的饮食调护方法。寒凉派代表刘河间倡导火热论，主张"六气皆能化火""五志过极皆生火"，在治疗中力主寒凉清热。攻邪派代表张子和则认为"病由邪生,攻邪已病",弘扬"汗、吐、下"祛邪三法。

五、明清时期

明清时期是中医药学深化发展的阶段,这一时期的诸多医家,进一步总结和发展了前人的经验,中医学理论体系逐步成熟和发展起来,中医护理学也逐步向独立和完整的体系发展。

明代伟大的医药学家李时珍著《本草纲目》,集我国16世纪之前药学成就之大成,详述了各种药物疗法和用药注意事项,对我国和世界医药学作出了巨大贡献,被国外学者誉为中国之中药百科全书。

知识链接

明清时期,温病学成为独立的学科。明末,吴有性著《温疫论》,提出温病的病因为"戾气",为温病学的形成奠定了基础。清代叶天士创立了温病学的"卫气营血辨证"。吴鞠通进一步总结并发展了温病学说,著《温病条辨》,创立了"三焦辨证"。薛生白著《湿热条辨》,王孟英著《温热经纬》,他们都为温病学完整理论体系的形成作出了贡献。叶天士、吴鞠通、薛生白、王孟英被后世誉为"温病四大家"。

六、中华人民共和国成立以来

中华人民共和国成立以来,国家高度重视中医药事业,大力开展中医药学的继承发扬和研究工作,为中医护理的发展和提高创造了良好的条件。20世纪50年代以来,南京、北京、上海等地先后开办了中医护士学校及中医护理班,1999年以后,全国各高等中医药院校相继开始招收培养护理本科学生,2003年南京中医药大学率先开始招收中西医结合护理学硕士研究生。

展望21世纪中医护理的发展,在不断继承与发扬中医护理特色和优势的同时,吸收和借鉴现代护理理论和技术,使中西医护理有机结合,走具有中国特色护理模式的道路。

学习测试

选择题

1. 下列除（　　）外均为中医学四大经典著作。
A.《黄帝内经》　　　　　　　　　　　　B.《温病条辨》
C.《伤寒杂病论》　　　　　　　　　　　D.《神农本草经》

参考答案

2. 中医学最早的医学分科是在（　　）。
A. 夏代　　　　　B. 周代　　　　　C. 宋代　　　　　D. 明代

3. 被称为"补土派"代表的是（　　）。
A. 刘完素　　　　B. 朱丹溪　　　　C. 张子和　　　　D. 李东垣

4. 创立三焦辨证的医家是（　　）。

A. 叶天士　　　　　B. 吴鞠通　　　　　C. 薛生白　　　　　D. 王孟英

5.《本草纲目》的作者是（　　）。

A. 张仲景　　　　　B. 李时珍　　　　　C. 吴鞠通　　　　　D. 孙思邈

6. 我国最早的脉学专著是（　　）。

A.《黄帝内经》　　B.《难经》　　　　C.《脉经》　　　　D.《针灸甲乙经》

7. 为辨证施护奠定基础的古籍是（　　）。

A.《黄帝内经》　　B.《难经》　　　　C.《伤寒杂病论》　D.《温病条辨》

8. （　　）开创了辨证施护的先河。

A. 孙思邈　　　　　B. 张仲景　　　　　C. 扁鹊　　　　　　D. 李时珍

9. （　　）奠定了中医护理学的基础。

A.《伤寒杂病论》　B.《黄帝内经》　　C.《千金方》　　　D.《金匮要略》

10. 中医护理的起源是（　　）。

A. 战国至三国时期　B. 魏晋至五代时期　C. 远古时期　　　　D. 夏至春秋时期

第二节　中医护理的基本特点

中医护理有其鲜明的特点，即整体观念、辨证施护。整体观念是中医护理的指导思想，辨证施护是中医护理的基本原则。

一、整体观念

所谓整体观念是指事物的完整性、统一性和相互联系性。中医学认为人体是一个有机的整体，脏腑之间，脏腑与体表组织器官之间，结构上相互联系，生理上相互协调，病理上相互影响，是一个不可分割的整体。同时还认识到"天人合一""形神合一"，人与自然和社会共存，时刻受到自然环境和社会环境的影响，人在适应环境和改造环境的过程中，维持着自身正常的生命活动。

整体观念是中医学的方法论和指导思想，是古代唯物论和辩证法思想在中医学中的体现，它贯穿于中医学的生理、病理、诊断、治疗和护理等各个方面。

（一）人是一个有机整体

人体由若干脏腑、组织、器官所组成，这些脏腑、组织、器官均有不同结构和功能，但它们不是孤立的，而是相互为用、相互制约的，它们在结构上相互联系，生理上相互协作，病理上相互影响。

在人体结构方面，人是一个以五脏为中心，通过经络把各脏腑、组织、器官联系在一起的有机整体，彼此间密切配合，相互协作，完成人体生命活动。

在生理功能方面，各个脏腑、组织、器官都有各自不同的功能，而在整体活动中又是分工合作的,它们之间既有相辅相成的协同作用,又有相反相成的制约作用。如心与小肠相表里,主血脉,主神志,其体合脉,其华在面,开窍于舌。心主血脉功能正常,则神清气爽,精力充沛,面色红润光泽,脉搏和缓有力。五脏又分别与喜、怒、忧、思、恐等情志活动有关,各种不同的情志活动,可以对不同脏腑产生影响。

在病理变化方面,人体某一脏腑、器官或局部区域发生了病理变化,都与全身脏腑、气血、阴阳盛衰有关。如临床上见到口舌生疮的局部病变,实质是心火亢盛的表现。因心开窍于舌,心与小肠相表里,病人除口舌生疮外,还可有心胸烦热、小便短赤等证候表现。因此,我们在临床护理中,必须从整体出发,通过观察病人的外在变化,了解机体内脏病变,从而提出护理问题和采取护理措施,使疾病早愈。

(二) 人与自然界的统一性

人类生活于自然界,自然界存在着人类赖以生存的必要条件。同时,自然界的变化又可直接或间接地影响人体,机体则相应地发生生理性反应。自然界的变化过于剧烈,超越人体所能适应的范围,便会产生病理性变化。即所谓"人与天地相应"。

1. 季节气候对人体的影响　一年四时气候的变化规律为春温、夏热、长夏湿、秋燥、冬寒,人体生理上适应性变化就会有春生、夏长、长夏化、秋收、冬藏。春夏季节,阳气发泄而人体多汗少尿,秋冬季节阳气收敛,则可见少汗多尿。气候变化,脉象亦随之而变化。如春夏脉多浮大;秋冬脉多沉小。

2. 昼夜晨昏对人体的影响　一日之内随着昼夜晨昏的变化,人体的阴阳气血也会进行相应的调节。早晨阳气初生,中午阳气隆盛,人的精力旺盛而投入工作;到夜晚则阳气内敛,是休息睡眠的时候。由于阳气在白昼偏盛且趋于表,夜间偏衰而趋于里,故疾病在一日内也会呈现"旦慧、昼安、夕加、夜甚"的规律。

3. 地方区域对人体的影响　人类外在的生存环境直接影响人体生理功能,地方区域的气候、水土、人文、风俗在一定程度上会影响人体。如江南多湿热,人体腠理多疏松;北方多燥寒,人体腠理多致密。异地居住跨度太大,自然环境突然改变等,均可引起人体不适。

(三) 人与社会环境的统一性

人生活在社会环境中,人能影响社会环境,社会环境的变化也会影响人的身心功能,人与社会环境是统一的,相互联系的。人们在不同社会环境中生活,形成了各自的心理活动方式和对社会环境的适应能力。政治、经济、文化、宗教、婚姻、人际关系等社会因素,直接影响人的生理、心理和病理变化。人在适应社会环境的过程中维持着生命的稳定、协调、平衡、有序,体现人与社会环境的统一性。一般来说,良好的社会环境和融洽的人际关系,可使人精神振奋,勇于进取,有利于身心健康;而不利的社会环境,可使人精神压抑或紧张恐惧,从而危害身心健康。如现代社会竞争激烈,伴随出现的贫富、升迁、就业、人际关系等变化,会带来精神和心理的变化,所以在护理工作中,不但要做好患者本身的护理,而且要关注家庭、社区、社会等给患者造成的影响并给予相应的指导和护理措施。

二、辨证施护

辨证施护是中医护理的精髓,是中医护理工作的基本法则。

(一) 辨证施护的概念

辨证,就是在中医基本理论指导下,将"四诊"(望、闻、问、切)所收集的病情资料、症状和体征,通过分析、综合,辨清疾病的原因、性质、部位及邪正关系,最终概括、判断为某种性质的证候。施护,就是根据辨证的结果,遵循辨证的理论确定相应的护理措施。辨证是决定施护的前提和依据,施护则是护理疾病的手段和方法,同时通过施护的效果可以检验辨证的正确与否。辨证和施护,在护理过程中是相互联系不可分割的两个方面,又是理论与实践相结合的具体体现。

(二) 证、症、病的概念及其关系

证,即证候,既不是症状,又不是病名,是机体在疾病过程中某一阶段的病理概括,包括病变的原因、部位、性质及邪正关系等。证一般由一组特定的有内在联系的症状和体征组成,反映了疾病发展过程中某一阶段病理变化的本质,标示了机体对病因的整体反应状态。证比症状更全面、更深刻、更准确地揭示了疾病的实质。

症,即症状和体征的总称,症状是主观感觉到的不适或病态改变,如头痛、眩晕、发热、尿频等;体征是病人客观的表现,往往是医生在对病人进行检查时发现的异常征象,如体温升高、斑疹、舌苔黄厚、脉象弦数。症状和体征是疾病过程中个别表面现象,不能完全反映疾病的本质。

病,即疾病,是对疾病发展全过程中特点和规律的概括,如中风、消渴、眩晕等。它通常是从总的方面来反应疾病,并不对疾病过程中的某一阶段予以反应,而证则恰恰是对疾病过程中的某一阶段主要矛盾的概括。故一病可以有数证,而一证又可见于多病之中。在临床上,只有彻底弄清疾病的证候,才能采取针对性的治疗和护理措施,从而治愈疾病。

证、症、病三者既有联系,又有区别。病所揭示的是疾病病理的全过程,证所揭示的是疾病某一阶段的病理状态,症是疾病过程中个别的、孤立的现象,症状和体征是疾病和证候的基本要素。有内在联系的症状和体征组合在一起即构成证候,反映疾病某一阶段的病理本质,而各阶段的证候叠加起来,便是疾病病理的全过程。

(三) 辨证与辨病的关系

中医认识和护理病人,既辨病又辨证。中医历来强调辨证,也不忽视辨病。辨病是探求病变全过程的发展规律,辨证是辨别疾病过程中某一阶段的病理状态。辨病抓住疾病的基本矛盾,而辨证抓住当前疾病的主要矛盾。只有在辨证的基础上,护理才能有针对性地展开。

辨证施护既不同于"对症护理",又不同于"辨病施护"。其主要特点是能辩证地看待病和证的关系,既可看到一种病包括几种不同的证,又可看到不同的病在发展过程中可以出现同一

种证,从而能对各种疾病采取灵活的护理方法。对同一种病,根据其病程各个阶段所表现出的不同证候,则采取不同的护理方法,称为"同病异护";对不同的病,由于其病机相同而出现了相同的证候,则采取同一种护理方法,称为"异病同护"。中医在对"证""症""病"三者关系的认识和处理上,最终决定治疗和护理原则的关键是证候。所谓"证同护亦同,证异护亦异",正是中医辨证施护的精髓。

知识链接

孙思邈《大医精诚》

《大医精诚》出自唐代孙思邈所著之《备急千金要方》第一卷,乃是中医学典籍中论述医德的一篇重要文献,为习医者所必读,开创了中国医学伦理学之先河。《大医精诚》论述了有关医德的两个问题:第一是精,亦即要求医者要有精湛的医术,认为医道是"至精至微之事",习医之人必须"博极医源,精勤不倦"。第二是诚,亦即要求医者要有高尚的品德修养,以"见彼苦恼,若己有之"感同身受的心,先发"大慈恻隐之心",进而发愿立誓"普救含灵之苦",且不得"自逞俊快,邀射名誉""恃己所长,专心经略财物"。

学习测试

参考答案

一、单项选择题

1. 中医护理的基本特点是( )。

A. 阴阳五行   B. 脏腑经络

C. 四诊八纲   D. 整体观念和辨证施护

2. 中医辨证施护的"证"是指( )。

A. 症状   B. 体征

C. 症状和体征   D. 是疾病过程中某一阶段的病理概括

3. 中医学整体观念的内涵是( )。

A. 人体是有机整体

B. 自然界是一个整体

C. 五脏六腑是整体

D. 人体是一个有机的整体,人与自然界和社会相互统一

4. 疾病在一天中会呈现"旦慧、昼安、夕加、夜甚"说明( )。

A. 人与自然界是一个整体   B. 人自身是一个整体

C. 季节气候对人体的影响   D. 地区方域对人体的影响

5. "春夏脉多浮大,秋冬脉多沉小"是指( )。

A. 饮食调养与人体   B. 生活起居与人体

C. 四时气候与人体　　　　　　　　　　D. 昼夜晨昏与人体

6. 人是一个有机的整体,在这个整体中,是以(　　)。

A. 脏腑气血为中心　　B. 经络为中心　　C. 五脏为中心　　D. 阴阳为中心

二、问答题

1. 何谓整体观念？其内容包括哪些？
2. 何为辨证施护？辨证与施护的关系如何？

第二章 中医基础理论

学习目标

1. 掌握阴阳学说和五行学说的概念和基本内容。
2. 掌握藏象的含义、脏腑的分类及五脏六腑的生理功能,知道脏腑的主要病理表现,了解五脏与六腑、五体、五官、九窍、五液、五志、五行之间的关系。
3. 掌握气、血、津液的基本概念和功能,了解其病理表现及它们之间的关系。
4. 掌握各类病因的概念和致病特点。

情境导入

小林,男,18岁。两天前与同学一起打篮球,汗出当风,随后即感头身疼痛,恶寒发热,无汗,伴有咳嗽。今天起病情加重,体温39.5℃,胸痛,咳嗽而喘,咳黄痰而黏稠,咽痛口干,喜冷饮,小便短赤,舌红苔黄,脉滑数。

请思考:
(1) 用阴阳学说理论分析判断小林病变的属性。
(2) 比较小林病变前后的变化。
(3) 用五行学说理论分析判断病变部位。

中医护理是中医学的重要组成部分,中医护理的形成离不开中医理论的指导,中医理论奠定了中医护理的基础。中医基础理论主要包括阴阳学说、五行学说、藏象学说、精气血津液和病因病机等内容。

阴阳五行是古人认识和解释物质世界的发生、发展和变化规律的世界观和方法论,是我国古代的唯物论和辩证法。阴阳五行学说对我国古代唯物主义哲学有着深远的影响。它不仅与当时的天文学、历法、农学、气象学、地理学等自然科学密切联系在一起,尤其是对中医学的发展产生了极为深刻的影响。

中国医药学来源于我国劳动人民几千年来同疾病作斗争的实践。古代医学家们在长期医疗实践的基础上,将阴阳五行学说运用于医学领域,借以阐明人体的生理功能和病理变化,并用以指导临床的诊断和治疗,成为中医学理论体系的重要组成部分。

第一节 阴阳学说

阴与阳,是中国古代哲学的一对范畴。阴阳学说萌生于商周时代的《易经》,成熟于战国至秦汉之际。阴阳学说是中国古代朴素的对立统一理论,是人们借以认识世界和解释世界的一种世界观和方法论。

一、阴阳的概念和属性

阴阳概念的起源,可以追溯到夏商时代,它是古人在长期的生产实践中,观察到各种对立的自然现象,如天地、日月、昼夜、寒暑、男女、上下、内外、动静等,进行抽象所得出来的概念。

(一)阴阳的基本概念

阴阳是对自然界相互关联的事物或现象对立双方属性的概括。阴和阳,既可以代表两种相互对立的事物,也可以代表同一事物内部所存在的相互对立的两个方面。故《类经·阴阳类》说"阴阳者,一分为二也"。

阴阳的最初含义是朴素的,是指日光的向背,朝向日光则为阳,背向日光则为阴。向阳的地方光明、温暖;背阳的地方黑暗、寒冷,于是古人就以黑暗与光明、寒冷与温暖分阴阳。在长期的生活实践中,先民们遇到种种两极现象,不断地引申其义,将天地、上下、日月、昼夜、水火、升降、动静、内外、雌雄等相互对立的事物和现象,以阴阳加以概括。阴阳是一个抽象的概念,并不专指某一具体的事物和现象,故《灵枢经·阴阳系日月》说"阴阳者,有名而无形"。

(二)事物的阴阳属性

阴和阳代表着相互对立,又相互关联的事物属性。阳代表着积极、进步、刚强等特征和具有这些特性的事物和现象;阴代表着消极、退守、柔弱等特征和具有这些特性的事物和现象。

《黄帝内经·素问·阴阳应象大论》说"水火者,阴阳之征兆也"。古人通过长期观察,认为水与火这一对事物的矛盾最为突出、最为典型。水具有寒凉、幽暗、趋下等特性,可作为阴性事物或现象的代表;火具有温暖、光亮、向上等特性,可作为阳性事物或现象的代表。一般说来,凡是运动的、外向的、上升的、温热的、无形的、明亮的、兴奋的、亢进的都属于阳;静止的、内守的、下降的、寒冷的、有形的、晦暗的、抑制的、衰退的都属于阴(表2-1-1)。

表2-1-1 事物和现象的阴阳属性归类表

属性	空间		时间	季节	温度	湿度	亮度	性状	重量	运动形式		
阳	天上	外南	白天	春夏	温热	干燥	明亮	清	轻	升动	亢进	兴奋
阴	地下	内北	黑夜	秋冬	凉寒	湿润	晦暗	浊	重	降静	衰退	抑制

阴阳的属性主要包括普遍性、相关性、相对性三个部分。

1. **阴阳的普遍性** 阴阳的普遍性是指凡属于相关的事物或现象，都可以用阴阳对其各自的属性进行概括分析。阴阳的属性与关系普遍存在于自然界事物和现象中，它代表着属性相互关联而又对立的两个方面。世界是物质性的整体，世界本身是阴阳二气对立统一的结果。宇宙间的任何事物，都包含着阴和阳相互对立的两个方面，一切事物的发生、发展和变化，都是阴和阳的对立统一矛盾运动的结果。由此可见，阴阳是自然界的根本规律，是一切事物生长、发展、变化的根源。所以《黄帝内经·素问·阴阳应象大论》说"阴阳者，天地之道也，万物之纲纪，变化之父母，生杀之本始，神明之府也"。

2. **阴阳的相关性** 阴阳的相关性是指用阴阳所分析的事物和现象，应该在同一范畴、同一层次或同一交点范围内，只有相互关联的一对事物或现象，或者是一种事物内部包含的相互对立的两个方面，才可以用阴阳来说明。如上与下，左与右，男与女等，或一天之中有上午和下午，一年之中有春夏和秋冬。不具有相关性的事物或现象，不是统一体的对立双方，不能构成一对矛盾，就不能用阴阳来说明，即不能将风马牛不相关的事物和现象进行阴阳的比较或归类，如将上与男、左与静分阴阳，就毫无意义，甚至是荒唐的。

3. **阴阳的相对性** 阴阳的相对性是指各种事物或现象的阴阳属性不是一成不变的，而是可以发生改变的。没有绝对的阴，也没有绝对的阳。阴阳的相对性主要体现在两个方面：一是阴阳可以相互转化。即在一定条件下阴阳可以向各自的对方发生转化，阴可以转化为阳，阳可以转化为阴。如在错综复杂的疾病过程中，由于治疗护理不当，寒证可以转化为热证，热证可以转化为寒证。二是阴阳无限的可分性。宇宙间的任何事物都可以概括为阴阳两大类属性，而任何一种事物的内部又可以分为更为细微的两个方面，即阴阳之中还有阴阳，如此下去，以至无穷。如以昼夜言，昼为阳，夜为阴；白昼又可再分，上午为阳中之阳，下午为阳中之阴；黑夜亦可再分，前半夜为阴中之阴，后半夜为阴中之阳。正如《黄帝内经·素问·阴阳离合论》所说"阴阳者，数之可十，推之可百，数之可千，推之可万，万之大不可胜数，然其要一也"。

二、阴阳学说的基本内容

阴阳学说的基本内容，主要包括阴阳的对立制约、互根互用、消长平衡和相互转化四个方面。

（一）阴阳的对立制约

阴阳的对立制约是指属性相反的阴阳双方在一个统一体内的相互斗争、制约和排斥。自然界一切事物或现象都存在着相互对立的阴阳两个方面。对立，即相反，如上与下、动与静、升与降、火与水、昼与夜；制约，即抑制，如温热可以驱散寒冷，冰冷可以降低高温，亦如水可以灭火，火可以使水沸腾。阴阳的相反导致阴阳相互对立制约，阴阳制约的结果，使事物之间达到动态平衡。这都说明了阴阳是代表了事物和现象中相互对立的不可分割的两个方面，阴阳既是对立的,又是统一的,对立是统一的前提,统一是对立的结果,没有对立就没有统一,没有相反也就没有相成。

阴阳的对立是绝对的,但是对立的双方是相互制约相互推动的。这种制约和推动,是自然界万事万物生生不息的内在根据。如昼夜晨昏、寒凉暑温的更迭、日月相推而明生、寒暑相推而岁成。春夏秋冬四季的气候变化,就是自然界阴阳相互对立、相互制约、相互斗争的结果。人体的阴阳也是在对立斗争中取得统一,维持着动态平衡。人体中的阳气推动和促进机体功能活动,阴精则能调控和制约这种活动的强度。阳气阴精相互制约而达到协调平衡,则人体健康而不病。如《黄帝内经·素问·生气通天论》说"阴平阳秘,精神乃治"。如果这种动态平衡遭到破坏,就会导致疾病的发生。

(二) 阴阳的互根互用

阴阳的互根互用,是指相互对立的阴阳双方,具有相互依存、相互为用的关系。互根,即相互依存,互为根本;互用,即相互滋生、促进和助长。阴依存于阳,阳依存于阴,双方均以对方存在作为自己存在的前提条件。上为阳,下为阴,没有上,无所谓下,没有下,也无所谓上。热为阳,寒为阴,没有热,无所谓寒,没有寒,也无所谓热。阴阳的这种相互依存关系,称为阴阳互根。

阴阳在一个共同体中具有相互滋生、相互促进的协调关系,如《黄帝内经·素问·阴阳应象大论》说"阴在内,阳之守也,阳在外,阴之使也"。这就是阴阳在事物统一体中双方互为其用的关系。结合人体生理来说,阴指物质,阳指功能。物质居于体内,即"阴在内";功能表现于外,即"阳在外"。在外的阳是内在物质运动的表现,即阳为"阴之使";在内的阴是产生机能的物质基础,即阴为"阳之守"。如果双方失去了互为存在的条件,有阴无阳谓之"孤阴",有阳无阴谓之"独阳"。孤阴不生,独阳不长,机体的生生不息之机也就遭到了破坏,甚至因"阴阳离决,精气乃绝"(《黄帝内经·素问·生气通天论》)而死亡。

(三) 阴阳的消长平衡

阴阳的消长平衡,是指相互对立的阴阳双方并不是静止不变的,而是在彼此消长的运动变化中保持着相对的平衡状态。消,即减少、损耗;长,即增长、增加。消长是指事物的盛衰变化。

事物或现象中对立着的阴阳两个方面,并不是处于静止不变的状态,而是在阴阳之间的盛衰变化运动中维持着相对平衡。阴阳对立双方,一长一消,一盛一衰,一进一退,始终处于不断运动的状态。阴阳消长与平衡符合事物运动变化的一般规律,即运动是绝对的,静止是相对的;消长是绝对的,平衡是相对的;阴阳在绝对的消长之中维持着相对的平衡。阴阳消长是阴阳运动的量变过程,这一消长运动是在一定范围、一定限度内进行的。如果这种"消长"运动超出一定限度,便会出现阴阳某一方面的偏盛或偏衰,平衡被破坏,在自然界中则形成灾害,在人体则发生疾病。阴阳消长到极盛阶段,又可循阴阳转化规律运动变化。故《黄帝内经·素问·阴阳应象大论》说"阴胜则阳病,阳胜则阴病,阳胜则热,阴胜则寒"。

（四）阴阳的相互转化

阴阳的相互转化，是指阴阳对立双方在一定条件下，可以各自向其相反的方向转化。阴可以转化为阳，阳可以转化为阴。阴阳转化，一般都发生在事物变化的"物极"阶段，即"物极必反"。《黄帝内经·素问·阴阳应象大论》说"重阴必阳，重阳必阴""寒极生热，热极生寒"。这里的"重"和"极"就是阴阳转化必备的条件。事物发展变化，不外乎量变和质变两个方面，量变是质变的开始，质变必须先有量变的过程。如果说阴阳消长是一个量变过程，那么阴阳转化就是在量变的基础上发生的质变，阴阳转化是阴阳消长超过一定限度的必然结果。阴阳的转化既可以表现为突变的形式，也可以表现为渐变的形式。炎热夏季突然雷电交加暴雨倾盆，气温骤降；急性热病高热突然体温下降，四肢厥冷等，即是突变的典型案例。一年四季之中的寒暑交替，一天之中的昼夜转化，慢性疾病由实转虚，即是渐变的实例。

综上所述，阴阳的对立制约、互根互用、消长平衡和相互转化是阴阳学说的基本内容。这四个方面既有区别又相互联系，阴阳的互根互用说明阴阳双方彼此依存，互相促进，不可分割。阴阳之间的对立制约，要通过阴阳的消长来实现，阴阳消长又是阴阳转化的量变过程，阴阳互根互用是阴阳转化的内在依据。以上内容说明阴阳不是孤立的、静止不变的，而是互相联系、互相影响、相反相成的。理解了这些基本观点，才能更好地理解阴阳学说在中医学中的应用。

三、阴阳学说在中医学中的应用

阴阳学说贯穿于中医学的各个领域，用来说明人体的组织结构、生理功能、病理变化，并指导养生和临床的诊断与治疗。

（一）说明人体的组织结构

阴阳学说在阐释人体的组织结构时，认为人体是一个有机整体，人体内部存在着阴阳对立统一的现象，其组织结构可以用阴阳两方面加以概括。就部位来说，上属阳，下属阴；外属阳，内属阴；体表属阳，内脏属阴；就躯干的背腹而言，背为阳，腹为阴；就脏腑来分，六腑属阳，五脏属阴。五脏之中又分阴阳，居于上部的心、肺属阳；居于下部的肝、脾、肾属阴。根据阴阳的无限可分性，每个脏又可以再分阴阳，如心有心阴、心阳；肾有肾阴、肾阳等。人体经络系统也分阴阳，就经络而言，十二经脉有手足三阴经和手足三阳经，阳经循行于肢体的外侧面，阴经循行于肢体的内侧面。奇经八脉中跷脉与维脉，行于身之内侧者，称阴跷脉、阴维脉，行于身之外侧者，称阳跷脉、阳维脉。督脉行于背，又有总督阳经的功能，故称为"阳脉之海"；任脉行于腹，具有充养阴经的作用，故称为"阴脉之海"。总之，只要是相对而又相互联系的两个方面，都可用阴阳来概括说明。所以《黄帝内经·素问·宝命全形论》说"人生有形，不离阴阳"。

（二）说明人体的生理活动

正常的生命活动，就是阴阳两个方面保持着对立统一协调关系的结果。生命活动的基本规律可概括为物质（阴精）和功能（阳气）的矛盾运动。人体的生理活动是以物质为基础的，没有物质就无以化生功能,而功能活动的结果,又不断促进物质的代谢。如果阴阳不能相互为用而分离,人的生命活动也就停止了。所以《黄帝内经·素问·生气通天论》说"阴平阳秘,精神乃治;阴阳离决,精气乃绝"。

在气和血的关系中,气和血分属于阳和阴。气具有生血、行血和统摄血液的作用,所以气的功能正常才能确保血的生理功能正常。而血又具有载气和生气的功能,所以血的功能正常也有助于气充分发挥其生理功能。从整体而言,阴阳相互调节,使机体具有内环境相对稳定性和对外界环境的适应性,维持正常生理功能和人体健康。

(三) 说明人体的病理变化

疾病的发生、发展、变化虽然复杂,但其本质是阴阳失去相对平衡,出现偏盛或偏衰的结果。疾病的发生和发展关系到正气和邪气两个方面。正气,即机体的正常功能活动,包括人体的抗病能力、自我调节能力、适应环境能力和康复自愈能力等;邪气,泛指各种致病因素。正邪斗争导致机体阴阳的偏盛偏衰而发生疾病。

1. **阴阳偏盛**　是指阴或阳任何一方高于正常水平的病变。阴或阳的任何一方亢盛,必然导致另一方的相对不足。阴邪致病,是指阴绝对偏盛,阴长则阳消,阴偏盛必然导致阳衰,表现为实寒证。即"阴盛则阳病""阴盛则寒"。阳邪致病,是指阳的绝对亢盛,阳长则阴消,阳偏盛必然导致阴伤,表现为实热证。即"阳盛则阴病""阳盛则热"。

2. **阴阳偏衰**　是指阴或阳任何一方低于正常水平的病变。阴或阳任何一方的不足,必然导致另一方相对的亢盛。阴虚是指人体的阴液不足,阴虚不能制阳,则阳相对偏亢,出现阴虚阳亢的虚热证,即"阴虚则热"。阳气虚是指人体的阳气虚损,阳虚不能制阴,则阴相对偏亢,出现阳虚阴盛的虚寒证,即"阳虚则寒"。综上所述,尽管疾病的病理变化复杂多变,但均可用阴阳失调(偏盛、偏衰)来概括说明。

由于阴阳之间互根互用,所以在阴阳偏衰到一定程度时,就会出现阴损及阳、阳损及阴的阴阳互损的情况。当阳虚至一定程度时,因阳虚不能生阴,继而出现阴虚的现象,称为"阳损及阴"。同样,当阴虚至一定程度时,因阴虚不能生阳,继而出现阳虚的现象,称为"阴损及阳"。"阳损及阴"或"阴损及阳",最终都导致"阴阳两虚"。阴阳两虚并不是阴阳双方处于低水平的平衡状态,同样存在着偏于阳虚或偏于阴虚的不同。

(四) 用于疾病的诊断

由于疾病发生、发展、变化的根本原因就是阴阳失调。所以,任何病证,尽管它的临床表现错综复杂,千变万化,但都可用阴证和阳证加以概括。故《黄帝内经·素问·阴阳应象大论》说"善诊者,察色按脉,先别阴阳"。辨别色泽的阴阳,则黄、赤色属阳,青、白、黑色属阴;色泽鲜明属阳,晦暗属阴。辨别声息的阴阳,则语声高亢洪亮者属阳,语声低微无力者属阴。呼吸有力而声高气粗者属阳,呼吸微弱而声低气怯者属阴。在辨证方面虽有阴、阳、表、里、寒、热、虚、实八纲,但阴阳又是辨证的总纲,统领表里、寒热、虚实,即表、热、实属阳,里、寒、虚属阴。正确的诊断,只有分清阴阳,才能抓住疾病的本质,做到执简驭繁。

(五) 用于疾病的防护

疾病的本质就是阴阳失调的结果。因此,治疗护理的根本原则就是调整阴阳,补偏纠弊,恢复阴阳的相对平衡。

1. 指导养生　注重养生是保持健康的重要手段,而养生最根本的就是善于调整阴阳。自然界有春、夏、秋、冬四时之变化,即所谓"四时阴阳"。善于养生者,就要使人体的阴阳与四时的阴阳相适应,从而保持人与自然界的协调统一,延年益寿。如《黄帝内经·素问·四气调神大论》所说"春夏养阳,秋冬养阴"。

2. 指导疾病的治疗和护理　由于阴阳的偏盛、偏衰是疾病发生、发展的根本原因,所以调整阴阳、补偏纠弊、恢复阴阳的相对平衡,就是治疗和护理的总则。阴阳偏盛者,要"泻其有余";阴阳偏衰者,要"补其不足"。如阳热偏盛时,可损其有余之阳,采用"热者寒之"的方法;阴寒偏盛时,可损其有余之阴,采用"寒者热之"的方法。若因阴液不足,不能制阳而致阳亢时,则必须补其阴,采用"阳病治阴"的方法;若因阳气不足,不能制阴而致阴盛时,则必须补其阳,采用"阴病治阳"的方法,最终使阴阳恢复新的相对平衡和协调,达到治疗和护理的目的。

3. 归纳药物的性能　阴阳学说用于疾病的治疗,不仅用于确定治疗原则,而且也用来概括药物的性能,作为指导临床用药的根据。药物的性能,一般来说,主要依据药物的气(性)、味和升降浮沉来决定,而药物的气、味和升降浮沉,又可用阴阳来归纳说明。药性,主要是寒、热、温、凉四种药性,又称"四气"。其中寒凉属阴(凉次于寒),温热属阳(温次于热)。寒凉药能清泄阳热之邪,减轻或消除机体的热象;温热药能驱散阴寒之邪,减轻或消除机体的寒象。五味,指酸、苦、甘、辛、咸。其中味辛、甘者属阳,味酸、苦、咸者属阴。升降浮沉,指药物在体内的作用趋向。升是上升,浮为向外浮于表;升浮药,其性多具有上升、发散的特点,故属于阳。降是下降,沉为向内沉于里;沉降药,其性多具有泻下、内收、重镇的特点,故属于阴。

治疗疾病时,就是要根据病证的阴阳属性确定治疗原则,并依据药物的阴阳属性选用适当药物,来调整机体阴阳偏盛或偏衰的状况,才能收到良好的疗效。

学习测试

一、选择题

1. 属于阴中之阳的是(　　)。
A. 上午 B. 中午 C. 下午
D. 前半夜 E. 后半夜

参考答案

2. 下列不属于阳的是(　　)。
A. 温热的 B. 明亮的 C. 抑制的
D. 上升的 E. 活动的

二、问答题

为什么说阴阳的属性是相对的？

第二节 五行学说

五行，最早见于《尚书·洪范》，五行学说形成于战国时期。五行学说是古代哲学思想之一，是以木、火、土、金、水五种物质的特性及其"相生""相克"的规律来认识世界、解释世界和探求宇宙规律的一种世界观和方法论。

一、五行的基本概念和特性

（一）五行的基本概念

"五"指构成世界的五种基本物质，即木、火、土、金、水；"行"是指运动和变化之意。"五行"是指木、火、土、金、水五种物质的运动变化。

（二）五行的特性

五行的特性虽然来自木、火、土、金、水，但又超越这五种具体事物本身的特性，更具抽象的特征和更广泛的含义。

"木曰曲直"："曲"，屈也；"直"，伸展。"曲直"，指树木的枝条具有生长、柔和、能曲又能直的特性，因而引申为凡是具有生长、升发、条达、舒畅等特性的事物或现象都归属于木。

"火曰炎上"："炎"，焚烧、燃烧、热烈之义；"上"，上升。"炎上"，指火具有温热、上升、升腾的特性，因而引申为凡是具有温热、向上等特性的事物和现象都归属于火。

"土爰稼穑"："爰"，通"曰"；"稼"，即种植谷物；"穑"，即收获谷物。"稼穑"，指人类种植谷物和收获谷物的农事活动，因而引申为凡是具有生化、承载、受纳等特性的事物和现象都归属于土。

"金曰从革"："从"，由也，说明金的来源；"革"，即变革。"从革"即说明通过变革而产生，绝大多数金属都是由矿石经过冶炼而产生的。金的质地沉重，常用于杀戮，因此引申为凡是具有收敛、下降、肃杀、清洁等特性的事物和现象都归属于金。

"水曰润下"："润"，即滋润、濡润；"下"，即向下，下行。"润下"，是指水滋润下行的特点。因此引申为凡是具有寒凉、滋润、下行、闭藏等特性的事物和现象都归属于水。

（三）事物的五行分类

五行学说以五行的特性为依据，将人体脏腑、组织、生理、病理现象及与人类生活有关的自然界事物和现象，按照事物的不同性质、作用与形态分别归属于五行之中，借以阐述人体脏腑组织之间的复杂联系及与外界环境之间的相互关系（表 2-2-1）。

表 2-2-1　自然界与人体的五行归类简表

自然界							五行	人体							
五音	五味	五色	五化	五气	五方	五季		五脏	五腑	五官	五体	五华	五志	五液	五脉
角	酸	青	生	风	东	春	木	肝	胆	目	筋	爪	怒	泪	弦
徵	苦	赤	长	暑	南	夏	火	心	小肠	舌	脉	面	喜	汗	洪
宫	甘	黄	化	湿	中	长夏	土	脾	胃	口	肉	唇	思	涎	缓
商	辛	白	收	燥	西	秋	金	肺	大肠	鼻	皮	毛	悲	涕	浮
羽	咸	黑	藏	寒	北	冬	水	肾	膀胱	耳	骨	发	恐	唾	沉

从上表可以看出古人在对事物进行五行分类时主要有两种方法：一种是“取象比类法”（又称直接归类法），“取象”，即是从事物的形象（形态、作用、性质）中找出能反映本质的特有征象；“比类”，即是以五行各自的抽象属性为基准，与某种事物所特有的征象相比较，确定五行的归属。如以方位配五行，日出东方，与木的升发特性类似，故东方归属于木；南方炎热，与火炎上特性类似，故南方归属于火；日落于西，与金的肃降特性类似，故西方归属于金；北方寒冷，与水的寒凉特性类似，故北方归属于水。以五脏配五行，肝气主升发、条达，具备木的升发特性，故归属于木；心阳主温煦，具备火的温热特性，故归属于火；脾主运化，为气血生化之源，具备土的生化特性，故归属于土；肺气主降，具备金的肃降特性，故归属于金；肾主藏精，滋润周身，具备水的润下特性，故归属于水。另一种是“推演络绎法”（又称间接归类法），是根据已知事物的五行属性，推演出与它相关联事物的五行属性。如已知肝属于木，因为肝合胆、主筋、开窍于目、其华在爪，所以可推演出胆、筋、目、爪的五行属性为木。

二、五行学说的基本内容

五行学说的基本内容主要包括五行的生克乘侮。五行的生克乘侮即五行的相生、相克和相乘、相侮。

（一）生克

生克是指五行的相生和相克。

1. 五行相生　是指木、火、土、金、水之间存在着有序的依次递相资生、促进和助长的关系（图 2-2-1）。

五行相生的次序是：木生火、火生土、土生金、金生水、水生木。在相生关系中，任何一行都有“生我”和“我生”两种关系，《难经》比喻为“母子”关系，“生我”者为“母”，“我生”者为“子”。以火为例，由于木生火，故“生我”者为木；火生土，故“我生”者为土。这样，木为火之

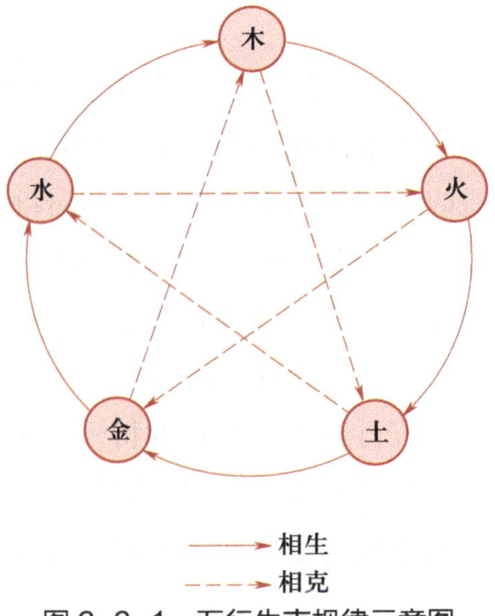

图 2-2-1　五行生克规律示意图

"母",而土为火之"子"。

2. 五行相克　是指木、火、土、金、水之间存在着有序的间隔递相克制、抑制和制约的关系（图 2-2-1）。

五行相克的次序是：木克土、土克水、水克火、火克金、金克木。在相克关系中，任何一行都有"克我"和"我克"两方面的关系。这种关系称为"所不胜"和"所胜"的关系。"克我者"为我的"所不胜"，"我克者"为我的"所胜"。以木为例，"克我者"为金，则金为木之"所不胜"；"我克者"为土，则土为木之"所胜"。

由于五行之间存在着相生相克的关系，所以对五行中的任何一行来说，都必然存在"生我""我生""克我""我克"四个方面的联系。

五行中的生克关系，是自然界一切事物不可分割的两个方面。没有生，就没有事物的发生和成长；没有克，也就不能维持事物的正常协调和发展。生中有克，克中有生。如在相生关系中，"生我"和"我生"两者之间还存在着相克关系，以"木"为例，"生我"者为水，"我生"者为火，而水能克火。在相克的关系中，"克我"和"我克"两者之间又存在着相生的关系，仍以"木"为例，"克我"者为金，"我克"者为土，而土能生金。五行学说就是借用相生和相克关系，来说明事物之间相互滋生和制约的联系，这种调节作用，可以防止其太过或不及，从而维持事物的正常协调和平衡，这种相生相克关系的调节作用，被称为"制化"。故《类经图翼》说："造化之几，不可无生，亦不可无制。无生则发育无由，无制则亢而为害"。

（二）乘侮

乘侮是指五行的相乘和相侮。乘侮，是五行中正常的生克制化关系遭到破坏后出现的异常相克现象。

1. 五行相乘　乘即以强凌弱或乘虚侵袭。五行相乘指五行中的某一行对其所胜一行的过度克制，超过了正常制约范围而出现的异常相克现象。相乘次序与相克次序一致，即木乘土，土乘水，水乘火，火乘金，金乘木（图 2-2-2）。但相克为生理现象，相乘为病理现象。引起相乘的原因主要有两个："太过"和"不及"。"太过"指五行中任何一行本身过于强盛，对被其克制一行克制太过，使被克一行虚弱。如木气亢盛，过度克制土，导致土的不足，即为"木乘土"，即以强凌弱。"不及"指五行中的任何一行本身过于虚弱，使克制它的一行乘虚侵袭，使其本身更加虚弱。如因土本身的不足，使木气相对亢盛，对土的克制相对增强，导致土更加虚弱，即为"土虚木乘"，即乘虚侵袭。

2. 五行相侮　相侮即欺侮、欺凌之意，这里指"反侮"。五行相侮指五行之中的某一行对其所不胜一行的反向克

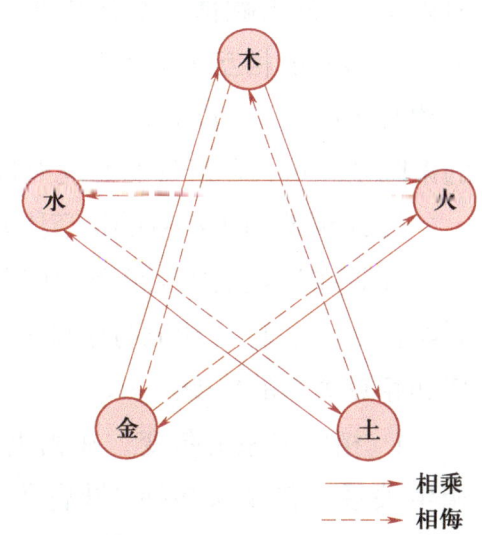

图 2-2-2　五行乘侮规律示意图

制。相侮的次序与相克的次序相反，即木侮金，金侮火，火侮水，水侮土，土侮木（图2-2-2）。形成相侮的原因主要有两个："太过"和"不及"。"太过"指五行中的任何一行过于强盛，对原来克它的一行进行"反克"。例如，在正常情况下金克木。若木气亢盛，不仅不受金的克制，反而对金反克，称为"木侮金"。"不及"指五行中的任何一行本身过于虚弱，不仅不能克制应克的一行，反而受到其反克。例如，正常情况下，金应克木，若金气虚弱，不仅不能克木，反而受到木的反侮，称为"金虚木侮"。

三、五行学说在中医学中的应用

五行学说引入中医学，成为中医理论体系的重要组成部分。中医学应用五行学说理论构建以五脏为中心的天人合一系统，以五行学说的思想解释人体的生理功能和病理变化，并用以指导疾病的诊断和防治。

（一）说明五脏的生理功能与相互关系

五行学说既可以说明五脏的生理功能，同时又可以阐述五脏之间的相互关系。

1. 说明五脏的生理功能　五行学说将人体五脏分别归属于五行，以五行的特性，来说明五脏的生理功能及其相互关系，以及与其他组织结构的关系。如肝喜条达而恶抑郁，具有疏泄的功能，木的特性可曲可直，枝叶条达，有升发的特性，故肝属木；心阳具有温煦的作用，火性温热，其性上炎，故心属火；脾具有运化水谷精微，营养五脏六腑、四肢百骸的功能，为气血生化之源，土有生化万物的特性，故脾属土；肺性清肃，肺气以肃降为顺，金具有清肃、收敛的特性，故以肺属金；肾主藏精、主水，有滋润周身的作用，水具有滋润下行的特性，故肾属水。

2. 说明五脏之间的相互联系　五脏的功能活动不是孤立的，而是相互联系的。既相互滋生，又相互制约，这种相互联系的关系就是利用五行学说的生克制化理论来说明的。如肝木藏血以济心，肾水藏精以滋养肝脏，心火之热可以温养脾土，脾土之谷以养肺，肺金肃降以助肾水。此即五脏相互滋生的关系。又如肝的疏泄功能可抑制脾土的壅滞，脾运化水湿的功能可制约肾水的泛滥；肾水上济于心以防心火的偏亢；心阳的温煦功能可抑制肺的清肃太过；肺气的肃降功能可抑制肝气的升发太过。此即五脏相互制约的关系。

（二）说明五脏病变的相互影响

五脏在生理上相互联系，病理上相互影响。一脏有病，可以传至他脏，病理上的这种相互影响称为"传变"。用五行学说来说明五脏疾病的传变。其传变规律，可以分为相生关系的传变和相克关系的传变。

1. 相生关系的传变　在相生关系中，每一行都存在着"生我"和"我生"两种关系，因此相生关系的传变又包括"母病及子"（疾病由母脏传于子脏）和"子病及母"（疾病由子脏传于母脏）两个方面。如肾阴精不足，导致肝阴血亏虚，即是"母病及子"的传变，称为"水不涵木";心火旺引动肝火,此为"子病及母"的传变,称为"子病犯母"或"子盗母气"。

2. 相克关系的传变　在相克关系中,每一行都存在着"克我"和"我克"两种关系,因此相克关系的传变包括"相乘"和"相侮"两个方面。如肝木亢盛,横犯脾土,属于"相乘"的传变,称为"木旺乘土";脾土虚衰,不能制约肾水,被肾所侮,属于"相侮"的传变,称为"土虚水侮"。

3. 用于疾病的诊断　人体是一个有机的整体,内脏有病可以反映到体表相应的组织,由于五脏与五色、五音、五味等都是以五行进行了分类归属,因此,诊断疾病时,就可以用望、闻、问、切四诊所搜集的资料,用五行的归类和生克乘侮规律,来推断疾病的发生和演变。如面见青色,喜食酸味,脉弦,多见于肝病;面见赤色,口苦,心烦,脉洪,多为心火亢盛;脾虚患者,面见青色,为肝木横犯脾土;心脏病患者,面见黑色,为水来乘火等。

4. 用于疾病的治疗护理

(1) 控制疾病的传变:疾病的发生是人体脏腑、气血等功能失调的结果,而功能失调必然导致内脏生克关系失常。疾病的传变,多见一脏病变,波及他脏而导致疾病发生,也可他脏有病传给本脏。因此,在治疗时,除对所病脏进行治疗外,还应根据五行的生克乘侮规律,来调整各脏腑之间的相互关系,其太过者,泻之;不及者,补之,控制其传变。正如《难经》所论述的"见肝之病,则知肝当传之与脾,当先实脾"。意思是当肝气亢盛,可致木旺乘土,传病于脾,故在泻肝的同时要补脾,以防止其传变。

(2) 指导脏腑用药:五脏、六腑、五体、五官和药物的五色、五味在五行的分类归属上有一定的联系。根据"同气相求"的理论原则,认为同一行的具有某种色、味的药物,常常与同一类的脏腑组织存在着某种亲和关系,并能调整该类脏腑组织的功能失调状态。如青色、酸味入肝,白芍、山茱萸味酸入肝以补肝;黄色、甘味入脾,白术味甘入脾补气;白色、辛味入肺,石膏入肺清肺泄热等。

(3) 指导防治与护理:五行学说可根据相生和相克关系的不同,来确定防治与护理。中医根据五行"相生"规律,提出"虚则补其母,实则泻其子"的防治与护理原则,如滋水涵木、益火补土、金水相生、培土生金等;根据五行"相克"规律,提出"抑强"和"扶弱"的防治与护理原则,如培土制水、抑木扶土、泻南补北、佐金平木等,具有较广的临床意义和实用价值。

(4) 指导情志护理:情志护理主要用于情志病变。情志生于五脏,五脏之间有着相生相克的关系,所以情志之间也存在着这样的关系。临床上利用情志的相互制约关系达到治疗护理的目的。如喜伤心,恐胜喜(水克火);恐伤肾,思胜恐(土克水);思伤脾,怒胜思(木克土);怒伤肝,悲胜怒(金克木);忧伤肺,喜胜忧(火克金)。

> **知识链接**
>
> **文挚疗齐王**
>
> 战国时期,齐闵王思虑过度,患了抑郁症,久治不果。请来宋国名医文挚。文挚详细了解齐王病情后,对太子说,齐王的病可用激怒方法治疗,但齐王痊愈,必杀我无疑。太子承诺道,只要能治好父王的病,我会以死相谏保全你的性命。文挚约定诊疗时间,先后三次失约,最后终于前来诊治,竟未脱鞋,直接上了齐王的床,踩着齐王衣服,询问齐王病情,更用重言激怒齐王,齐王已因文挚屡屡失约甚感恼怒,现在见文挚竟无视君主,气得大吼一声坐了起来,吐出一口黑血,疾病痊愈。文挚用"使其一怒"治好了齐王的抑郁症。

总之,临床上依据五行的生克规律指导和进行治疗,确有一定的实用价值。但是,五行学说毕竟存在一定的机械性,不可盲目套用,必须依据具体病情进行辨证论治,分别处理。

学习测试

一、名词解释

1. 五行
2. 五行相乘

二、问答题

五行的生克乘侮规律有哪些?

第三节 藏象学说

学习目标

1. 解释藏象和藏象学说的内涵。
2. 说出五脏六腑的生理功能及其生理联系。
3. 简述气血津液的概念、生成、作用及相互关系。

情境导入

董某,女,45岁。两个月前外出办事,热渴难忍,贪凉食用过量冰镇西瓜,导致胃脘部疼痛不适。现痛势绵绵,空腹尤甚,喜温喜按,喜热饮热食。泛吐清水,脘腹胀满,不思饮食,大便溏泻,白带清稀量多,神疲乏力,四肢不温。舌淡胖、苔白滑,脉沉迟无力。

请思考：

（1）请根据临床表现辨别病变脏腑。

（2）请结合案例，正确判断疾病的寒热虚实属性。

（3）请根据患者病证，制订治疗护理方案。

藏即脏，是指隐藏于体内的内脏。象，指征象、现象，即人体内脏生理活动及病理变化反映于外的征象、现象。脏腑即内脏的总称。藏象学说是研究人体脏腑的生理功能、病理变化及其相互关系的学说。

根据其功能特点，脏腑可分为五脏、六腑、奇恒之腑三类。五脏，即心、肺、脾、肝、肾；六腑，即胆、胃、小肠、大肠、膀胱、三焦；奇恒之腑，即脑、髓、骨、脉、胆、女子胞。

五脏多为实体器官，其生理功能为化生和贮藏精气，生理特性为"藏而不泻"。六腑多为空腔器官，其生理功能为受盛和传化水谷，生理特性为"泻而不藏"。奇恒之腑形态似腑，多为空腔器官，生理功能似脏贮藏精气，生理特性也似脏"藏而不泻"。

脏腑与形体、官窍关系密切。形体，通常指皮、肉、筋、骨、脉等组织结构，称为五体。官，指具有特定功能的器官如耳、目、鼻、口、舌，又称五官；窍，指孔穴，是人体与外界相连通的窗口，有七窍和九窍的称谓。七窍指头面部七个孔穴，即眼、耳、鼻、口；九窍指七窍加前阴、后阴。官必有窍，窍必成官，故官窍并称。由于精、气、血、津液是构成人体和维持脏腑生理活动的物质基础，而脏腑的功能活动又可以化生精、气、血、津液。所以藏象学说研究的内容有两个方面：一是脏腑的生理功能、病理变化及其相互关系；二是精、气、血、津液的生理功能、病理变化及其相互关系。

藏象学说的形成主要源于三个方面：一是古代的解剖知识。古代解剖知识不仅为藏象学说的产生奠定了形态学基础，而且在已知形态学知识的基础上，古人还进一步认识到了内脏的某些功能。二是长期的生活实践的观察。古人基于"有诸内，必形诸外"的原理，采取"视其外应，以知其内脏"（以表知里、司外揣内）及"取象比类"等思维方法来认识、推测脏腑机能。如外邪从体表侵入，常表现为鼻塞、流涕、咳嗽等，从而推断出"肺主皮毛""肺开窍于鼻"。三是反复地医疗经验的积累。不断地医疗实践，由感性认识上升为理性认识，进而升华为医学理论。如食用动物肝治疗夜盲，进一步佐证了"肝开窍于目"的生理学理论。

藏象学说的特点主要有两个方面：一是在阴阳五行思想指导下以五脏为中心的整体观。主要体现在：① 以脏腑分阴阳，互为表里；② 五脏与形体各组织及器官联结成一个整体；③ 五脏的生理活动与人的精神情志密切相关。所以五脏其实就是以五脏为中心，通过经络的联络沟通，与六腑构成阴阳表里关系，与形体官窍取得联结，以精气血津液为物质基础，与精神情志活动密切相关的五大系统。二是脏和腑不单纯是一个解剖学的概念，更重要的是一个生理、病理学的概念。藏象学说中的脏腑，名称虽然与现代医学的脏器相同，但在生理和病理学的涵义上却不尽相同。中医藏象学说中的一个脏腑的生理功能,可能包含着西医几个脏器的生理功能;而西医一个脏器的生理功能,也分散在藏象学说的几个脏腑的生理功能之中。如肾不但是解剖学意义上的肾,更重要的是肾具有藏精、主生长发育与生殖、主水、主纳气、主骨、生髓充脑等生理功能。肾与膀胱相表里。肾、膀胱、骨、齿、髓、脑、发、耳、二阴构成了一个肾系统。肾有病则可能出现生长发育迟缓、性功能减退、水肿、气喘、骨软、齿摇、腰酸、健忘、发白、听力下降、二便失禁等病理变化。因此,藏象学说中的脏腑,含有解剖、生理、病理学的综合涵义。

一、五脏

五脏即心肝脾肺肾的合称。五脏是人体内最重要的脏器。五脏各有其不同的生理功能和生理特性,五脏之间相互配合、相互依存、相互制约、相互协调,共同完成人体的生命活动。五脏的生理活动与自然环境的变化及精神情志因素又是密切相关的。本节主要阐述五脏的生理功能和生理联系。

(一) 心

心位于胸中,心包卫护于外。心为五脏之首,是人体生命活动的主宰。心的主要生理功能是:主血脉、主神志。心开窍于舌,其华在面,在志为喜,在液为汗。心与小肠相表里。心与自然界的夏气相通应。

1. 心的生理功能　心的主要生理功能是主血脉和主神志。

(1) 主血脉:心主血脉是指心具有推动血液在脉管中运行,以营养全身的功能。心主血脉包括主血和主脉两个方面。血即血液。脉即脉管,又称经脉,是血液运行的通道。心推动血液在脉管中运行,周流不息,如环无端,维持全身各脏腑的生理功能。故《黄帝内经·素问·痿论》说"心主身之血脉"。

心、血、脉在人体的血液循环中,心起主导作用。心气盛衰、心血盈亏、脉道通利与否,直接关系到心主血脉的功能,并可反映于面色、脉搏、心的搏动等方面。心气旺盛,心血充盈,脉道通利,血液正常输布全身,则面色红润,脉搏均匀,和缓有力;心气不足,心脉不盈,脉道不利,血液运行障碍,则面色无华,脉搏细弱无力,甚则面唇青紫,心胸憋闷疼痛,脉涩结代等。

(2) 主神志:心主神志,又称心主神明,或心藏神。是指心主管人的精神、意识、思维活动。现代医学认为,人的精神、意识、思维活动,是大脑的功能,即大脑对客观外界事物的反映,属于高级中枢神经活动。而中医学认为与五脏有关,人的精神、意识、思维分属于五脏,又为心所主。《灵枢经·本神》说"所以任物者,谓之心"。表明心主宰整个人体的生命活动。心藏神的功能正常,则精力充沛,神志清晰,思维敏捷,反应灵敏。若心神不宁或心神被扰,乃心不藏神,可表现为精神、意识和思维方面的异常,可出现心烦失眠、健忘多梦或反应迟钝、精神萎靡或谵狂、昏迷等症状。

心藏神与心主血脉两者关系密切。血是神的物质基础,神是血的功能体现。心主血脉的功能失常及血液的多种病证,如血虚证、血热证等,可出现神志改变,表现为心悸,失眠,神昏等。

2. 心的生理联系

(1) 心合小肠:心与小肠以经络相互络属,构成表里关系,生理上互相联系,病理上互相影响。心有热可下移于小肠,小肠有火,可上攻于心,上见心烦失眠,口舌生疮,下见小便短赤,疼痛不利。

(2) 在体合脉,其华在面:心合脉,百脉归心,心主血脉。华即光彩,面部血脉丰富,心的光彩体现在面部。心血充盈,面色红润光泽;心血不足,面色苍白无华;心脉瘀阻,面色青紫;心火亢盛,面色红赤。

(3) 开窍于舌:心气通于舌,舌为心之苗。心的功能正常,舌体红润柔软,活动自如,语言流利,味觉灵敏。如心血不足,舌质淡白;心火上炎,口糜舌烂;心血瘀阻,舌质紫暗,或有瘀斑;心神失常,则见舌强、语謇、失语。

(4) 在志为喜:志即情志。喜即喜悦,欢乐的情绪。喜为心之志。心血充盈,喜形于色;心血不足,精神涣散;心火扰神,谵妄昏迷。

(5) 在液为汗:汗为心之液。汗为津液所化,津液是血液的组成部分,心主血脉,故有"汗血同源"之说。汗出过多,津伤血耗,心液损伤,常出现心悸气短,神疲乏力;甚则大汗亡阳,阴阳离决。

(6) 与夏气相通应:夏季以炎热为主,对应人体,则心为火脏而阳气最盛,故夏季与心相通。心阳在夏季最为旺盛,功能最强。所以心脏病证,尤其是心阳虚者,在夏季容易缓解,夏季又是治疗、护理心脏病的最佳时机。

> **知识链接**
>
> ### 心 包
>
> 心包,又称心包络,是指包围在心脏外的膜,具有保护心脏、代心受邪的作用。古代医家认为,心为人身之君主,不得受邪,所以若外邪侵心,则心包当先受病,故心包有"代君受邪"之功。邪气犯心,首先是心包受病。如外感热病中出现神昏、谵语等症状,常说是"热入心包"或"蒙蔽心包"。所以心包的功能与病变与心脏一致。

(二) 肺

肺位于胸腔之内,左右各一,上通喉咙。肺的主要生理功能是:主气、司呼吸,主宣发肃降,主通调水道,以及朝百脉和主治节。肺外合皮毛,开窍于鼻,在志为忧,在液为涕。肺与大肠相表里。肺与自然界的秋气相通应。

1. 肺的生理功能

(1) 主气、司呼吸：气是人赖以维持生命活动的重要物质。肺主气是指人身之气皆由肺所主。司呼吸即掌管呼吸。肺主气包括两个方面，即主呼吸之气和主一身之气。

1) 主呼吸之气：肺具有主持人体呼吸的作用。肺是体内外气体交换的场所，通过肺的呼吸运动，呼出体内之浊气，吸入自然界之清气，吐故纳新，完成体内外气体的交换，以维持人体的生命活动。肺司呼吸的功能正常，则气道通畅，呼吸调匀。若病邪犯肺，影响呼吸，则会出现胸闷、咳嗽、喘促、呼吸不利等。

2) 主一身之气：是指肺有主持、调节全身各脏腑之气的作用。包括两个内容：一是气的生成方面，特别是宗气的生成。宗气是由肺吸入的自然界清气与脾运化的水谷精气结合在胸中而成。宗气助肺以司呼吸，助心以行气血，贯穿全身。肺的呼吸功能正常与否，直接影响宗气的生成，同时也影响全身之气的生成。二是气机的调节，气机指气的升降出入运动。肺有节律地一呼一吸，带动全身之气的升降出入运动，从而对全身气机起着重要调节作用。所以说肺主一身之气。若肺主一身之气的功能失常，直接影响宗气的生成和全身气机的升降出入运动，出现胸闷气短、少气懒言、声低气怯、肢体倦怠乏力等。

肺主呼吸之气和一身之气，是以肺的呼吸功能为基础。肺生气的功能正常，则呼吸道通畅，呼吸平稳，宗气生成充足，全身之气升降出入运动正常。若肺生气的功能失常，势必影响宗气的生成和气的运行。若肺失去了呼吸功能，清气不能吸入，浊气不能排出，宗气不能生成，新陈代谢停止，人的生命活动也就终结。

(2) 主宣发肃降：宣发，即宣通、布散，是指肺向上升宣和向外布散的作用。肃降，即清肃、洁净、下降，是指肺气向内、向下清肃通降的作用。肺气宣发的生理作用主要体现在三个方面：一是呼出体内之浊气；二是向上、向体表输布水谷精微和津液；三是宣发卫气，调节腠理开阖，维持人体正常的体温。肺气肃降的生理作用也体现在三个方面：一是吸入自然界之清气；二是向下、向体内输布精微和津液；三是保持呼吸道的洁净。

肺的宣发与肃降，在生理上相辅相成、相互依存和相互制约，对立而统一。在病理上相互影响。没有正常的宣发便没有正常的肃降，没有正常的肃降也就没有正常的宣发。宣发与肃降正常，则气道通畅、呼吸调匀，体内外气体正常交换，水谷精微输布全身。肺失宣降常见呼吸不畅、咳嗽气喘或痰饮水肿等。

(3) 主通调水道：通，即疏通；调，即调节；水道，即水液运行和排泄的道路。通调水道，是指肺具有疏通和调节水液运行的作用，从而推动水液输布、运行和排泄。由于肺为华盖，位居最高，参与了人体的水液代谢，故有"肺主行水"和"肺为水之上源"之说。

肺通调水道的功能是通过肺气的宣发和肃降来实现的。通过肺的宣发，一方面将津液输布于体表皮毛和周身，发挥其滋润的作用，同时将一部分机体代谢后的水液，通过呼吸、皮肤、汗孔蒸发而排出体外。另一方面通过肺的肃降，将水液向下输布，以充养滋润人体，代谢后的水液下降于肾,经肾的气化形成尿液排出体外。肺的宣发肃降功能失常,不能通调水通,则水道不利,表现为小便不利、尿少水肿、痰饮等水液运行障碍的病变。

（4）肺朝百脉、主治节：肺朝百脉,是指全身的血液通过百脉会聚于肺,通过肺的呼吸,进行气体交换,然后将富有清气的血液输布至全身。肺具有辅助心脏运行血液的重要作用。心主血脉,全身的血和脉统属于心。心的搏动,是血液运行的动力。而血液的运行,又依赖气的推动。肺主一身之气,贯通百脉,调节全身的气机,气行则血行,肺能协助心主持血液循行。肺气充足,则助心行血。若肺气虚衰,则影响心主血脉的生理功能,导致血行障碍,常出现胸闷、心悸、短气喘息、唇舌青紫等病变。

治节,即治理、调节的意思。肺主治节是指肺辅助君主心,对全身之气血津液的治理、调节作用。故《黄帝内经·素问·灵兰秘典论》说"肺者,相傅之官,治节出焉"。肺主治节的作用,主要体现在四个方面：一是肺司呼吸,治理调节呼吸功能,保证体内外的气体交换；二是肺主一身之气,调节全身气机的升降出入；三是助心行血,促进血液的运行；四是主通调水道,治理调节人体水液的输布和排泄。因此,肺主治节是对肺的生理功能的高度概括。

2. 肺的生理联系

（1）肺合大肠：肺与大肠以经络相互络属,构成表里关系,生理上互相联系,病理上互相影响。肺热可下移大肠,上见咳嗽咳黄痰,下见腹胀便秘。

（2）在体合皮,其华在毛：合称肺主皮毛。皮毛,包括皮肤、汗腺、毫毛等组织,是一身之表,为抵御外邪的屏障。肺宣发卫气,输布精微温养润泽皮毛。肺气虚,皮毛枯槁不泽,易感外邪而发病。

（3）开窍于鼻,上系于喉：鼻与喉相通连与肺,是呼吸的门户,肺气通于鼻,"鼻为肺之窍""喉为肺之门户"。肺气正常,鼻窍通畅,嗅觉灵敏,声音洪亮。肺病则鼻塞流涕、喉痒声哑。

（4）在志为忧（悲）：悲和忧都为肺之志。悲忧则气消,悲忧过度,则耗伤肺气,导致精神萎靡、意志消沉、少气音低。肺气虚又易产生悲忧的情绪。

（5）在液为涕：涕为肺之液。肺宣发津液至鼻腔泌出为涕,正常情况下润泽鼻窍不外流。肺气和则鼻窍通畅而干润适中。肺寒则鼻流清涕；肺热则鼻流浊涕；肺燥则鼻干。

（6）与秋气相通应：秋季草木凋零,肺主清肃下行,与秋气相通。肺气旺于秋,治疗和护理肺病时,秋季不宜过分发散,而应顺其敛降之性。秋季常见肺燥证,出现干咳无痰、口鼻干燥、皮肤干裂等病变,治疗护理应注重养阴润肺。

（三）脾

脾居膈下,位于中焦。脾的主要生理功能是主运化,主升清,主统血。脾开窍于口,其华在唇,主肌肉四肢,在志为思,在液为涎。脾与胃相表里。脾与自然界的长夏之气相通应。

1. 脾的生理功能

(1) 主运化：运，即运输、运送；化，即消化、吸收。脾主运化是指脾具有把饮食物转化为水谷精微和津液，并将其吸收、转输到全身各脏腑的生理功能。脾的运化功能包括运化水谷和运化水液两个方面。

1) 运化水谷：水谷泛指各种饮食物。运化水谷是指脾能将饮食物转化为水谷精微，并将水谷精微转运输送至全身。饮食物的消化吸收，实际上是在胃和小肠进行，但必须依赖脾的运化功能才能完成。脾主运化的过程分为三阶段：一是消化，即帮助胃"腐熟"，帮助小肠"化物"，将饮食物化为精微和糟粕；二是吸收，即帮助胃肠道吸收水谷精微；三是转运输布，即通过"散精"作用，将水谷精微上输，通过肺的宣发和肃降而输布全身，以营养五脏六腑、四肢百骸、皮毛筋肉等。将食物残渣糟粕转运至大肠排出体外。由于人体正常生命活动所必需的水谷精微都依赖脾的运化，饮食水谷是人出生以后主要的营养来源，也是生成气血的物质基础，所以称"脾为后天之本""脾为气血生化之源"。若脾的运化水谷功能失常，可出现食欲不振、腹胀便溏、面色无华、形体消瘦等表现。

2) 运化水液：是指脾有吸收、输布水液，防止水液在体内停滞的作用。脾在运化水谷的同时，还将人体所需要的水液运送到全身各脏腑组织器官，以发挥其滋润濡养的作用。同时又把各组织器官利用后的多余水液，及时地转输至肺和肾，通过肺的宣降与肾的气化，变成汗和尿排出体外，维持人体水液代谢的平衡。若脾失健运，水液就会潴留于体内，产生痰饮、泄泻、少尿、水肿等病变。故有"脾为生痰之源"和"诸湿肿满，皆属于脾"之说。

(2) 主升清：升，即上升；清，即清阳，指水谷精微等营养物质。脾主升清，是指脾气将水谷精微等轻清物质上输于心肺头目，及升举内脏、维持内脏位置相对恒定的功能。脾上输精微，是指脾将化生的水谷精微上输于头目而滋润清窍，上输于心肺通过心肺化生气血以营养全身。脾具有维持内脏位置恒定的作用，脾的升清能够升举内脏不致下垂。若脾气虚弱，清阳不升，清窍失养，或精微下陷，可表现为面色无华、头晕目眩、泄泻腹胀等病证。脾气亏虚，升提无力，即中气下陷，则表现为胃下垂、肾下垂、子宫脱垂、脱肛等内脏下垂的病证。故有"脾宜升则健""清气在下，则生飧泄"等说法。

(3) 主统血：统，即统摄、控制。脾主统血是指脾气有统摄血液在脉管中运行而不溢出脉外的功能。脾气统摄血液实际是气的固摄作用的体现。若脾气健旺，则气血充盈，气旺则能摄血，血液在脉管中正常运行而不溢出脉外。若脾气虚弱，固摄功能减退，脾不统血，血离脉道，可见各种慢性出血的病证，如崩漏、便血、尿血、皮下出血等。

2. 脾的生理联系

(1) 脾合胃：脾与胃以经络相互络属，构成表里关系。脾主运化，胃主受纳；脾主升清，胃主降浊；脾恶湿喜燥，胃喜润恶燥。脾与胃纳运协调，升降相因，燥湿相济，共同完成饮食物的消化吸收，故称脾胃为后天之本，气血生化之源。病理上脾胃常常相互影响。

(2) 在体合肉,主四肢:肉即肌肉。脾运化水谷精微营养肌肉四肢。脾气健旺,运化正常,营养充足,肌肉丰满壮实,四肢强劲有力;脾失健运,肌肉瘦削痿软,四肢倦怠无力,甚至萎废不用。

(3) 开窍于口,其华在唇:开窍于口是指人的食欲口味与脾运化功能密切相关。其华在唇是指口唇能反映脾气的盛衰。脾气通于口,脾气健运,食欲旺盛,食而知味,口唇红润光泽;脾失健运,食欲减退,口淡乏味,口唇淡白无华。

(4) 在志为思:思即思虑、思考。脾气健运,气血旺盛,表现为多思善思,深思远虑。但思虑过度,所思不遂,最易影响脾之运化功能,导致脾胃气机阻滞,表现为食欲减退、纳少腹胀、便溏眩晕等病证。

(5) 在液为涎:涎为脾之液。口内津液较清稀的部分称为涎,乃脾所化生。涎为口津,有润泽口腔、帮助消化的作用。涎液由脾气化生而不断分泌,又由脾气固摄而不溢出口外。若脾失健运,则涎液的分泌异常,可以直接影响口腔的滋润清洁,甚则影响食欲和脾胃的消化功能,出现口淡、涎多、纳少、欲吐等病证。

(6) 与长夏之气相通应:长夏气候炎热,雨水偏多,湿为热蒸,蕴酿生化。脾主运化,化生气血津液,脾与长夏相通。长夏之湿容易困脾,脾伤易生湿,故长夏多见倦怠乏力、食欲减退、腹痛腹泻等脾不健运证。

(四) 肝

肝位于腹部,横膈下,右胁内。肝的主要生理功能是主疏泄,主藏血。肝开窍于目,主筋,其华在爪,在志为怒,在液为泪。肝与胆相表里。肝与自然界的春气相通应。

1. 肝的生理功能

(1) 主疏泄:肝主疏泄是指肝具有疏通、宣泄、条达、升发的特性,调畅人体全身气机的功能。气的升降出入运动的协调平衡,称为"气机调畅",是保证人体多种生理功能正常发挥的重要条件。肝主疏泄,调畅气机的功能主要表现在以下五个方面。

1) 调畅全身气机:是指肝气的疏泄作用能使脏腑经络之气的运行畅通无阻。气机,即气的升降出入运动。人体脏腑、经络、组织器官等功能活动,全赖气的升降出入运动。由于肝的生理特点是主升、主动,对于气机的疏通、畅达和升发是一个重要促进作用。肝的疏泄功能正常,则气机调畅,经络通利,脏腑、经络、组织器官功能和调。若肝的疏泄失常,则会表现为肝气郁结和肝气上逆的病证。

2) 协调气血运行:肝主疏泄直接影响气机的调畅和气血的运行。肝气疏泄正常,气机调畅则气血调和;疏泄失常可表现为疏泄不及使气机郁结、气滞血瘀,出现胸胁乳房胀痛、癥瘕结块等病证;疏泄太过令肝气上逆,气血上冲,可见面红目赤、吐血、咯血、呕血甚则晕厥等病证。

3) 调节精神情志:肝所调节的精神情志主要是郁和怒。肝的疏泄正常,气机调畅,气血和调,精神愉快,心情舒畅,理智开朗,既不抑郁又不亢奋。肝疏泄功能失常,若疏泄不及则表现为精神抑郁,孤独寡欢,多愁善感,叹息嗳气,甚则沉默痴呆,表情淡漠,悲伤啼哭等;若疏泄太过则表现为烦躁易怒,头胀头痛,失眠多梦,甚则妄言失态,喧闹不宁等。

4)促进消化吸收:主要体现在两个方面。其一是肝的疏泄是保证脾胃气机升降的重要条件。肝的疏泄正常可促进脾升胃降,保证饮食物的消化吸收。肝失疏泄,可使脾胃升降失常。脾气不升则腹胀、纳呆、泄泻;胃气不降则嗳气、呃逆、呕吐、脘腹胀痛。其二是肝的疏泄可以促进分泌排泄胆汁以助消化。肝气郁结,影响胆汁的分泌和排泄,则表现为胁痛、口苦、纳呆,甚则出现黄疸。

5)调理冲任二脉:冲为血海,其血量依靠肝的疏泄调节;任脉为阴脉之海,与肝经脉相通。肝的疏泄直接影响冲任二脉的通利协调。肝的疏泄功能正常,任脉通利,冲脉充盈,月经应时,孕育正常。肝失疏泄,冲任失调,气血不和,则经行不畅,引发痛经、闭经、不孕等病证。故有"女子以肝为先天"之说。肝的疏泄对男子的排精也有影响,肝的疏泄正常,精液排泄有度;肝的疏泄失常,排精不畅或紊乱,直接影响生育功能。

(2) 主藏血:肝主藏血,是指肝具有贮藏血液和调节血量的功能。血液生化于脾,藏受于肝。肝内贮存一定量的血液,可以濡养自身,制约肝之阳气升腾勿使过亢,维持肝的疏泄功能,且能防止血随气逆而出血。人体的血液,会随不同生理情况改变血量。人动则血运于诸经,人静则血归于肝。当人体剧烈活动或情绪激动时,脏腑组织的血液需求量增加,于是肝脏内的血液向外周输布,以供人体活动的需要。当人体安静休息睡眠时,血液需求量减少,血液便归藏于肝脏。因为肝有贮藏血液和调节血量的作用,所以肝被称为"血海"。肝藏血功能失常可以表现为藏血不足,血液亏虚,视物模糊,肢体麻木,月经量少,甚至闭经;藏血失职,血液妄行,出现各种急性出血病证,如吐血、衄血、月经过多、崩漏等。

> **知识链接**
>
> **女子以肝为先天**
>
> "女子以肝为先天"的观点最早见于叶天士的《临证指南医案》。女子以血为根本,肝体阴乃肝为藏血之脏,血为阴故其体为阴。《黄帝内经·素问·五脏生成篇》说"人卧则血归于肝"。王冰说:"肝藏血,心行之,人动则血运于诸经,人静则血归于肝脏,肝主血海故也。"说明肝有贮藏血液和调节血量之能。综观女性一生,生长发育,经带孕产乳,均与肝的藏血和疏泄密切相关,故有"女子以肝为先天"之说,此说法对于妇科临床具有重要的指导意义。

肝主疏泄,又主藏血,二者之间相辅相成,相互影响。肝主疏泄关系到人体气机的调畅,肝主藏血关系到血液的贮藏和调节,二者的关系就是气血调和的体现。肝的疏泄功能正常,气机调畅,血运通达,藏血功能才有保障。肝藏血功能正常,则能发挥血的濡养作用,不使肝气亢逆,保证全身气机疏通畅达。若肝的疏泄功能减退,肝气郁结,气滞则血瘀,则影响肝的藏血功能。只有肝的藏血功能正常，肝血充足，肝木得养，疏泄功能才能正常发挥。所以肝的阴血不足也可致肝气升泄太过，甚或导致阳亢风动的病变。

2. 肝的生理联系

（1）肝合胆：肝与胆以经络相互络属，构成表里关系。生理上互相联系，病理上互相影响。肝与胆关系十分密切，肝病常影响胆，胆病又影响肝，临床常肝胆同病，肝胆同治。

（2）在体合筋，其华在爪：筋即筋膜，包括肌腱和韧带；爪即指甲、趾甲。爪甲为筋之延续，故称"爪为筋之余"。肝主筋，肝血充盈，筋得所养，关节活动灵活，筋腱强壮有力。肝血不足，筋失所养，肢体麻木，屈伸不利。肝血的盛衰可影响爪甲的荣枯。肝血充盈，则爪甲坚韧明亮，红润光泽；肝血亏虚，则爪甲薄软，枯萎脆裂。

（3）开窍于目：肝的经脉上连于目系，目的视觉功能主要由肝血上输濡养。肝血不足，两目干涩，视物模糊；肝经风热，目赤痒痛；肝火上炎，目赤生翳；肝阳上亢，头目眩晕；肝风内动，目斜上视。

（4）在志为怒：怒志活动与肝的疏泄密切相关。适度有节之怒，有疏展肝气之效；肝气虚，则该怒不怒，畏怯懦弱，失去斗志；大怒则伤肝，导致肝气升发太过，表现为烦躁易怒、激动亢奋；血随气逆，可发生呕血、咯血或中风昏厥等病证。

（5）在液为泪：泪为肝之液。泪有濡养、滋润和保护目窍的功能。肝血不足，则泪少目涩目眩；肝经湿热，则目肿眵多流泪等。

（6）与春气相通应：春季为一年之始，生机勃发，阳气渐生，肝主疏泄，喜条达，与春气相通。春季的养生和护理都应顺从春气的生发和肝气的条达之性。肝气旺于春，素体阳亢者易引发眩晕、昏厥等病变，要因时制宜，未病先防。

（五）肾

肾有两枚，位于腰部，脊柱两侧，左右各一，故有"腰为肾之府"之说。肾的主要生理功能是：主藏精、主生长发育与生殖、主水、主纳气。肾主骨、生髓、充脑，其华在发，开窍于耳和二阴，在志为恐，在液为唾。肾与膀胱相表里。肾与自然界的冬气相通应。

1. 肾的生理功能

（1）主藏精，主生长发育与生殖：肾藏精是指肾对精具有贮存、闭藏的功能。精即精华、精微，是构成人体、维持生命活动和生殖繁衍的基本物质。肾所藏的精，按其来源可分为"先天之精"和"后天之精"。先天之精，来源于先天，禀受于父母，与生俱来，是构成胚胎的原始物质，为生身之本，又称为"生殖之精"，所以说"肾为先天之本"。后天之精，即人出生后通过饮食摄取，由脾胃化生的水谷之精，并灌溉五脏六腑，故又称"水谷之精""五脏六腑之精"。先天之精和后天之精，虽然来源不同，但却同归于肾，二者相互依存，相互为用，先天之精为后天之精准备了物质基础，后天之精不断供养先天之精。先天之精只有得到后天之精的补充滋养，才能充分发挥其生理效应；后天之精也只有得到先天之精的活力资助，才能源源不断地化生。

这种关系,可概括为"先天生后天,后天养先天"。

肾所藏的精即为肾精;精能化气,所化之气即为肾气;常合称为肾中精气。肾中精气对人体的生长发育和生殖繁衍都起着决定性的作用。人体生、长、壮、老、已的生命全过程,可分为幼年期、青年期、壮年期和老年期等不同的阶段,每一阶段机体生长发育或衰退情况,都取决于肾中精气的盛衰。人从幼年开始,由于肾中精气逐渐充盛,所以有"齿更发长"的变化。青春时期,肾中精气进一步充盛,产生一种促进性功能成熟的物质,称为"天癸"。由于"天癸"的产生,男子开始排泄精液,女子开始月经来潮,从而具备了生殖能力。进入中年期,肾中精气渐弱,"天癸"变少,性功能和生殖能力减退直到消失,形体不再壮实。老年之后,"天癸"耗竭,性功能丧失,形体衰老。故《黄帝内经·素问·上古天真论》说:"女子七岁,肾气盛,齿更发长;二七而天癸至,任脉通,太冲脉盛,月事以时下,故有子;三七肾气平均,故真牙生而长极;四七筋骨坚,发长极,身体盛壮;五七阳明脉衰,面始焦,发始堕;六七三阳脉衰于上,面皆焦,发始白;七七任脉虚,太冲脉衰少,天癸竭,地道不通,故形坏而无子也"。由此可见,人的整个生命活动的生、长、壮、老、已的全过程,都与肾中精气密切相关。小儿生长发育迟缓,出现五迟(立迟、语迟、行迟、发迟、齿迟),五软(头软、项软、手足软、肌肉软、口软)等,成年人出现生殖功能低下及未老先衰都与肾中精气虚衰有关。

肾精能化气,称为肾中精气,肾中精气可以化生肾阴肾阳。肾阴,又称元阴、原阴、真阴、真水,对全身脏腑组织起着滋润濡养作用,肾阴是人体一身阴精的根本;肾阳,又称元阳、原阳、真阳、真火,对全身脏腑组织起着推动温煦作用,肾阳是人体一身阳气的根本。肾阴和肾阳相互依存,相互制约,平衡协调,共同维持人体正常生理活动。肾中的阴阳犹如水火一样内寄于肾,故肾有"水火之宅""水火之脏"之称,又有"五脏之阴气,非此不能滋;五脏之阳气,非此不能发"的理论。当肾阴肾阳的平衡协调关系遭到破坏,就会出现肾阴虚、肾阳虚或肾阴阳两虚的病理变化。

(2) 主水:肾主水是指肾具有主持和调节全身水液输布和排泄的功能。肾在五行中属于水行,又称为"水脏"。肾主水的功能主要是通过肾的气化作用实现。在正常生理情况下,水液的代谢是通过胃的受纳、脾的运化和转输、肺的宣发和肃降、肾的蒸腾汽化,以三焦为通道,输送全身;经过代谢后的水液主要化为汗液、尿液排出体外。肾的气化功能正常,则膀胱开阖有度,才能正常贮尿和排尿。肾的气化功能失常,则开阖失度。若开多阖少,可出现小便清长、遗尿、尿失禁等表现;若阖多开少,则表现为尿少、小便不利、水肿等。

(3) 主纳气:纳,即固摄、受纳。纳气即吸气。肾主纳气,是指肾具有摄纳肺吸入之气而调节呼吸的作用。人体的呼吸虽然由肺所主,但必须依赖肾的纳气作用。肺吸入之气,必须下达于肾,才能保持呼吸运动的平稳和深沉,以防止呼吸表浅。正常的呼吸运动是肺肾两脏相互协调作用的结果,故有"肺为气之主,肾为气之根""肺主呼气,肾主纳气"之说。肾气充足,摄纳正常,才能使肺的气道通畅,则呼吸调匀。肾气不足,摄纳无权,吸入之气不能归纳于肾,可出现呼吸表浅，呼多吸少，动则气喘等，称为"肾不纳气"。

2. 肾的生理联系

(1) 肾合膀胱：肾与膀胱以经络相互络属，构成表里关系。生理上互相联系，病理上互相影响。

(2) 在体合骨，生髓充脑：肾藏精，精生髓，髓有骨髓、脊髓、脑髓；髓居骨中，滋养骨骼，齿为骨之余，骨的生长发育、齿的坚固与否均与肾精密切相关。脊髓通于脑，脑为髓之海，肾精充足，髓海得养，精力充沛，思维敏捷，记忆力强，耳聪目明；若肾精不足，髓海空虚，则出现神疲倦怠、反应迟钝、记忆力差、耳鸣目眩、腰膝酸软等症证。

(3) 开窍于耳及二阴：耳是听觉器官，形颇似肾，左右各一。肾的精气通于耳，耳能闻五音。《灵枢经·脉度》说："肾气通于耳，肾和则耳能闻五音矣"。肾精充足，耳有所养，则听觉正常。肾精不足，髓海空虚，则出现听力下降、耳鸣耳聋等病证。二阴指前阴、后阴。前阴主排尿、生殖；后阴主排泄粪便。肾中精气不足，则会导致小便、大便的排泄异常；还会影响生殖功能，出现阳痿、遗精、不育不孕、月经不调等病证。

(4) 其华在发：肾中精气盛衰与头发生长、荣枯有一定关系。肾藏精，精化血，血养发，故称"发为血之余"。精血充足，头发乌而润泽；肾精不足，发失所养，则须发早白、枯槁易脱。

(5) 在志为恐：恐即惊恐、害怕、畏惧的情志。惊自外来，恐自内生。惊则气乱，恐则气下。惊恐过度则伤肾，肾气不固，可致二便失禁，或遗精、早泄。

(6) 在液为唾：唾是口液中较稠厚的部分，有润泽口腔、滋润食物及滋养肾精的功能。咽唾可滋养肾精；肾亏则唾少；多唾或久唾，则耗伤肾精。故养生者常通过吞咽津唾以养肾精。

(7) 与冬气相通应：冬季寒冷，万物静谧闭藏，肾为水脏，以封藏为特性，肾与冬气相通。冬季的生活起居、饮食保健都要有利于阳气潜藏、阴精积蓄。对于阳虚怕冷者尤其要注意防寒保暖。

> **知识链接**

命 门

命门一词，首见于《黄帝内经》，《灵枢经·根结》说"命门者，目也。"自《难经》提出命门与肾的关系后，命门为后世医家所重视。命门所在部位历代医家争论甚多，如有右肾命门说、两肾总号命门说、两肾之间为命门说、命门为肾间动气说等。命门的生理功能，主要有以下四种说法：命门为原气之所系，是生命的原动力；命门藏精舍神，与生殖密切相关；命门为人体阳气的根本；命门为水火之宅等。概括起来，命门是强调肾阴肾阳重要性的一种称谓，一般认为命门之火即指肾阳，命门之水即指肾阴，肾阳是一身阳气的根本，肾阴是一身阴精的根本。古代医家之所以反复论述命门，无非是在强调肾阳、肾阴的重要性而已。

二、六腑

六腑是胆、胃、小肠、大肠、膀胱、三焦的总称。六腑的主要功能特点是"传化物""泻而不藏",六腑具有通降下行的特性。饮食物入口,通过食管入胃,经胃腐熟,下传于小肠,小肠泌别清浊,清者上输,布散全身,浊者下降,糟粕下移大肠,形成粪便,排出体外,多余的水液,经三焦注入肾与膀胱,生成尿液,排出体外。六腑传化的特点是虚实更替,纳新排故。每一腑都必须适时排空内容物,才能保持六腑通畅,功能协调。故有"六腑以通为用,以降为顺"之说。本节主要介绍六腑的生理功能。

(一) 胆

胆既是六腑,又为奇恒之腑。胆附于肝,位于右胁下。胆是中空的囊状体,内藏胆汁。胆汁是精汁,是一种清净、味苦、黄绿色的液体,有助消化的作用,所以胆有"中精之腑""清净之腑"和"中清之腑"之称。胆的主要生理功能是贮藏排泄胆汁和主决断。

1. **贮存和排泄胆汁**　胆汁来源于肝,由肝之余气所化生,贮存在胆;在肝气的疏泄作用下排泄入肠中,以促进饮食物的消化。若肝胆的功能失常,胆汁分泌排泄受阻,就会影响脾胃纳运功能,可出现胸胁胀满、食欲不振、腹泻便溏等病变。若湿热蕴结肝胆,肝失疏泄,胆汁外溢,浸渍肌肤,则可发为黄疸。胆气以降为顺,若上逆,则可出现口苦、呕吐苦水等等病变。

2. **主决断**　胆主决断,是指胆在精神意识思维活动中,具有判断事物、作出决定的能力、防御和消除大惊大恐一类精神刺激的不良影响、维持和控制气血的正常运行、保证脏腑间的协调关系的重要作用。《黄帝内经·素问·灵兰秘典论》说:"胆者,中正之官,决断出焉"。若胆气豪壮,则表现为勇敢应变,当机立断,判断准确;若胆气虚弱,则表现为易惊善恐,失眠多梦,胆小怕事,遇事多疑等。

(二) 胃

胃位于中焦,上口为贲门,接食管,下口为幽门,通小肠。胃分为上、中、下三部,分别称为上脘、中脘、下脘,统称胃脘。胃的主要生理功能是主受纳和腐熟水谷,主降浊。

1. **主受纳和腐熟水谷**　受纳,是指接受和容纳。水谷入口,经过食管,容纳于胃,是说胃能够接受容纳所有的饮食物,故称胃为"太仓""水谷之海"。精、气、血、津液的化生,依赖于水谷中的营养成分,故胃又有"水谷气血之海"之说。腐熟,是饮食物经过胃的初步消化形成食糜的过程。胃把所受纳的水谷进行腐熟,变成食糜,下传小肠,通过进一步消化吸收,其精微物质经脾的运化营养全身。若胃的受纳与腐熟水谷功能失常,则可出现纳呆厌食、胃脘胀痛、嗳腐吞酸等病证。

2. **主降浊**　饮食物入胃,经胃气的受纳腐熟作用,形成食糜,下传小肠分清别浊,其浊者下移大肠,然后变为粪便排出体外。这是依靠胃气的降浊作用完成。所以胃气贵于通降,以下行为顺。胃主降浊是受纳的前提。胃保持了通降,才能不断接受和容纳饮食物。中医藏象学说以脾胃的升降来概括整个消化系统的功能。若胃失通降,饮食物和残渣就不能下行,停留于胃,不仅影响胃的通降,出现纳呆厌食、腹胀腹痛、便秘等病变,也可导致胃气上逆,出现恶心呕吐、呃逆嗳气等病变。又因脾胃是人体气机升降的枢纽,脾胃升降异常不仅会导致中焦不和,还会影响其他脏腑的气机升降,出现全身性的病理变化。

(三) 小肠

小肠位于腹中,上接幽门与胃相通,下接阑门与大肠相连。小肠的主要生理功能是主受盛化物和泌别清浊。

1. 受盛化物　受盛,即接受盛放;化物,即消化食物。是指小肠具有接受盛放胃初步消化的饮食物,并使饮食物在小肠内停留一定的时间,以利于小肠对饮食物进行再消化,将饮食物化为水谷精微以营养全身的作用。若小肠受盛化物功能失常,则可见腹胀、腹泻等病证。

2. 泌别清浊　泌,即分泌;别,即分别;清,即水谷精微;浊,即食物之残渣糟粕和多余水液。泌别清浊,是指小肠在受盛化物的同时进行分清别浊的功能。分清,是将食物中的精微和津液吸收;别浊,一是将食物的残渣下输大肠;二是将多余的水液通过肾的气化渗入膀胱。小肠泌别清浊功能与二便生成有关。如小肠泌别清浊功能正常,则水液和糟粕各行其道,二便正常。若小肠清浊不分,则可出现小便短少、便溏泄泻的病证。临床治疗泄泻时常采用"利小便即所以实大便"的方法,正是缘于小肠与人体水液代谢有关,故有"小肠主液"之说。

(四) 大肠

大肠位于腹中,上接阑门与小肠相接,下接肛门。大肠的主要生理功能是传化糟粕和主津。

1. 传化糟粕　传化,即传导变化。大肠接受小肠下输的食物残渣糟粕,向下传导,同时吸收其中的水液,将糟粕变化为粪便,经肛门排出体外。大肠的传导功能失调,可表现为便秘或腹泻。若湿热蕴结大肠,大肠气滞,可出现腹痛、里急后重、下痢脓血等。

2. 主津　大肠在传导由小肠下注的饮食残渣过程中,将其中多余的水分重新再吸收,故有"大肠主津"之说。如大肠虚寒,无力吸收水分,可出现肠鸣、腹痛、泄泻等病变;大肠有热,消烁水分,肠道失润,则出现大便秘结不通等病变。

(五) 膀胱

膀胱位于小腹,上接输尿管与肾相连,下连尿道至前阴。膀胱的主要生理功能是贮存和排泄尿液。

1. 贮存尿液　尿液为津液所化。人体代谢过的多余津液,下归于肾,经肾的气化作用,升清降浊,清者回升体内,供人体再利用;浊者变成尿液,下输于膀胱贮存。

2. 排泄尿液　尿贮存于膀胱,达到一定的量,经肾和膀胱的气化作用,自主及时地排出体外。膀胱功能失调,主要表现为排尿异常。如膀胱湿热,则表现为尿频、尿急、尿痛等病证;肾气不固,膀胱失约,则表现为尿失禁,遗尿等病证。

（六）三焦

三焦是上焦、中焦、下焦的合称。三焦的概念有二：一是指六腑之一，是分布于胸腹腔的一个大腑，在人体五脏六腑中，唯三焦最大，可包容其他脏腑，无脏与之相匹配，故亦称"孤府"。二是指人体部位划分的概念，膈以上为上焦，膈以下脐以上为中焦，脐以下为下焦。上焦包括心肺，中焦包括脾胃和肝胆，下焦包括肾、大小肠、膀胱、女子胞等。由于肝肾同源，生理和病理上相互关联，常将肝肾一并划归下焦。

1. 三焦列为一腑，主要是根据脏腑生理、病理联系及所处部位特点建立起来的独特的系统概念。三焦的主要生理功能有通行元气，运行水液。

（1）通行元气：元气是人体最根本的气，发源于肾，由先天之精所化生，赖后天之精以充养，是生命活动的原动力，是人体脏腑阴阳之本。元气越充沛，生命力越旺盛，脏腑功能越强大。元气通过三焦输布全身，发挥推动人体生长发育、激发脏腑组织功能的作用。三焦通行元气的功能关系到全身的气化功能，故又称三焦主持诸气，总司人体的气化。

（2）运行水液：三焦具有疏通水道、运行水液的功能。全身水液代谢主要由肺、脾、肾三脏协同完成，但必须以三焦为通道，水液才能正常升降出入，三焦是水液升降出入的道路，三焦的水道通利，水液才能正常代谢。如果三焦水道不利，则可发生水液代谢障碍、水湿内停的病变。

2. 作为部位概念的三焦，各有其功能特性。

（1）上焦如雾：是指上焦主宣发卫气、敷布精微的作用。雾，是形容轻清水谷精微弥漫的状态。主要是指心肺宣发敷布水谷精微，如雾露之溉将营养物质布散全身。

（2）中焦如沤：是指脾胃运化水谷、化生气血的作用。沤，是形容水谷腐熟成为食糜的状态。主要是指中焦脾胃的消化、吸收、运化水谷精微，化生气血的功能。

（3）下焦如渎：是指肾、膀胱、大小肠等脏腑主分别清浊、排泄废物的作用。渎，是水道、沟渠，形容水浊不断向下、向外排泄的状态。主要是指肾与膀胱的泌尿作用和肠道的排便作用。排泄尿液和糟粕，有如水浊不断向下疏通和向外排泄。

> **知识链接**

藏象十二官

《黄帝内经·素问·灵兰秘典论》说："心者，君主之官，神明出焉。肺者，相傅之官，治节出焉。肝者，将军之官，谋虑出焉。胆者，中正之官，决断出焉。膻中者，臣使之官，喜乐出焉。脾胃者，仓廪之官，五味出焉。大肠者，传道之官，变化出焉。小肠者，受盛之官，化物出焉。肾者，作强之官，伎巧出焉。三焦者，决渎之官，水道出焉。膀胱者，州都之官，津液藏焉，气化则能出矣。"

三、奇恒之腑

奇恒之腑包括脑、髓、骨、脉、胆及女子胞,其中髓、骨、脉、胆前已论述,故此处仅介绍脑与女子胞。

(一) 脑

脑位于颅腔内,与脊髓相通,并由髓汇集而成,有"脑为髓之海"之说。脑的主要生理功能是主精神意识思维活动和感觉功能。

1. 主精神意识思维活动　人的精神意识思维及情志活动等,均与脑密切相关。脑的功能正常,则精神饱满,意识清楚,思维敏捷,记忆力强,语言清晰,情志正常。若脑有病变,则精神意识思维活动异常,可出现精神萎靡、记忆力差、意识不清、思维迟钝、精神情志异常等病变。

2. 主感觉功能　脑主感觉的功能正常,则视物精明,听力聪颖,嗅觉灵敏,感觉正常;若脑感觉功能失常,则听觉失聪,视物不明,嗅觉不灵,感觉迟钝。如髓海不充,可见头晕、目眩、耳鸣,甚至痴呆等病变。

(二) 女子胞

女子胞,位于小腹,也称为胞宫、子宫或子脏。女子胞的主要生理功能是主持月经和孕育胎儿。

1. 主持月经　女子胞是女性生殖功能发育成熟后产生月经的主要器官。女子到了14岁左右,肾中精气旺盛,天癸至,任脉通,太冲脉盛,女子胞发育成熟,月经来潮。到49岁左右,肾中精气渐衰,天癸渐绝,冲任二脉的气血也逐渐衰少,月经紊乱,终至绝经。所以女子胞主持月经的功能与肾、天癸、冲任二脉关系密切并受其制约和调节。

2. 孕育胎儿　月经正常来潮后,女子胞就具备了生殖和孕育胎儿的能力;受孕以后,胎儿在母体子宫中发育,女子胞就聚集气血以养胎,成为保护胎元和孕育胎儿的主要器官。

> **知识链接**
>
> **精　室**
>
> 女子胞为子宫,而男子之胞为精室,又称"精宫"。精室是男性生殖器官,包括睾丸、附睾、精囊腺和前列腺等,具有化生和贮藏精液、主司生育繁衍的功能。精室亦由肾所主,其功能与肾中精气的盛衰密切相关,并与冲任督脉有关。若肾精充足,肾气旺盛,督脉通盛,则精室功能调和,生殖机能正常。若肾精亏虚,肾气不足,督脉虚损,则精室功能失常,表现为遗精、早泄、不育等病证。
>
> 睾丸,又称外肾,因其功能与肾藏精的关系密切,为肾之外候而得名。

四、脏腑之间的关系

人体以五脏为中心,以精气血津液为物质基础,通过经络的联络和沟通,将脏与脏、脏与腑、腑与腑、脏与奇恒之腑之间紧密联系成为一个有机的整体。脏腑之间的密切联系,除了形态结构上的关系外,主要表现在生理功能上的相互制约、相互依存、相互协调和相互为用。脏腑之间的关系主要包括:脏与脏之间的关系、脏与腑之间的关系、腑与腑之间的关系。

(一)脏与脏之间的关系

心、肝、脾、肺、肾五脏虽有各自的生理功能,但五脏之间又存在着密不可分的联系。其除了组织结构上的联系、五行相生相克的联系外,更重要的是五脏生理功能之间、五脏阴阳气血的相互联系。本节主要介绍五脏在生理功能上的联系。

1. 心与肺　心与肺之间的生理关系,主要表现为气与血的关系。心主血,肺主气,血的运行依靠气的推动,而气也必须靠血的运载才能输布全身,心与肺相互配合,血与气相互依存、相互为用,保证了气血正常运行,维持了人体各脏腑组织器官的功能活动。即所谓"气为血之帅,血为气之母"。在病理上,心肺之间也常相互影响,肺气虚或肺失宣肃时,可导致心血运行失常心血瘀阻,出现胸闷疼痛、唇舌青紫;反之,心气虚或心脉瘀阻时,也会影响肺的宣肃,出现咳嗽、气喘、胸闷等。

2. 心与脾　心与脾之间的生理关系,主要表现在血液的生成和运行方面。心主血,脾统血生血,脾气健运则化生血液之源旺盛,而心血自能充盈。心阳温运脾土,心主神志,调节脾的运化,有利气血生成,心与脾在血液生成方面相辅相成。血液之所以能正常运行于经脉之中,既赖心气的推动,又需脾气的统摄。心脾配合,维持正常血运。在病理上,临床常见脾气虚弱引发心血不足,最终导致心脾两虚,出现腹胀便溏、食少肢倦、心悸失眠、面色无华等病证。

3. 心与肝　心与肝之间的生理关系,主要表现在血液和精神情志方面。心主血,推动血液运行;肝藏血,贮藏血液及调节血量。心肝相互配合,维持血液的正常运行。心主神志,精神之所舍,肝主疏泄,调畅情志。精神情志均以血液为基础,而心肝功能影响血液运行,故心与肝共同调节精神情志活动。在病理上,心血虚可引起肝血虚,肝血虚可引起心血虚,最终形成心肝血虚,可见心悸失眠、眩晕、两目干涩、肢体麻木等病证。心火可引动肝火,肝火亦可引发心火,最终形成心肝火旺,可见心烦失眠、哭笑无常、面红目赤、急躁易怒等病证。

4. 心与肾　心与肾之间的生理关系,主要表现在水火既济、精血互化、精神互用三个方面。心居于上,主火属阳;肾居于下,主水属阴。心火必须下降于肾,温煦肾阴,使肾水不寒;肾水必须上济于心,滋养心阴,使心火不亢。这种关系,称为水火既济或心肾相交。心主血,肾藏精,精血之间相互资生,相互转化。心藏神,肾藏精,精能化气生神,神能驭精役气。在病理上,临床上常见心肾不交,即肾水不能上济心阴,引起心火独亢,可见心悸失眠、多梦健忘、耳鸣腰酸等病证。

5. 肺与脾　肺与脾之间的生理关系，主要表现为气的生成和水液代谢两个方面。肺司呼吸，吸入自然界清气；脾主运化，化生水谷精气，两者结合生成宗气。宗气走息道司呼吸，贯心脉行气血。肺主通调水道，脾主运化水液，两者分工合作，维持水液代谢。脾气健运，能够充养肺气，肺气旺盛，则不易感受外邪。在病理上，脾肺气虚，可见纳呆腹胀、大便溏泻、咳嗽气喘、易感冒等病证。此外，脾失健运，水湿停滞，聚湿成痰，阻滞于肺，则成痰饮。故有"脾为生痰之源，肺为贮痰之器"之说。

6. 肺与肝　肺与肝之间的生理关系，主要表现在气机升降和气血运行方面。肺居膈上，其气肃降，肝居膈下，其气升发，升降相宜，气机调畅。肝藏血，调节全身血液；肺主气，调节一身之气。气血运行，虽以心为动力，而肝和肺也有一定的协同作用。在病理上，常见肝火犯肺，肝气升发太过，气火上逆，肺气肃降不及，出现胸胁疼痛、咳喘上气、甚则咯血等表现。临床常称为"木火刑金"。

7. 肺与肾　肺与肾之间的生理关系，主要表现在呼吸和水液代谢方面。肺司呼吸，肾主纳气。肺吸入自然之清气必须下行由肾摄纳，才能呼吸平稳深沉。故有"肺为气之主，肾为气之根"之说。肾为主水之脏，肾阳气化，升清降浊；肺为水之上源，宣发肃降，通调水道。两者相互配合，共同维持水液代谢的协调平衡。在病理上，肺气虚弱，肾不纳气，可见少气懒言、咳喘无力、动则喘盛；肺肾两虚，阳气不足，气化不利，可见尿少、水肿；肾阴虚亏不能养肺阴，可见干咳少痰、痰中带血、潮热盗汗、腰膝酸软等病证。

8. 肝与脾　肝与脾之间的生理关系，主要表现在疏泄与运化的相互为用、藏血与统血的相互协调方面。肝主疏泄，调畅气机，协调脾胃升降，促进脾胃纳运。脾气健运，气血化生有源，肝体得以滋养，有利于肝主疏泄。血液循环，心所主持，但是需要肝、脾的配合。肝贮藏血液，调节血量；脾主运化，统摄血液，肝脾相互配合，使得生血有源，统血有权，肝有所藏，藏泄有度，维持血液的正常运行。在病理上，临床常见肝气郁结，横犯脾胃，引起肝脾不和，可出现胁胀太息、食少纳呆、腹胀便溏等病证。

9. 脾与肾　脾与肾之间的生理关系，主要表现在先天和后天相互促进及水液代谢方面。肾藏精，主生长、发育与生殖，为先天之本；脾主运化，为气血生化之源，为后天之本。两者为"先天生后天，后天养先天"的关系。肾主水液，肾阳气化，升清降浊；脾主运化水液，为水液代谢枢纽。两者协调配合，维持水液代谢的正常进行。在病理上，临床常见脾肾阳虚，肾阳虚不能温煦脾阳，运化不利，可见腰膝冷痛、形寒肢冷、纳呆便溏甚或五更泄泻等病证。阳气虚衰，气化不利，运化失职，水液代谢障碍，可见小便不利、水肿等病证。

10. 肝与肾　肝与肾之间的生理关系，主要表现在精血阴液相互滋生转化及藏泄互用方面。肝藏血，肾藏精，精血相互资生转化。肝血有赖肾中精气的化生，肾中精气也依赖肝血的滋养。故有"精血同源"的说法。五行中肝属木，肾属水，"水能涵木"指的是肾阴能滋养肝阴，制约肝阳，使肝阳不亢。肝主疏泄，肾主封藏，肝肾相互为用，相辅相成，其协调作用表现在女子经孕和男子排精方面。在病若肝肾阴虚，临床可见眩晕、健忘、耳鸣、腰膝酸软等病证。若阴不制阳，则可出现头痛失眠、急躁易怒等病证。

（二）脏与腑之间的关系

脏与腑的关系，是脏腑阴阳表里配合关系。脏属阴，腑属阳，阴主里，阳主表，一脏一腑，一阴一阳，一里一表，相互配合，组成了心与小肠、肺与大肠、脾与胃、肝与胆、肾与膀胱的脏腑阴阳表里关系。

1. 心与小肠　心与小肠通过经络互为络属构成表里关系。生理上，心火下行温煦小肠，有助小肠的化物功能。小肠泌别清浊，经脾转输，精微归心。病理上心火炽盛，移热小肠，则可见小便短赤涩痛的病证。若小肠有热，亦会循经上犯于心，可出现心烦舌红、口舌生疮等病证。

2. 肺与大肠　肺与大肠通过经络互为络属构成表里关系。生理上，肺气下降，气机调畅，津液得以布散，促进大肠传导。而大肠传导正常，亦有利于肺气肃降。病理上，肺失肃降，气不下行，津不下达，可致肠燥便秘。若大肠实热，传导失常，腑气不通，亦可影响肺气宣降，出现咳喘、胸闷等病证。

3. 脾与胃　脾与胃通过经络互为络属构成表里关系。生理上，胃主受纳，脾主运化。脾气主升，水谷精微得以上输；胃气主降，水谷糟粕得以下行。脾喜燥恶湿而胃喜润恶燥，以各自的特点完成各自的功能。脾胃纳运协调，升降相因，燥湿相济，共同完成饮食物的消化、吸收、传输、散精的生理过程，化生气血津液以营养全身。病理上，脾失健运，可致胃失和降，出现恶心、呕吐等病证；若胃失和降，也可致脾不升清，出现腹胀、泄泻等病证。

4. 肝与胆　肝与胆通过经络互为络属构成表里关系。生理上，肝气化生胆汁贮存于胆，胆汁排泄依赖肝气的疏泄调节。病理上，若是肝失疏泄，则胆汁分泌和排泄异常，可出现胁肋胀痛、纳呆呕吐或见黄疸。若是结石等因素使胆汁排泄不畅，也会影响肝的疏泄功能。此外，肝主谋虑，胆主决断，肝胆在主情志方面密切相关。

5. 肾与膀胱　肾与膀胱通过经络互为络属构成表里关系。生理上，肾主水液代谢，膀胱主贮尿排尿。膀胱的气化功能有赖于肾阳气化功能的推动和调节。肾气固摄有权，膀胱开阖有度，则贮尿正常，排泄顺畅。病理上，肾阳虚衰，膀胱气化不利，可见尿少、尿闭等病证；肾气不固，膀胱失约，则可见尿频、遗尿、尿失禁等病证。

（三）腑与腑之间的关系

六腑之间的关系，主要体现在饮食物的消化、吸收和排泄过程中的相互联系和密切配合。饮食入胃，经胃的受纳和腐熟，下传小肠。胆排泄胆汁进入小肠以助消化。小肠泌清别浊，清者为水谷精微和津液，经脾的运化和转输，以营养全身；浊者为多余的水液和食物的残渣，水液经肾的气化，一部分渗入膀胱，形成尿液，再经肾和膀胱的气化，排出体外。食物的残渣下传大肠，经大肠吸收水液并向下传导，形成粪便，排出体外。饮食物的消化吸收和排泄过程中，还依赖三焦的气化推动。六腑传化水谷，需要不断受纳、消化、传导和排泄，虚实更替，宜通宜降而不宜滞。故有"六腑以通为用""六腑以通为补"之说。

六腑之间在病理上亦是相互影响，胃有实热，消灼津液，则可致腑气不通，大便秘结。反之，大肠传导失司，大便不通，会导致胃失和降，胃气上逆，出现恶心、呕吐等病证。肝失疏泄，胆火炽盛，常可犯胃，胃失和降，呕吐苦水；胆汁外溢，浸渍肌肤，发为黄疸等。

知识链接

六腑以通为补

"六腑以通为补"，即六腑有病可以用通泄的方法来治疗。"补"，不是用补益药调补脏腑，而是恢复六腑之"通"和"降"的功能。这是因为六腑的生理特点是宜通不宜滞。六腑的病变，多表现为传化不通，经过通降治疗，使六腑通畅，恢复生理状态，就是对六腑最好的补，如此治疗疾病自然能愈。

肝阳上亢型高血压

概念：

耳郭上的肝区出现增厚或者隆起，且耳轮结节处的肝阳2电测为阳性，这类高血压为肝阳上亢型高血压。

症状：头晕、颈项强痛、面红耳赤、烦躁易怒、口苦咽干。

治疗原则：泻火平肝。

主穴：(耳尖放血，降压点)，辅穴(皮质下、肝、肝阳2)放血

耳穴

学习测试

一、选择题

1. 肺主一身之气体现在（　　）。
   A. 吸入清气　　B. 宣发卫气　　C. 生成宗气和调节气机
   D. 助心行血　　E. 呼出浊气

2. 能够促进脾胃纳运的脏腑是（　　）。
   A. 肝　　B. 心　　C. 脾　　D. 肺　　E. 肾

3. 肾为气之根，与肾的（　　）功能有关。
   A. 藏精　　B. 主水　　C. 主纳气
   D. 化生元气　　E. 主生长发育

4. 气机升降的枢纽是（　　）。
   A. 心肾　　B. 肝肺　　C. 脾胃　　D. 肺脾　　E. 肾肝

5. "气血生化之源"指的是（　　）。
   A. 肝　　B. 心　　C. 脾　　D. 肺　　E. 肾

6. "贮痰之器"指的是（　　）。
A. 肝　　　　B. 心　　　　C. 脾　　　　D. 肺　　　　E. 肾
7. "水谷之海"是指（　　）。
A. 胃　　　　B. 脾　　　　C. 小肠　　　D. 大肠　　　E. 三焦
8. 肺在志为（　　）。
A. 喜　　　　B. 怒　　　　C. 思　　　　D. 恐　　　　E. 忧
9. "精血同源"指的是（　　）。
A. 心肺关系　B. 肺肝关系　C. 肝脾关系　D. 脾肝关系　E. 肝肾关系
10. 脾气通于（　　）。
A. 春　　　　B. 夏　　　　C. 长夏　　　D. 秋　　　　E. 东
11. 肝在体为（　　）。
A. 脉　　　　B. 筋　　　　C. 骨　　　　D. 皮　　　　E. 肉
12. 肾所化生的液是（　　）。
A. 泪　　　　B. 汗　　　　C. 涎　　　　D. 涕　　　　E. 唾
13. "在窍为口"的是（　　）。
A. 肝　　　　B. 心　　　　C. 脾　　　　D. 肺　　　　E. 肾
14. 其华在毛的是（　　）。
A. 肝　　　　B. 心　　　　C. 脾　　　　D. 肺　　　　E. 肾
15. "筋之余"是指（　　）。
A. 发　　　　B. 爪　　　　C. 毛　　　　D. 唇　　　　E. 面
16. 主决断的是（　　）。
A. 胆　　　　B. 胃　　　　C. 小肠　　　D. 大肠　　　E. 膀胱
17. 三焦的生理功能是（　　）。
A. 通行元气　B. 传化水谷　C. 化生精气　D. 调畅气机　E. 贮藏胆汁
18. 收纳腐熟水谷的是（　　）。
A. 胆　　　　B. 胃　　　　C. 小肠　　　D. 三焦　　　E. 膀胱
19. 既属于六腑又属于奇恒之腑的是（　　）。
A. 肝　　　　B. 胆　　　　C. 脑　　　　D. 髓　　　　E. 女子胞
20. "髓海"指的是（　　）。
A. 肝　　　　B. 胆　　　　C. 脑　　　　D. 髓　　　　E. 女子胞

二、问答题

1. 何谓藏象？藏象的内容包括哪些？
2. 何谓脾主运化？脾主运化的内容有哪些？
3. 何谓肝主疏泄？肝主疏泄的内容包括哪些方面？
4. 何谓肾藏精？精的来源是什么？精的作用是什么？
5. 胃的主要生理功能有哪些？

第四节　气血津液

气、血、津液是构成人体和维持生命活动的基本物质。气、血、津液的生成与代谢依赖于脏腑、经络等组织器官的功能,而脏腑经络的生理活动,又依靠气、血、津液的推动、温煦、濡养。气、血、津液既是人体生命活动的产物,又是人体生命活动的物质基础。因此,无论是在生理还是病理方面,气、血、津液和脏腑经络组织器官之间都存在着互为因果的密切关系。

此外,精也是构成人体和维持人体生命活动的基本物质。精有广义和狭义之分。广义的精,泛指一切精微物质,包括气、血、津液等;狭义的精,即是肾中所藏的生殖之精,具有繁衍生命的精微物质。此在脏腑中已论述。

一、气

(一) 气的概念

气是体内不断运动着的活力很强的精微物质,是构成人体和维持生命活动最基本的物质。

(二) 气的生成

气主要来源于三个方面:先天之精气、水谷之精气、自然界之清气。由于肾藏先天之精气,脾胃化生水谷之精气,肺吸入自然界之清气,所以气的生成与肾、脾胃、肺的关系密切,以脾胃的功能尤为重要。

(三) 气的运行

气的运动形式各种各样,归纳起来有升、降、出、入四种基本形式。气的升降出入运动,称为"气机"。气的升降出入运动,是人体各种生理活动的基础,具体体现在脏腑、经络等组织器官的生理活动中。如肺主气司呼吸的过程,有气的出入,又有气的升降;脾胃的纳运过程,有脾气主升,又有胃气主降;肾主水液代谢过程,有升清,又有降浊。虽然各个脏腑的生理活动体现的运动形式有所侧重,但从整个机体的生理活动来看,气的升和降、出和入,必须对立统一,协调平衡。气的升降出入运动的协调平衡,称为"气机调畅"。只有气机调畅,才能维持人体正常的生理功能。若气的升降出入运动的平衡失调,即为"气机失调",就会发生病变;气的升降出入运动一旦停止,就意味着生命活动的终结。

(四) 气的功能

气的功能可概括为六个主要方面。

1. 推动作用　人体的生长发育,各脏腑经络及组织器官的生理活动,血的生成和运行,津液的生成、输布和排泄等,均依靠气的激发和推动。若气的推动作用减弱,可见生长发育迟缓或未老先衰、脏腑经络功能减退、血行瘀滞、水液停聚的病变。

2. 温煦作用 气有温煦和熏蒸的功能。人体正常体温的维持、脏腑经络及组织器官的生理活动、血和津液的运行等,都依赖气的温煦作用。若气的温煦作用失常,可表现为畏寒肢冷、脏腑功能减退、血和津液运行迟缓等。

3. 防御作用 气既能护卫肌表,防御外邪入侵,又能与侵入人体的病邪作斗争,祛邪外出。若气的防御作用减弱,则易感邪致病且患病不易速愈。

4. 固摄作用 气对体内的液态物质有统摄和控制作用,对脏腑有固护作用。如固摄血液,使其在脉管中运行,不溢出脉外;固摄津液,控制其分泌排泄量,防止其无故流失;固护脏器,使其位置固定而不下移。

气的固摄和推动作用相反相成,相互协调,调节和控制着体内液态样物质的正常运行、分泌和排泄。

5. 气化作用 气化是指气的运动所产生的各种变化,亦指在气的作用下,精气血津液等物质各自的新陈代谢、物质相互之间的转化、物质与功能之间的转化。若是气化失司,将影响体内物质和能量的转化。如影响饮食物的消化吸收;影响气、血、津液的生成及相互转化;影响汗液、尿液、粪便的排泄。

6. 营养作用 主要是指由脾胃运化饮食物而化生的水谷精气对脏腑、经络等组织器官的营养作用。如营气,是水谷精微中的精专部分,营气流注全身,可以营养全身。如《灵枢经·脉度》说"其流溢之气,内溉脏腑,外濡腠理"。若营气不足,则脏腑组织器官失养,从而出现功能活动减退。所以《灵枢经·五味》说"故谷不入,半日则气衰,一日则气少矣"。

(五) 气的分类

人体之气来源各异,分布部位有别,具有不同的功能,因而气分为元气、宗气、营气、卫气等(表2-4-1)。

1. 元气 元气又称"原气""真气",是人体最根本、最重要的气。元气根源于肾,由肾中精气所化生,以禀受于父母的生殖之精为基础,又赖后天水谷之精的充养。故元气的盛衰与先天禀赋和后天营养,尤其是肾和脾胃的功能密切相关。元气以三焦为通道布达全身,内达五脏六腑,外而肌肤腠理,无所不至。元气的功能:一是推动人体的生长发育与生殖,是人体生命活动的原动力;二是激发和推动各脏腑经络组织器官的生理功能。元气充沛,则生命力旺盛,体格强健,全身脏腑经络组织器官生理功能正常。若元气大伤,则人体生长发育迟缓,多脏器功能受损,甚至危及生命。

2. 宗气 宗气又名"大气""动气",是积于胸中之气,是后天最重要的气。宗气由肺吸入的自然界之清气与脾胃运化的水谷之精气在胸中结合而生成。故宗气的盛衰与肺、脾胃的功能密切相关。宗气积于胸中,贯注心肺之脉。胸中称"气海",又称"膻中"。宗气的主要功能有两个方面:一是对呼吸运动有推动的作用。宗气走息道而司呼吸,凡语言、声音、呼吸,均与宗气的盛衰有关。二是助心推动血液运行。宗气贯心脉以行气血,心脏的搏动、气血的运行、肢体的寒温与宗气的盛衰有关。宗气旺盛,则言语清晰,声音洪亮,呼吸调匀,心搏有力,四肢温暖,脉搏和缓。若宗气不足,则言语不清、声音低微、呼吸气短、心搏无力、四肢不温、脉微欲绝。

3. 营气 营气是行于脉中富有营养之气。营气与血同行于脉中,故常以"营血"并称。营气是由脾胃化生的水谷精微中最富营养的部分所化生。营气运行于脉中,成为血液的重要组成部分,循脉上下,营运全身。营气的功能主要有两个方面:一是化生血液。营气与津液注入脉中,化而为血,是血液的组成部分。二是营养全身。营气富有营养,循脉运行于周身上下内外,为脏腑、经络等组织器官提供营养物质。

4. 卫气 卫气是运行于脉外的慓悍之气。卫气来源于脾胃运化的水谷精微,由其中最为慓疾滑利的部分所化生。卫气运行于脉外。卫气具有很强的活力,不受脉道约束,内而脏腑,外而肌腠皮毛,布散于全身。卫气的功能有三:一是护卫肌表,防御外邪入侵;二是温养脏腑肌肉皮毛;三是调节腠理开阖,控制汗液排泄,维持体温相对稳定。

营气和卫气均来源于水谷精微。营行于脉中,卫行于脉外;营主内守而属于阴,故有"营阴"之称;卫主外卫而属于阳,故有"卫阳"之称。营卫彼此协调,维持人体腠理开阖,体温调节和防御功能。若营卫不和,则易伤风感冒,出现恶寒发热、汗出异常等病证。

表 2-4-1 气的分类与功能

	名称	来源	部位	功能
先天之气	元气	来源于先天 充养于后天	肾	激发推动人体的生长发育与生殖,是人体生命活动的原动力,激发和推动脏腑经络组织器官的生理功能
后天之气	宗气	水谷之精气自然之清气	胸中(膻中)	走息道而司呼吸,贯心脉以行气血
	营气(营阴)	主要为水谷之精气	脉中	化生血液,营养全身
	卫气(卫阳)	主要为水谷之精气	脉外	护卫肌表防御外邪入侵;温养脏腑肌肉皮毛;调节腠理开阖,控制汗液排泄,维持体温相对稳定

二、血

(一) 血的概念

血是循行于脉中富有营养的红色液体,是构成人体和维持生命活动的基本物质之一。血必须在脉中运行不息,才能发挥其生理作用。

(二) 血的生成

血主要通过脾胃运化的水谷精微生成。脾胃受纳运化水谷,吸取其精微上归于心肺,经心肺的气化作用,注入脉中,化为血液。水谷精微所化生的营气和津液是血液的主要组成成分。

此外精血同源,肾精可化血。

(三) 血的功能

血液具有营养和滋润的功能。人体脏腑组织器官需要血液的营养和滋润,才能发挥正常的生理功能。血液充盈,则面色红润、肌肤润泽、形体壮实、感觉灵敏、运动自如。若血生成不足,则面色无华、肌肤干枯、形体瘦弱、肢体麻木、运动障碍。血是神志活动的物质基础。血气充盈,心神得养,则精力充沛,神志清晰,思维敏捷。若血生成不足,或热入血分,或运行失常,则可出现反应迟钝、健忘失眠、神昏谵语、烦躁狂乱等。

(四) 血的运行

血在脉中循环运行,心、血、脉构成了血液循环系统。心主血脉,肺朝百脉和主宗气,肝主疏泄、主藏血与脾主统血,是推动和维持血液运行的重要因素。心、肺、肝、脾四脏功能的协调配合,在血液正常循行中起着重要的作用。若其中任何一脏功能障碍,或者推动和促进血液运行的因素增加,或固摄血液的作用减弱,则血液的运行可因之而变快,甚至溢出脉外,可导致出血;反之,则血液运行因之而变慢,运行不利,可形成血瘀。

三、津液

(一) 津液的概念

津液是机体一切正常水液的总称。包括各脏腑组织器官内的液体及人体正常的分泌物。津液也是构成人体和维持生命活动的基本物质。津液中性质清稀,流动性大,分布于体表、肌肤、孔窍,并渗注于血脉起滋润作用者称为津;性质稠厚,流动性小,灌注骨节、脏腑、脑髓等起濡养作用者称为液。津与液互相补充,相互转化,常以津液并称。

(二) 津液的生成、输布和排泄

1. 津液的生成　津液来源于饮食水谷,由脾胃所化生。胃的受纳腐熟,小肠的泌别清浊,大肠传导吸收水液,经脾运化,化生津液,上归于肺,布散全身。

2. 津液的输布　津液的输布主要通过脾的运化,肺的通调水道,肾的蒸腾汽化,肝的疏泄,三焦的决渎、通利水道等功能实现。

3. 津液的排泄　肺气宣发津液和卫气于体表,卫气司腠理开阖,形成汗液排出体外;肺在呼气时带走部分水液;肺气肃降,水液降至肾与膀胱,经肾的蒸腾汽化,变成尿液排出体外;大肠排泄粪便亦带走部分水液。

综上所述,津液的生成、输布和排泄,是多个脏腑共同参与的复杂过程。其中,肺、脾、肾三脏的功能最为主要,故有"其本在肾""其标在肺""其制在脾"的说法。如肺、脾、肾三脏功能失常,可导致生成不足,出现伤津、脱液等病证;亦可导致水液停滞,出现痰饮、水肿等病证。

(三) 津液的功能

津液主要有滋润和濡养的生理功能。如布散于肌表的津液,具有滋润皮毛肌肤的作用;流注于孔窍的津液,具有滋润和保护眼、鼻、口等孔窍的作用;渗入于血脉的津液,是组成血液的基本物质,直接关系到血液的盈亏,且具有充养和滑利血脉的作用;渗入于骨骼的津液,具有充养和濡润骨髓、脊髓和脑髓等的作用;注入于内脏组织器官的津液,具有滋润和濡养各脏腑组织器官的作用。

四、气、血、津液之间的关系

(一)气与血的关系

气与血的关系概括为"气为血之帅""血为气之母"。气属阳,是促进血液生成和运行的动力;血属阴,是气的物质基础和载体。气血相互依存、相互滋生。

1. **气能生血**　水谷转化为水谷精气,进而转化为营气和津液,最终形成血液,整个过程依赖于气及其气化作用。气足则血充,气虚则血虚。治疗血虚常配合补气,以提高生血效果。

2. **气能行血**　血的运行有赖气的推动,气行则血行,气虚、气滞则血瘀,气机逆乱则血妄行。治疗血行失常,常用补气、行气、降气等法。

3. **气能摄血**　气对血的运行有固摄作用。若气虚不能摄血,可导致各种出血。治疗须补气摄血。若大出血,应投大剂补气之品。

4. **血能载气**　血是气的载体,气必须依附于血。若血不载气,气失去依附,则浮散无根而发生气脱。若大出血者,可致气随血脱,治宜益气固脱。

5. **血能养气**　血为气的生成和功能活动提供营养。因此,血足则气旺,血虚则气衰。若血虚时,治宜养血益气。

(二)气与津液的关系

气无形主动,属阳;津液有质主静,属阴。气和津液与气和血的关系相似,津液的生成、输布和排泄,依靠气的推动、固摄和气化的作用,而气在体内的存在和运动也依赖津液的运载和滋养。

1. **气能生津**　津液的生成依赖气的推动和气化作用。脾胃、大小肠等脏腑之气在津液生成过程中发挥了重要的作用。各有关脏腑之气虚衰,均可影响津液的生成,使津液不足。

2. **气能行津**　津液的输布与排泄依赖于气的推动作用和升降出入的运动。肺、脾、肾、三焦等脏腑之气促使津液正常地输布和排泄。若气虚、气滞,可使津液停滞,称为"气不行水";津液停聚,又可致气机不利,称为"水停气滞",两者常互为因果。

3. **气能摄津**　气具有固摄津液防止其无故流失的作用。如肺卫之气对汗液的固摄,肾气对尿液的固摄等。若气虚,固摄作用减弱,则可见多汗、多尿、遗尿、尿失禁等病证。治宜补气摄津。

4. **津能载气**　津液是气的载体,气依附于津液。津液大量丢失时可表现气随津脱。

(三)血与津液的关系

血和津液都是液态物质,相对于气而言均属于阴。血和津液都由饮食水谷所化生,都具有滋润和濡养的作用,彼此之间可以相互滋生和转化,这种关系称为"津血同源"。当津液大量丢失,会形成血脉空虚,称为"津枯血燥";当血液亏虚时,会导致脉外的津液不足,称为"耗血伤津"。因此,失血的患者不宜发汗,津亏者不可动血耗血。故《灵枢经·营卫生会》有"夺血者无汗,夺汗者无血"之说。

学习测试

一、名词解释
1. 气
2. 津液

二、简答题
1. 试述气的生理功能。
2. 试述血与津液的关系。

第五节 病因病机

情境导入

清代小说《儒林外史》里有个读书人叫范进,生活贫困潦倒,平日里一直被老丈人胡屠户看不起。他不停地参加考试,直到五十多岁才中了个秀才,随后参加乡试中了举人。范进得知中举后,两手拍了一下,笑了一声,说:"太好了,我中了!"说着,向后跌倒,牙关紧闭,不醒人事,苏醒之后又疯疯癫癫,披头散发,拍手大笑。后来,众人商议,因为范进平日最惧怕老丈人胡屠户,所以就让胡屠户凶神似地上前打了他一巴掌,范进这才清醒过来,恢复正常。

请思考:
1. 请分析导致范进晕厥疯癫的原因。
2. 试用五行相克的理论解释胡屠户救治范进的原理。

病因病机学说是研究疾病发生原因及发展变化规律的学说。中医学认为,人体是一个有机的整体,同时人与自然环境和社会环境密切联系。人体自身及人与环境之间,保持着既对立又统一的相对动态平衡,从而维持着人体稳定有序的生命活动。一旦这种平衡由于某些原因而遭到破坏,人体又未能及时自行调节得以恢复,就会发生疾病。

一、病因

病因是指引起人体发生疾病的原因。病因的种类繁多,如六气异常、疠气传染、七情内伤、饮食失宜、劳逸失度、跌扑金刃、外伤及虫兽所伤等,这些因素在一定条件下都可能使人发生疾病。此外，疾病过程中产生的病理产物，如痰饮、瘀血、结石等，可成为新的致病因素，引发新的病理变化，称为继发病因。

鉴于病因的多样性，历代医家提出了不同的分类方法。《黄帝内经》中将病因分为阴阳两大类"其生于阳者，得之风雨寒暑；其生于阴者，得之饮食居处，阴阳喜怒"。东汉张仲景在《金匮要略》中将病因分为三大类"千般疢难，不越三条：一者，经络受邪入脏腑，为内所因也；二者，四肢九窍，血脉相传，壅塞不通，为外皮肤所中也；三者，房室、金刃、虫兽所伤"。隋代巢元方在《诸病源候论》中首次提出具有传染性的"乖戾之气"概念。宋代陈无择在张仲景《金匮要略》的基础上提出了"三因学说"，即六淫邪气侵犯为外所因，七情所伤为内所因，饮食劳倦、跌扑金刃及虫兽所伤为不内外因。"三因学说"将致病因素与发病途径结合起来，使中医学病因理论趋于完善，对后世影响很大。所以，现代中医对病因的分类，基本沿用此法，即分为外感病因、内伤病因、继发病因、其他病因四大类（图2-5-1）。

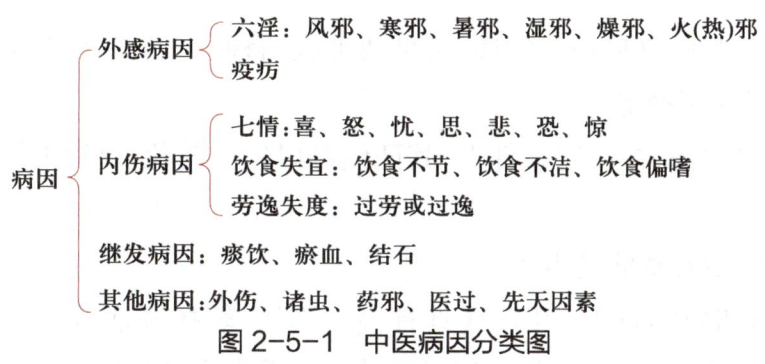

图2-5-1 中医病因分类图

不同的致病因素有不同的性质和致病特点，因而产生不同的临床表现。中医探究病因，除了解发病过程中可能作为致病因素的客观条件外，主要以患者所出现的临床表现为依据，通过综合分析其症状体征来推求病因，为治疗护理提供依据，这种方法称为"辨证求因"或"审证求因"，是中医病因学的主要特点。所以，中医病因学不仅研究各种病因的性质和致病特点，也探讨各种病因所致病证的临床特点，从而更好地指导临床的诊断、治疗和护理。

（一）六淫

六淫，又称外感六淫，是外感病因之一。当自然界气候异常变化，或人体抗病能力下降时，六淫从口鼻、肌表侵犯人体，导致外感病的发生。

1. 六淫的概念　六淫，是风、寒、暑、湿、燥、火（热）六种外感病邪的统称。淫，有太过和浸淫之意，引申为不正、异常。由于六淫是致病邪气，所以又称为"六邪"。

在正常情况下，风、寒、暑、湿、燥、火（热）称为"六气"，是自然界六种不同的气候变化，是万物生长化收藏和人类赖以生存的必要条件，对人体是无害的。所以，六气在正常情况下并不会使人生病。但当气候变化异常，如六气太过或不及，或非其时而有其气（如春时应暖而反寒，秋时应凉而反热），或气候变化过于急骤（骤冷、骤热等），这些气候变化一旦超过了人体的适应能力，或人体自身的正气不足，抵御外邪能力下降，六气就成为病因，使人生病。在这种情况下，"六气"便称为"六淫"。

此外，如果气候变化正常，但有人因正气不足而发病，此时对于患者而言，六气成为致病邪气，所致病证亦属于六淫致病范畴。

2. 六淫致病的共同特点

(1) 外感性：六淫多从口鼻、肌表侵犯人体，使人发病。由于六淫从外感受，所以称其为外感病因，所致疾病为外感病。

(2) 季节性：六淫致病常有明显的季节性。例如春季多风病，夏季多暑病，长夏多湿病，秋季多燥病，冬季多寒病。六淫致病与季节气候密切相关，其所致病变又称为"时令病"。

(3) 地域性：六淫致病常与人生活、工作的地域环境密切相关。例如西北高原地区多寒病、燥病；东南沿海地区多湿病、热病；久居潮湿地区多湿病；长期高温作业者多火热病或燥病。

(4) 相兼性：六淫既可单独伤人致病，又可两种或两种以上同时侵犯人体而致病。例如风寒感冒、风热咳嗽、风寒湿痹等。

(5) 转化性：六淫致病，在一定条件下，其证候可以发生转化。例如感受风寒之邪，可从表寒证转化为里热证。

3. 六淫各自的性质和致病特点

(1) 风邪的性质和致病特点：凡致病具有善动不居、轻扬开泄等特征的外邪，称为风邪。风是春季的主气，但一年四季皆有风，所以风邪致病四季常有，以春季多见。

1) 风为阳邪，轻扬开泄，易袭阳位：风邪具有轻扬、升发、向上、向外的特性，故属于阳邪。其性开泄，指风邪侵犯人体可使腠理开张而有汗出。由于风性轻扬，所以常侵犯人体的上部（头面）、肌表、肩背等阳位。风邪袭表，常出现恶风、汗出、头痛、身背项痛、鼻塞咽痒等症状。

2) 风性善行而数变：善行，指风性善动不居，风邪致病具有病位游移，行无定处的特性。数变，指风邪致病具有起病急、变化快的特点。如风寒湿三气杂至而引起的痹证，若关节游走性疼痛，痛无定处，则属于风邪偏盛，称为"风痹"或"行痹"。又如荨麻疹往往表现为皮肤瘙痒时作，疹块发无定处，时隐时现，此起彼伏，中医称为"风疹块"。

3) 风性主动：风邪致病具有动摇不定的特征。临床常见眩晕、四肢抽搐、角弓反张、颈项强直、口眼㖞斜、两目上视等症状。

4) 风为百病之长：长，即始也，首也。风为百病之长，一是指风邪是六淫之首，六淫中的其他病邪常依附于风邪侵犯人体，如风寒、风湿、风热等；二是风邪四季皆有，发病机会多；风邪伤人，无孔不入，表里内外均可遍及，侵害不同的脏腑组织。所以，风邪是外邪致病的先导，古人甚至将风邪作为外感致病因素的总称。

(2) 寒邪的性质和致病特点：凡致病具有寒冷、凝结、收引等特征的外邪，称为寒邪。寒是冬季的主气,所以寒邪常见于冬季。但寒邪致病也可见于其他季节,如气温骤降、冒雨淋水、汗出吹风或贪凉露宿等。寒邪伤于肌表者,称为"伤寒",寒邪直中于脏腑者,称为"中寒"。

1)寒为阴邪,易伤阳气:寒为阴气盛的表现,故寒为阴邪。寒邪侵入人体,机体的阳气本可制约阴寒,但如果寒邪过盛,阳气不足以驱除寒邪,反易被寒邪所侵害,所以寒邪易伤人体阳气。如寒邪袭表,卫阳被遏,可见恶寒、发热、无汗、鼻塞、流涕等症状。寒邪直中脾胃,损伤脾阳,可见脘腹冷痛、呕吐、腹泻等症状;寒邪直中少阴,心肾阳虚,可见恶寒蜷卧、手足厥冷、下利清谷、小便清长、脉微细或迟等。

2)寒性凝滞,主痛:凝滞,即凝结阻滞。人体气血津液,得温则行,遇寒则凝。寒性凝滞,指寒邪侵袭人体,易使气血津液凝结、经脉阻滞不通,不通则痛,引起各种痛证。如寒邪束表,可见头身肢节疼痛;寒邪直中脾胃,可见脘腹冷痛;风寒湿痹中的"寒痹",寒邪偏盛,表现为关节冷痛,又称为"痛痹"。因寒而痛,遇寒加重,得温痛减。

3)寒性收引:收引,即收缩、牵引。寒邪侵袭人体可致气机收敛,经络、筋脉、肌肉收缩挛急。如寒邪袭表,可使腠理闭塞,汗孔闭合,卫阳不能宣发,可见恶寒、发热、无汗等症状;寒邪客于经络关节,可见肢体关节屈伸不利、挛急作痛。

(3) 暑邪的性质和致病特点:凡夏至之后,立秋之前,致病具有炎热、升散、夹湿等特征的外邪,称为暑邪。暑是夏季的主气。与其他五邪不同,暑邪致病具有明显的季节性。此外,暑邪纯属于外感病邪,不能内生。感受暑邪发病,发病缓,病情轻者为伤暑;发病急,病情重者为中暑。

1)暑为阳邪,其性炎热:暑为夏季炎热之气所化,故为阳邪,暑邪致病多表现一些阳热症状,如高热、烦渴、汗出、面赤、脉洪大等。

2)暑性升散,易扰心神,易伤津耗气:升散,上升、发散。暑为阳邪,具有上升和发散的特点。上升,指暑邪容易上扰心神,或侵犯头目,可见心烦胸闷、头晕、目眩、面赤等症状。发散,指暑邪侵犯人体,可使腠理开泄而多汗。汗出过多,损伤津液,可见口渴喜饮、小便短赤等津伤之症;气随津泄,可见气短、乏力等气虚之症。严重者甚至津气耗伤太过,清窍失养而出现突然昏仆、不省人事,是为中暑。

3)暑多夹湿:夏季除了气候炎热以外,常常多雨而潮湿,所以暑邪常兼夹湿邪。临床除可见发热、烦渴等暑热症状外,还常伴有四肢困倦、胸闷呕恶、便溏等湿滞症状。

(4) 湿邪的性质和致病特点:凡致病具有重浊、黏滞、趋下等特征的外邪,称为湿邪。湿是长夏的主气。长夏时值夏秋之交,湿气最盛。湿邪致病,长夏居多。但形成湿邪的原因,除了气候潮湿以外,也可有涉水淋雨、居处潮湿、水中作业等,所以四季均可感受湿邪。

1)湿为阴邪,易阻气机,易伤阳气:湿与水同类,故为阴邪。湿邪侵犯人体,留滞脏腑经络,容易阻遏气机,气机升降失常,出现胸闷脘痞、小便短涩、便溏等症状。湿为阴邪,阴胜则阳病,故易损伤人体阳气。脾主运化水湿,喜燥恶湿,所以湿邪最易困脾,脾阳不振,运化失常,水湿内停,常出现纳谷不香、脘痞腹胀、腹泻水肿等症状。

2) 湿性重浊:重,即沉重、重着。湿邪致病,可见头重如裹,肢体困重等沉重感为特征的临床表现。湿痹,又称"着痹"湿邪偏胜所致痹证,可见关节疼痛、沉重不举。浊,即混浊、秽浊。湿邪致病可致人体的分泌物和排泄物的秽浊不清,如表现为面垢眵多,大便溏泄,小便混浊,妇女白带过多,湿疹湿疮,流脓渗水等症状。

3) 湿性黏滞:黏,即黏腻;滞,即停滞。湿邪的黏滞性质可表现在两方面:一是指症状的黏滞性,如大便黏滞不爽、小便短涩不畅、舌苔黏腻等;二是指病程的缠绵性。如湿温、湿痹、湿疹等,常起病缓慢,反复发作,缠绵难愈,病程较长。

4) 湿性趋下,易袭阴位:湿性类水,具有趋下、下注的特点,易伤及人体下部。如水肿、脚气等病以下肢为多见,小便混浊、泄泻、下痢、妇女带下病等多由湿邪下注所致。

(5) 燥邪的性质和致病特点:凡致病具有干燥、收敛等特征的外邪,称为燥邪。燥是秋季的主气。秋天水分缺乏,气候干燥,人体易感受燥邪而发病。初秋有夏热之余气,与燥邪结合形成温燥;深秋有近冬之寒气,与燥邪结合形成凉燥。

1) 燥性干涩,易伤津液:干,即干燥;涩,即涩滞。燥邪性干燥,侵犯人体最易损伤人体的津液,可见口鼻干燥、咽干口渴、皮肤干涩皲裂、小便短少、大便干结等各种干燥症状。

2) 燥易伤肺:肺为娇脏,喜润恶燥。肺开窍于鼻,外合皮毛。燥邪多从口鼻而入,最易伤肺。燥邪犯肺,损伤肺阴,宣发肃降失常,甚则损伤肺络,可见干咳少痰,痰黏难咳,痰中带血等症状。

(6) 火(热)邪的性质和致病特点:凡致病具有炎热、升腾等特征的外邪,称为火(热)邪。火(热)旺于夏季,但是火(热)不像暑那样具有明显的季节性,也不受季节气候的限制。火为热之源,热为火之性,火与热异名同类,本质皆为阳盛,致病基本相同。热为火之渐,火为热之极。二者的主要区别是:热邪致病多见于外感热病的全身性弥漫性发热表现;火邪致病多见内脏病变反映于体表的口舌生疮、目赤肿痛等局部表现。

1) 火热为阳邪,其性炎上:火热之性燔灼、升腾,故属阳邪。阳胜则热,可见高热、烦渴、汗出、脉洪数等症状。火热趋上,易侵害人体的上部,尤以头面部为多见,常见头痛、目赤肿痛、口舌生疮、咽喉肿痛等症状。

2) 火热易扰心神:心在五行中属火,火热性躁动,故火热之邪入于营血,易影响心神,轻者心神不宁而见心烦、失眠等症状;重者可扰乱心神,出现神昏谵语、狂躁不安等症状。

3) 火热易伤津耗气:火热为阳邪,蒸腾于内,易耗伤津液,气随津脱,损伤人体正气。另外,火邪可直接耗伤人体正气,即《黄帝内经素问·阴阳应象大论》中所说"壮火食气"。所以火热致病多出现咽干舌燥、口渴喜冷饮、小便短赤、大便秘结、少气懒言、肢体乏力等津气耗伤之症。

4) 火热易生风动血:生风,指火热侵袭人体,燔灼肝经,劫耗津血,使筋脉失于濡养,而致肝风内动,又称热极生风,可见高热神昏、四肢抽搐、牙关紧闭、角弓反张、两目上视等症。动血,指火热之邪灼伤血络,迫血妄行,可见咳血、吐血、衄血、便血、尿血、月经过多、崩漏等症。

5）火热易致肿疡：火热之邪侵袭人体,入于血分,壅于局部,气滞血瘀,血败肉腐,可导致痈肿疮疡,局部具有红、肿、热、痛的特点。故《医宗金鉴·痈疽总论歌》说"痈疽原是火毒生"。

> **知识链接**
>
> **六淫还包括生物、物理、化学等因素**
>
> 六淫致病不单纯是气候因素,是气候与生物（细菌、病毒等）、物理、化学等多种致病因素作用于机体所引起的病理反应。所以从临床实践来看,对六淫病因的理解不能简单认为就是气候的异常。

（二）疫疠

1. **疫疠的概念**　疫疠是一类具有强烈致病性和传染性的外感致病因素,又称疠气、戾气、异气、疫气、毒气、乖戾之气等。疫疠与六淫同属于外感病因,但与六淫有本质上的不同,最重要的就是疫疠具有强烈的传染性。

疫疠引起的疾病称为疫病、瘟病或瘟疫病。如大头瘟、疫痢、白喉、烂喉丹痧（猩红热）、天花、霍乱等,都属于感染疫疠引起的疫病,实际上也包括了现代医学的多种传染病。

2. **疫疠的致病特点**

（1）发病急骤,病情危重：疫疠多属热毒之邪,其性暴戾,常挟毒雾、瘴气等,故与六淫相比,发病急骤、来势凶猛、变化多端、病情险恶,常出现发热、扰神、生风、动血、剧烈吐泻等危重症状。

（2）传染性强,易于流行：疫疠具有强烈的传染性和流行性,可通过空气、食物等多种途径在人群中传播。处于疫疠流行区域,无论男女老幼、体质强弱,凡触之者,多可发病。疫疠致病,可大面积流行,也可散在发生。

（3）一气一病,症状相似：疫疠种类繁多,不同疫疠致病,临床表现各异。但同种疫疠致病,症状相似。如霍乱患者均表现为发病急、上吐下泻、迅速出现津气脱失、危及生命等相似的症状。

3. **疫疠发生与流行的因素**

（1）气候因素：自然气候的反常变化,如久旱、酷热、水涝、湿雾瘴气等,均可滋生疫疠而导致疫病的发生,并为其流行创造条件。

（2）环境因素：环境卫生不良,如水源、空气污染或食物污染、饮食不当等,都是疫疠产生和流行的常见因素。

（3）预防因素：疫疠具有强烈的传染性,预防隔离措施不力往往会造成疫病发生或流行。

但如果预防措施及时得力,疫疬是可以预防的。

(4) 社会因素：社会因素对疫疬的发生与流行也有一定的影响。如战乱灾荒、社会动荡不安、工作环境恶劣、生活极度贫困等,容易导致疫病的发生与流行。若有良好的自然和社会环境,注意卫生防疫工作,可预防和控制疫病的发生与流行。

(三) 七情

与六淫、疫疬不同,七情属于内伤致病因素,也称"内伤七情",可直接影响相应的内脏。

1. **七情的概念** 七情是指人的喜、怒、忧、思、悲、恐、惊七种情志活动。一般情况下,情志活动是人体正常的生理表现,不会导致或诱发疾病。但当人受到突然强烈或长期持久的精神刺激,超过了人体正常的承受和调节能力,导致脏腑功能紊乱,气血阴阳失调,疾病遂生。

2. **七情与脏腑气血的关系** 《黄帝内经素问·阴阳应象大论》说"人有五脏化五气,以生喜怒悲忧恐"。即心在志为喜,肝在志为怒,脾在志为思,肺在志为忧,肾在志为恐。故喜怒思忧恐,简称"五志",分属于五脏。不同的情志变化对各脏腑有不同的影响,而脏腑气血的变化也会影响情志变化。

3. **七情的致病特点**

(1) 直接伤及内脏：七情分属于五脏,情志活动太过或不及会直接损伤相应的内脏,即惊喜伤心,怒伤肝,悲忧伤肺,思伤脾,恐伤肾。又因为人体是一个有机的整体,七情致病可一种情志损伤数脏,如思伤脾,也可伤心；惊可伤心,也可伤肾。或者几种情志同伤一脏,如七情均能伤心,思、悲、忧均能伤脾等。临床上,七情致病以心、肝、脾三脏多见,其中又以心为最。心为五脏六腑之大主,七情致病均可作用于心神,并可影响到其他脏腑。如《灵枢经·口问》所言"……心者,五脏六腑之主也……故悲哀愁忧则心动,心动则五脏六腑皆摇。"

(2) 影响脏腑气机：七情致病常常影响脏腑气机,导致气血运行紊乱。

喜则气缓：指暴喜可导致心气涣散。正常情况下,喜能缓和紧张情绪,使心情平静舒畅。但暴喜过度可使心气涣散不收,神不守舍,出现乏力、倦怠、精神不能集中,甚至失神、狂乱等表现。

怒则气上：指大怒导致肝气上逆,血随气逆,并走于上。可见头胀头痛、面红目赤、呕血或猝然昏倒等。

忧则气郁：指过度忧愁同样损伤肺脏,使肺气虚弱,宣降失常,出现少气息微、声低乏力、胸满咳嗽、精神忧郁等表现。

思则气结：指过度思虑损伤心脾,导致气机郁结。思虑过度,可导致脾不健运,出现纳呆、腹胀、便溏,甚至形体消瘦等表现。思发于脾而成于心,故有"思虑伤心脾"之说,思虑过度,还可以出现失眠多梦。

悲则气消：指过度悲忧伤肺,肺气不足,宣降失常,可见胸闷气短、倦怠乏力、呼吸微弱、意志消沉、精神萎靡等表现。

恐则气下：指精神过度恐惧伤肾，肾气不固，气陷于下，可见二便失禁、遗精等表现。

惊则气乱：指突然受惊，损伤心肾，导致心气紊乱，肾气不固，可见惊悸不安、心烦失眠，甚至精神错乱、二便失禁等表现。

(3) 多发为情志病：情志病，指发病与情志刺激有关，具有情志异常表现的病证，如郁证、癫狂。

(4) 影响病情变化：七情不但可以致病，而且能够影响疾病的发展、预后和转归。不良的情绪刺激或情绪强烈波动，可诱导疾病发作或使病情加重。相反，情绪乐观豁达，积极与疾病抗争，七情反应适当，有利于病情的好转。因此，护理人员应充分重视病人的情绪变化，积极预防和及时消除病人不良的精神因素，对疾病的防治和护理具有十分重要的意义。

(四) 饮食、劳逸

饮食和劳逸，是人类赖以生存和保持健康的必要条件，但饮食要有节制，劳动和休息需要合理安排，否则也会影响人体的生理活动，导致抵抗力下降，从而成为致病因素。

1. 饮食失宜　饮食是机体摄取营养，维持生命活动的前提条件，若饮食失宜，则可影响人体正常的生理功能，脏腑功能失调，正气不足，而致发病。由于饮食物主要依靠脾胃运化，故饮食失宜，主要损伤脾胃，导致脾胃升降失常，又可聚湿、生痰、化热或变生他病，因此饮食失宜是内伤病因之一，又称"饮食内伤"。

(1) 饮食不节：节，即节制，有定量、定时之意。饮食以适量为宜，过饥、过饱或饥饱无常，均可影响健康，导致疾病的发生。过饥，则摄食不足，气血生化乏源，气血不足，正气虚弱，易继发其他病证。可见面色不华、心悸气短、全身乏力等症状。过饱，超过脾胃的运化能力，导致脾胃损伤，脾失健运，可见脘腹胀满、纳呆厌食、嗳腐吞酸、呕吐腹泻等症状。

(2) 饮食不洁：进食不洁净的食物导致疾病的发生，以胃肠病为主。进食腐败变质食物，胃肠功能紊乱，出现腹痛、吐泻、痢疾等症状。进食生冷不洁的食物，可引起寄生虫病，如蛔虫病、蛲虫病等。进食被疫毒污染的食物，可致某些传染性疾病。进食或误食有毒食物，可致食物中毒，可出现腹痛吐泻，严重者可造成昏迷甚至死亡。

(3) 饮食偏嗜：饮食应结构合理，五味调和，寒热适中，无所偏嗜，才能使人体获得各种必要的营养。饮食偏嗜指特别喜好某种性味的食物或专食某种食物，可导致阴阳失调，或营养缺乏而发生疾病。

1) 五味偏嗜：五味与五脏，各有其亲和性，如酸入肝，苦入心，甘入脾，辛入肺，咸入肾。如果长期嗜食某种性味的食物，就会造成对应的内脏功能偏盛，久之还可损伤他脏，导致疾病的发生。《黄帝内经素问·五脏生成》说"多食咸，则脉凝泣而变色；多食苦，则皮槁而毛拔；多食辛，则筋急而爪枯；多食酸，则肉胝皱而唇揭；多食甘，则骨痛而发落。"

2) 寒热偏嗜：食物有寒热温凉之别，过食过分偏寒或偏热食物，亦可导致人体阴阳失调而发病。如过食生冷寒凉之品,损伤脾胃阳气,内生寒湿,可见腹痛、腹泻等症;若偏嗜辛温燥热之品,胃肠积热,可见口臭、口渴、腹胀痛、便秘或酿成痔疮等症。

3）食类偏嗜：若专食某类食物,或厌食某类食物,或饮食中缺乏某类食物等,久之也会导致某些疾病的发生。如长时间不食用鸡蛋、牛肉等富含维生素 D 的食物,也没有进行其他方面的营养补充,易患佝偻病；或是平时鲜少食用富含维生素 A 的食物,如胡萝卜、猪肉、牛奶等,可患夜盲症等。

4）烟酒偏嗜：适量饮酒可宣通血脉,舒筋活络,对人体的健康有益处。但是长期、过量的饮酒,易损伤脾胃,聚湿生痰,化生湿热,阻滞气血运行,血脉瘀阻,变生癥积。烟草含有多种毒性物质,对人体有害,吸烟有损于健康,尤其是对心、肺、胃的损害较大。故应做到戒烟限酒,才能有利于健康。

2. 劳逸失度　合理的劳动和休息是人体生存和保持健康的基本条件。长时间的过度劳累或过度安逸,可致脏腑功能和气血津液的失常,而引起疾病。因此,劳逸失度也是内伤病因之一,包括过劳和过逸。

(1) 过劳：包括劳力过度、劳神过度和房劳过度三个方面。

1）劳力过度：又称"形劳",指持久地从事繁重或超负荷的体力劳动,积劳成疾。由于体力劳动要耗气,劳力过度则易伤气,"劳则气耗",可见倦怠乏力、气短懒言、精神疲惫、形体消瘦、内脏下垂等症。另外,体力劳动主要是关节肌肉的运动,过度劳力,易致形体组织损伤,劳伤筋骨。

2）劳神过度：又称"心劳",指长期用脑太过,思虑劳神,暗耗心血,损伤脾气,可见心悸、失眠、多梦、健忘、纳呆、腹胀、便溏等心脾两伤的表现。

3）房劳过度：又称"肾劳",主要是指性生活不节,如房事过度、早婚多育、手淫等,耗伤肾中精气,可见腰膝酸软、精神萎靡、眩晕耳鸣,男性遗精、早泄、阳痿、不育,女性月经不调、不孕等症。

(2) 过逸：指过度安逸。体力过逸,如安闲少动或卧床过久,使人体气血运行不畅,可见筋骨柔脆、食少乏力、虚胖臃肿、动则气喘、汗出等症,还可继发眩晕、中风、胸痹等病。脑力过逸,长期用脑过少,可见精神萎靡、健忘、反应迟钝,甚至痴呆。

知识链接

五劳所伤

《黄帝内经素问·宣明五气篇》云"五劳所伤,久视伤血,久卧伤气,久坐伤肉,久立伤骨,久行伤筋。"因为心主血脉,肺主气,脾主肌肉,肾主骨,肝主筋,所以五劳所伤就是伤及五脏。所以,在日常生活和工作中,应当劳逸结合,不可过劳过逸,这样才有益于健康。

(五)痰饮、瘀血

痰饮和瘀血是疾病过程中所形成的病理产物,这些病理产物形成之后,又能直接作用于人体,引起新的疾病。因其常继发于其他病理过程而成为新的致病因素,所以称为"继发病因"。

1. 痰饮

(1) 痰饮的概念:痰饮是人体水液代谢障碍所形成的病理产物。就形质而言,稠浊者为痰,清稀者为饮。由于痰饮均为津液在体内停滞而成,因此很难截然分开,故常统称为痰饮。

> **知识链接**
>
> **有形之痰和无形之痰**
>
> 痰可分为有形之痰和无形之痰。有形之痰是指视之可见、触之可及、闻之有声的痰液,如咳出之痰、喉中痰鸣等。无形之痰是指只见其征象,不见其形质的痰,以治痰的方法有效,从而推测其病因为痰。如眩晕、癫狂、痴呆等,虽然不能发现实质性的痰,但用祛痰的方法治疗,往往能取得较好的疗效。因此,中医对"痰"的认识,主要是以临床征象为依据来进行分析的。

(2) 痰饮的形成:痰饮多因外感六淫、内伤七情、饮食失宜、劳逸失度等形成,使脏腑气化功能失常,水液代谢障碍,以致水津停滞而成。肺、脾、肾、三焦与水液代谢关系密切。肺为水之上源,主宣发肃降,通调水道;脾主运化,主运化水液;肾主水,主气化水液;三焦总司人体的气化,为水液运行的道路。故肺、脾、肾、三焦功能失常,均可聚湿而成痰饮。

(3) 痰饮的致病特点

1) 阻碍气血运行:痰饮可留滞于脏腑经络,阻滞气机,影响脏腑气血的运行。如痰饮阻肺,肺失宣降,可见胸闷、咳嗽、气喘等症。痰饮停胃,可见脘腹胀满、恶心呕吐等症。痰浊留滞经络,可见肢体麻木、屈伸不利、半身不遂等症。痰结聚于局部,可形成痰核、瘰疬、或阴疽流注等病。

2) 影响水液代谢:痰饮是水液代谢障碍的产物,形成之后,反过来作用于人体,影响肺、脾、肾功能,从而影响水液代谢。如痰湿困脾,脾失健运,水湿不化,可致腹胀腹泻、或肢体水肿等症。

3) 致病广泛,变化多端:痰饮可随气升降,内而五脏六腑,外至筋骨皮肉,无所不至,可导致多种疾病,症状表现复杂,所以有"百病皆因痰作祟""怪病多痰"之说。但痰饮致病也有一些共同的证候特点,如舌象的典型变化为腻苔或滑苔,脉象也常表现为滑脉或弦脉。

4) 病势缠绵,病程较长:痰饮皆由体内水湿积聚而成,具有重浊黏滞之性,因此,痰饮致病病程较长,反复发作,缠绵难愈,治疗困难,常被称为"顽痰"。

5) 易蒙蔽心神:痰随气向上逆行,易于蒙蔽清窍,扰乱心神,出现一系列神志失常的病证。

可见胸闷心悸、心烦失眠、神昏谵妄、痴呆癫狂等症。

2. 瘀血

(1) 瘀血的概念：瘀血，指血液运行障碍，血液凝聚停滞而形成的病理产物。凡血液运行不畅，或局部血液停滞，以及体内瘀积的离经之血，都称为瘀血。又称为恶血、败血、蓄血、衃血等。瘀血既是在疾病过程中形成的病理产物，又是致病因素。

(2) 瘀血的形成：主要有两方面原因。一是气虚、气滞、血寒、血热导致血液运行不畅而凝滞。气为血之帅，气行则血行，气虚无力推动血液运行，或气滞阻碍血液运行，或寒邪客于血脉，血液得寒则凝，或热邪煎熬血液而黏稠，均可导致血液停滞，形成瘀血。二是由于外伤损伤血络，或气虚不能摄血，或邪热迫血妄行，导致血离经脉，积存于体内而形成瘀血（图2-5-2）。

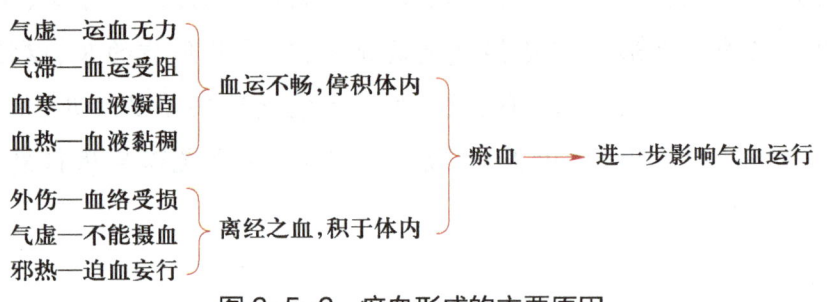

图 2-5-2　瘀血形成的主要原因

(3) 瘀血的致病特点：瘀血形成后，不仅失去正常血液的濡养作用，而且反过来又会阻碍气血运行，影响新血生成。瘀血的病证繁多，总结起来其临床表现有以下共同特点。

1) 疼痛：疼痛多为刺痛，拒按，痛处固定不移，多夜间痛甚。

2) 肿块：肿块固定不移，在体表为局部青紫肿胀；在体内多为癥块，质硬，位置固定不移。

3) 出血：血色紫暗或夹有瘀块。大便出血则色黑如漆。

4) 望诊：面部、口唇、爪甲青紫。舌质紫暗，或有瘀斑、瘀点，或舌下静脉曲张。久瘀可见面色黧黑，肌肤甲错等。

5) 脉诊：常见脉沉弦、细涩或结代等。

> **知识链接**

久病从瘀

中医学有"久病从瘀"的说法，是指各种病证久治不愈，必定会由浅入深发展，影响血液运行，导致瘀血的发生。叶天士《临证指南医案》中说"大凡经主气，络主血，久病血瘀"。"初为气结在经，久则血伤入络。"通过大量临床资料发现，许多慢性疾病如冠心病、糖尿病、高脂血症等都与瘀血有关，治疗时可采用或佐用活血化瘀法。

二、病机

病机是指疾病发生、发展与变化的规律和机理。疾病种类繁多,临床表现错综复杂,不同的疾病各有其特殊的病理变化机制,但总的来说,离不开邪正盛衰、阴阳失调、气血失常、津液代谢失常等基本规律。这里介绍邪正盛衰和阴阳失调。

(一)邪正盛衰

邪正盛衰,是指在疾病的发生发展过程中,致病邪气与机体正气之间相互斗争所发生的盛衰变化。邪正的斗争及邪正双方力量的盛衰变化,不仅关系着疾病的发生、发展和转归。所以从一定意义上来说,各种疾病的过程,就是邪正斗争及其盛衰变化的过程。

1. 邪正斗争与发病

疾病的发生主要有两方面的因素:一是正气不足,此为发病的内在因素,正如《黄帝内经素问·刺法论》说:"正气存内,邪不可干"。人体正气虚弱,卫外不固,抗病能力低下,无力抵御邪气,邪气乘虚而入,破坏人体的阴阳平衡,导致疾病发生;二是邪气侵袭,这是发病的重要条件,正如《黄帝内经素问·评热病论》说:"邪之所凑,其气必虚"。邪气泛指各种致病因素,侵犯人体,对机体的形质和机能产生损害,与发病密切相关。所以,疾病的发生,就是在一定条件下,邪正斗争的结果,正能胜邪则不发病,邪胜正负则发病(图2-5-3)。

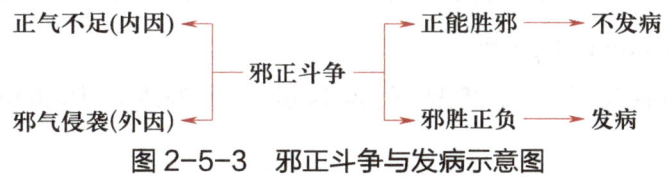

图2-5-3 邪正斗争与发病示意图

2. 邪正盛衰与虚实变化

邪正双方力量对比的盛衰,决定着患病机体表现为或虚、或实的两种不同的病理状态。但是在疾病过程中,正邪这两种力量不是固定不变的,而是在其不断斗争的过程中,出现彼此消长盛衰的变化。

(1)虚实病机

1)实:是指以邪气亢盛为主要矛盾的一种病理反应。如《黄帝内经素问·通评虚实论》所说"邪气盛则实"。即致病邪气比较亢盛,而机体的正气未衰,尚能积极与病邪抗争,故正邪斗争激烈,反应明显,表现出一系列亢盛有余的证候,称为实证。实证常见于外感六淫和疫疠致病的初期或中期,或由水湿痰饮、食积、瘀血等引起的内伤病证。临床常见体质壮实、高热狂躁、烦躁不安、疼痛剧烈而拒按、声高气粗、二便不通、脉实有力等症。

2)虚:是指以正气不足为主要矛盾的一种病理反应。如《黄帝内经素问·通评虚实论》所说"精气夺则虚"。即机体的精、气、血、津液亏少,脏腑经络的生理功能减退,抗病能力低下,对于致病邪气无力斗争,因而难以出现邪正斗争剧烈的病理反应,临床上表现为一系列虚弱不足的证候,称为虚证。虚证多见于外感病的后期,或各种慢性疾病过程中,或暴病吐泻、大汗、大失血之后,以及素体虚弱或年老虚损之人。临床常见身体瘦弱、神疲乏力、面容憔悴、心悸气短、自汗盗汗,或五心烦热,或畏寒肢冷,脉虚无力等症。

(2) 虚实变化

1) 虚实错杂:是指在疾病过程中,邪盛和正虚并存的病理状态。

虚中夹实:是指以正虚为主,又兼有实邪为患的病理变化。如气虚感冒既见身体倦怠、脉浮无力等气虚之症,又见恶寒发热、鼻塞流涕等邪实之象。

实中夹虚:是指以邪实为主,又兼有正气虚损的病理变化。如外感热病出现的热盛伤津之证,既见高热汗出、脉洪大等热盛之象,又见口渴、尿少等津伤之症。

2) 虚实转化:是指疾病发展过程中,因邪正斗争而发生病机性质由实转虚或因虚致实的变化。

由实转虚:由于实证失治误治,或邪气过盛损伤正气,而转化为虚证。如肝胆湿热证,初为实证,可见胁部灼热胀痛、黄疸、口干苦等症,之后肝旺乘脾,影响脾胃运化,逐渐演变为神疲乏力、纳呆便溏的脾气虚证。

因虚致实:由于正气虚损而致瘀血、痰饮、水湿等实邪停留体内的病理过程。如初见神疲乏力、少气懒言、舌淡脉虚的气虚患者,病久失治,气虚推动无力,以致瘀血停滞体内,表现为面色黧黑、肌肤甲错、舌暗脉涩的血瘀证。

3) 虚实真假:是指在某些特殊情况下,疾病的临床表现与其病机的虚实本质不相符的假象。

真虚假实:是指病机的本质为"虚",但表现为"实"的假象。多由于正气虚弱,脏腑气血不足,功能减退,而出现邪实假象,即所谓"至虚有盛候"。如某些脾虚之证,可见到倦怠乏力、纳呆食少、脉虚无力等脾虚的表现,同时又可见到腹满、腹痛等一些类似实证的假象。但其腹满,时有减轻;腹痛,却不拒按,与实证的腹满不减、腹痛拒按不同,此即属于真虚假实证。

真实假虚:是指病机的本质为"实",但表现为"虚"的假象。多由于邪气亢盛,积聚体内,阻滞经络,气血不能外达,而出现正虚假象,即所谓"大实有羸状"。如热结肠胃的里实证,既可见到大便秘结、腹胀满硬痛、拒按、谵语等实热的表现,同时又可见到面色苍白、倦怠少言、脉沉细等类似虚证的假象。但其面色虽白但舌红绛苍老,倦怠却稍动即觉舒适,少言却言而声高气粗,脉虽沉细却按之有力,此即属于真实假虚证。

3. 邪正盛衰与疾病转归

(1) 正盛邪退:指在疾病过程中,正气奋起抗邪,邪气日益衰减或被祛除,疾病向好转或痊愈的方向转归。这是由于患者的正气比较充盛,抗御病邪的能力较强,或因邪气较弱,或因得到及时正确的治疗和护理,邪气难以继续发展,使其对机体的侵害消失或终止,机体的阴阳双方在新的基础上达到了相对平衡，疾病向愈。

若邪气退却而正气大伤，也可出现邪去正虚的病理状态。多因邪气亢盛，正气耗伤较重；或正气素虚，感邪后重伤正气；或攻邪猛烈，如用大汗、大下之法，病邪虽被祛除，正气亦大伤。邪去正虚多见于重病的恢复期，但其最终转归一般仍是趋向好转、痊愈。

(2) 邪盛正衰：指在疾病过程中，邪气亢盛，正气虚弱，机体无力抗邪，疾病恶化甚至向死亡方面转归的一种病理变化。多因邪气亢盛、正气虚弱或失治误治，正不敌邪，邪气进一步发展，机体受到的病理性损害日趋严重，病情恶化加剧。若正气衰竭，邪气独盛，脏腑经络、精气血津液的生理机能衰惫，阴阳离决，导致机体的生命活动终止而死亡。

(3) 邪正相持：指在疾病过程中，邪正双方势均力敌，相持不下，病势处于迁延状态的一种病理过程。若正气大虚，余邪未尽，或邪气深伏伤正，正气无力驱尽病邪，疾病处于缠绵难愈的病理过程，称为正虚邪恋。邪正相持或正虚邪恋，常常使疾病由急性转为慢性，或持久不愈。

(二) 阴阳失调

阴阳失调，是指机体阴阳之间失去平衡协调。正常情况下，阴阳之间相互制约、相互转化、对立统一，保持着动态平衡。若受到某些致病因素的影响，脏腑经络、精气血津液的生理活动发生异常改变，导致人体的阴阳失去平衡而发病，从而形成阴阳偏盛、偏衰、互损、转化、格拒或亡失的病理状态。

1. **阴阳偏盛**　是指人体阴或阳过于亢盛所引起的病理变化。主要见于"邪气盛则实"的实证。《黄帝内经素问·阴阳应象大论》中提到"阳胜则热，阴胜则寒"，即阳邪侵袭人体，可形成阳偏盛呈热相；阴邪侵犯人体，可形成阴偏盛呈热相，但阴阳之间相互制约、相互消长，所以又有"阳胜则阴病，阴胜则阳病"（《黄帝内经素问·阴阳应象大论》）。

(1) 阳偏盛：是指在疾病过程中所出现的阳气偏胜，功能亢奋，机体反应性增强，热量过剩的病理变化。其病机特点多表现为阳盛而阴未衰的实热证。多由于感受温热阳邪，或感受阴邪从阳化热，或情志内伤、五志过极化火，或因气滞、血瘀、痰饮、食积等郁而化热所致。阳气具有温煦、推动、兴奋等作用，阳气的病理性亢盛，以热、动、燥为特点，所以阳偏盛时可见壮热烦渴、面红目赤、舌红苔黄、脉数等热象，即所谓"阳胜则热"。阳热亢盛日久，势必耗伤人体阴液，形成阳盛则阴虚的病理变化，即所谓"阳胜则阴病"。但矛盾的主要方面仍在于阳盛。

(2) 阴偏盛：是指在疾病过程中出现的阴气偏盛，功能障碍或减退，热量不足，病理性代谢产物积聚的病理变化。其病机特点多表现为阴盛而阳未衰的实寒证。多由于感受寒湿阴邪，或过食生冷，寒邪中阻，机体阳气难以与之抗争，导致阴气亢盛。阴气具有凉润、抑制、宁静等作用，阴气的病理性亢盛，以寒、静、湿为特点，所以阴偏盛时可见形寒肢冷、脘腹冷痛、舌淡脉迟等寒象，即所谓"阴胜则寒"。阴寒内盛，久必损伤阳气，形成阴盛则阳虚的病理变化，即所谓"阴胜则阳病"。但矛盾的主要方面仍在于阴盛。

2. **阴阳偏衰**　是指人体阴或阳虚衰不足所引起的病理变化。主要见于"精气夺则虚"的虚证。由于阴阳相互制约、互根互用，维持着相对平衡，因此当阴或阳的一方衰减，无力制约另一方，导致阴不制阳或阳不制阴，从而形成"阴虚则热""阳虚则寒"的病理变化。

（1）阳偏衰：即阳虚，是指机体阳气虚损，功能减退，热量不足的病理变化。其病机特点多表现为机体阳气不足，阳不制阴，阴相对偏盛的虚寒证。多由于先天禀赋不足，或后天失养，或劳倦内伤，或久病损伤阳气所致。阳偏衰时可见面色㿠白、畏寒喜暖、喜静蜷卧、小便清长、下利清谷等虚寒之象。

（2）阴偏衰：即阴虚，是指阴液亏损，阴不制阳，导致阳气相对亢盛，机能虚性亢奋的病理变化。其病机特点多表现为阴液不足，阳气相对亢盛的虚热证。多由于阳邪伤阴，或因五志过极，化火伤阴，或因久病耗伤阴液所致。阴偏衰可见五心烦热、颧红盗汗、形体消瘦、咽干口燥等虚热之象。

3. 阴阳互损　是指在阴或阳任何一方虚损的前提下，病变发展影响到相对的另一方，形成阴阳两虚的病理变化。阴损及阳是指由于阴液亏损，累及阳气生化不足，继而形成以阴虚为主的阴阳两虚的病理变化。阳损及阴是指由于阳气虚损，累及阴液生化不足，从而形成以阳虚为主的阴阳两虚的病理变化。

4. 阴阳格拒　是在阴阳偏盛的基础上，由于阴阳双方相互排斥而出现寒热真假病变的病理状态。属于病变的本质与现象不相一致的较为复杂的病理变化。一般而言，阴阳格拒多见于疾病过程中的终极阶段，病情危重。

（1）阴盛格阳：又称格阳，是指阴寒偏盛至极，壅闭于内，逼迫阳气浮越于外的一种病理变化。临床可见在面色苍白、四肢逆冷、畏寒蜷卧、脉微欲绝的虚寒证基础上，又出现面红烦热、口渴、脉大无根等假热之象，故称为真寒假热证。

（2）阳盛格阴：又称格阴，是指邪热偏盛至极，深伏于里，不得外达肢体，而将阴气排斥于外的一种病理变化。临床可见在壮热面赤、气粗烦躁、舌红、脉数大有力等热盛于内表现的基础上，又出现四肢厥冷、脉沉伏等假寒之象，故称为真热假寒证。

5. 阴阳转化　是指疾病发展过程中，在一定的条件下，疾病性质可以向相反的方向转化的病理过程。

（1）由阳转阴：是指原来的病理性质属阳，在一定的条件下，病变性质由阳向阴转化的病理过程。如某些急性热病，初期可见高热、烦渴、谵语等阳热表现，由于热毒极重，大量耗伤元气，阳气骤虚，可突然出现面色苍白、四肢厥冷等阳气暴脱之危象。

（2）由阴转阳：是指原来的病理性质属阴，在一定的条件下，病变性质由阴向阳转化的病理过程。如风寒感冒初期，表现为恶寒无汗、鼻流清涕、苔薄白、脉浮紧等表寒之象，若表邪未解，入里化热，可转化为发热汗出、心烦口渴、舌红苔黄、脉数等热象。

6. 阴阳亡失　是指机体的阴液和阳气突然大量丧失，功能活动严重衰竭，导致生命垂危的一种病理变化。

（1）亡阳：是指机体的阳气突然大量脱失，而致全身功能严重衰竭的一种病理变化。多表现为冷汗淋漓、面色苍白、四肢逆冷、畏寒踡卧、精神萎靡、脉微欲绝等危重征象。

（2）亡阴：是指机体的阴液突然大量丧失，而致全身功能严重衰竭的一种病理变化。多表现为手足虽温但大汗欲脱、汗出如油、烦躁不安、心悸气喘等危重征象。

由于阴阳互根互用，阴亡则阳无所依而散越，阳亡则阴无以化生而耗竭。所以亡阴可迅速导致亡阳，亡阳也可继而出现亡阴，最终导致"阴阳离决，精气乃绝"，生命活动终止而死亡。

学习测试

参考答案

一、选择题

1. 心血虚和心阴虚的共有症状是（　　）。
   A. 头晕目眩，面白无华　　　　B. 五心烦热，潮热盗汗
   C. 心悸怔忡，失眠多梦　　　　D. 唇舌淡白，脉细数
   E. 心悸怔忡、自汗、动则更甚

2. 膀胱湿热的典型症状是（　　）。
   A. 尿频、尿急、尿痛　　B. 尿少　　C. 尿失禁
   D. 小便淋漓不尽　　　　E. 癃闭

3. 王某昨日开始腹中疼痛，下痢黏冻脓血便，里急后重，排便次数增多，或黄色稀水便，便后不爽，肛门灼热，舌苔黄腻，应诊断为（　　）。
   A. 脾胃湿热　　　　B. 肝胆湿热　　　　C. 大肠湿热
   D. 小肠湿热　　　　E. 肝气犯脾

二、问答题

1. 瘀血形成的主要原因是什么？
2. 何谓六淫？六淫的意义是什么？

第三章 四诊

学习目标

1. 理解望、闻、问、切的含义和四诊合参的意义。
2. 学会望、闻、问、切四种诊察疾病的方法。
3. 能运用四诊收集病史资料,进行病情诊察,作出正确的护理诊断。

情境导入

扁鹊见齐桓公

春秋时期,各诸侯称霸,霸主之一是齐国的齐桓公。一日神医扁鹊途经齐国,入朝见齐桓公说道:"君有疾在腠理,不治将深。"齐桓公答:"寡人无疾。"扁鹊出。齐桓公对左右说:"医士多喜功利,想治没有病的人,以显示医术。"五日后扁鹊再见齐桓公说:"君有疾在血脉,不治恐深。"齐桓公答:"寡人无疾。"扁鹊出,齐桓公甚是不悦。又过五日,扁鹊复见齐桓公说道:"疾在胃间,不治将深。"齐桓公不再理睬扁鹊。后五日,扁鹊望见齐桓公而退。齐桓公的下人问其原因,扁鹊说:"今桓侯疾在骨髓,已无法医治。"五天后,齐桓公病倒,欲召见扁鹊,扁鹊早已逃走,齐桓公遂死。

请思考:
(1) 说出扁鹊诊断齐桓公有病的根据。
(2) 分析齐桓公死亡的原因。
(3) 学会望、闻、问、切四种诊察疾病的方法。

诊法,是中医诊察疾病的基本方法。包括望诊、闻诊、问诊、切诊四个方面,简称"四诊"。望、闻、问、切四诊是从不同角度收集病情资料,各有其独特作用,但又相互联系,相互补充,不可分割。临床进行护理评估时必须坚持"四诊合参",才能全面了解病情,根据病情资料,作出正确的护理诊断,从而制订出恰当的护理措施。

第一节 望诊

望诊,是医生通过视觉观察病人的神色、形态、局部表现、舌象、分泌物和排泄物等的异常变化来诊察病情的方法。

一、望神

望神,是观察病人表现于外的精神状态及意识思维活动。

(一) 得神

又称有神。主要表现为目光精彩,神志清楚,语言清晰,呼吸平稳,面色荣润,表情自然,动态自如。提示脏腑精气尚未虚衰,病情较轻,预后良好。

(二) 少神

又称神气不足。介于得神和失神之间,是轻度失神的表现。主要表现为精神不振,两目乏神,少气懒言,面色少华,肌肉松软,倦怠乏力,动作迟缓。提示脏腑精气虚弱,见于虚证或疾病恢复期的病人。

(三) 失神

又称无神。主要表现为目光晦暗,瞳神呆滞,精神萎靡,语言不清,呼吸气微或喘促,面色无华,形体羸瘦,反应迟钝,或神昏谵语,循衣摸床,撮空理线,或两手握固,牙关紧闭等。提示脏腑精气虚衰,病情严重,预后较差。

(四) 假神

指危重病人出现的精神暂时好转的假象。如目无光彩,神昏不清,不欲语言者,突然目光明亮,神志清醒,精神转佳,语言不休,欲见亲人;或面色晦暗,突见两颧发红,如涂油彩;或不欲饮食,突然食欲大增,甚则暴食等。是阴阳离决的表现,即所谓"残灯复明""回光返照",为临终前的预兆。

(五) 神乱

又称神志异常,即精神错乱,包括癫、狂、痫三证,均是中医精神失常的疾患。

1. **癫证** 以沉默痴呆,或沉默寡言,时有语无伦次,概念不清,静而多疑为主要特征。
2. **狂证** 以喜动多怒,躁妄打骂,喧扰不宁,甚至弃衣而走,登高而歌,不避亲疏为主要特征。
3. **痫证** 又名癫痫或羊痫风,症见忽然眩仆倒地,昏不识人,口吐涎沫,两目上视或口眼㖞斜,四肢抽搐等,移时便可苏醒,醒后如常人,可正常工作。

二、望色

望色,是观察皮肤色泽变化来诊察疾病的方法。面部色泽是脏腑气血的外部反映,所以望色主要是观察面部色泽,其变化提示脏腑精气的盛衰、疾病的性质、病情的轻重和预后。中国人肤色特征是红黄隐隐、明润含蓄。若出现异常色泽则为病色。临床常见的以下五种

(一) 白色

主虚证、寒证、失血证。

白为气血不足之候。若皖白而虚浮,则多为阳虚;淡白而消瘦,多为营血亏虚;突然面色苍白,伴冷汗淋漓,多为阳气暴脱。

(二) 黄色

主虚证、湿证。

黄为脾虚不运的征象。面色淡黄,枯槁无泽,称为萎黄,多是脾胃气虚;面黄而浮胖,多是脾虚有湿;面目一身尽黄属黄疸,黄色鲜明属湿热之阳黄,黄色晦暗多为寒湿之阴黄。

(三) 赤色

主热证。

赤为血液充盈皮肤脉络的表现。满面通红为实热证;午后颧红为虚热证。

(四) 青色

主寒证、痛证、瘀血、惊风。

青为气血不通,经脉瘀阻的表现。面色苍白而青,多属寒邪外袭,或阴寒内盛;面色青暗,口唇青紫,为久病心阳不振,心血瘀阻;小儿高热,鼻柱、眉间、口唇四周及面部青紫,常是惊风的先兆。

(五) 黑色

主肾虚、水饮、瘀血。

黑为阴寒水盛或气血凝滞的表现。黑而暗淡,肾阳虚;黑而干焦,肾阴虚;眼眶周围发黑,为肾虚水饮,寒湿带下;颜面黧黑肌肤甲错,为有瘀血。

三、望形态

望形态,是通过观察病人形体强弱、胖瘦及活动情况来诊察疾病的一种方法。

(一) 形体

发育良好,形体强壮,肌肉充实是气血旺盛、内脏坚实的表现;发育不良,形体衰弱,肌肉瘦削,是体质虚弱的表现;形体肥胖而肌肉松软,少气乏力,多属阳气不足,脾虚湿盛;形瘦色苍,肌肉干瘪,皮肤干燥,多属阴血不足或虚劳重证,是脏腑精气衰竭之象。

(二) 形态

病人的行走、坐卧、站立等体态动静姿态,以及体位均可反映疾病情况。喜动揭衣掀被不欲近火者属阳证、热证、实证;喜静蜷卧添衣加被而欲近火者属阴证。咳喘,坐而仰首,多是痰涎壅盛的肺实证;坐而俯首,气短不足以息,多是肺虚或肾不纳气证。半身不遂,口眼㖞斜,多

是风痰阻络;颈项强直,四肢抽搐,角弓反张,是动风之象;关节肿胀屈伸不利,多属痹证;四肢痿弱无力,行动困难,不能持物,多属痿证。

四、望头颈、望五官

(一) 望头颈

主要观察头形、动态、囟门和头发色泽的变化。

小儿头形过大或过小,伴有智力发育不全者,多属先天禀赋不足,肾精亏损;小儿囟门凹陷,多为津血亏虚,脑髓不充;囟门高突,多为实热证;囟门迟闭,属肾精不足;头颈强直或头摇不能自主者,多是风动征象。发黄干枯,稀疏易脱,多为精血不足,肾气亏虚;突现片状脱发,多属血虚受风,又称"斑秃";小儿发结如穗,多属疳积。

(二) 望五官

是观察五官形色的变化,来测知五脏的病变。

1. 望目 目为肝之窍,五脏六腑之精气皆上注于目,如目赤红肿,多属风热或肝火;眼胞浮肿为水湿内停;眼胞赤烂为湿热;白睛发黄为黄疸;目窠凹陷,为伤津耗液;瞳仁散大,为肾精枯竭;小儿睡中露睛,多为脾虚;两目上视、斜视,为肝风内动。

2. 望耳 耳为肾之窍,脏腑的许多经脉上络于耳。耳轮瘦薄,色淡白为肾气不足;耳轮红赤,肿胀为邪毒壅盛;耳轮干枯,甚则焦黑,多为肾气衰竭、肾水亏极之象;耳道流脓,多为肝胆湿热。

3. 望鼻 鼻为肺之窍,主要反映肺的情况。鼻流清涕,为外感风寒;鼻流浊涕,多属外感风热;久流浊涕而黄稠有腥臭味者,为热证,兼有鼻中辛酸,多为鼻渊;鼻中出血,为鼻衄。

4. 望口唇 口唇主要反映脾胃的情况。唇色淡白为血虚;口唇青紫为血瘀;唇色嫩红为阴虚火旺;唇色深红而干为实热;口唇糜烂,为脾胃湿热;口唇燥裂,为燥热伤津;口角㖞斜,多为中风。

5. 望齿龈 齿为骨之余,龈为胃之络。牙齿干燥,多为津液已伤;齿燥如枯骨是肾阴枯竭;龈色淡白,多属血虚;牙龈红肿,多为胃火上炎;龈肉萎缩而色淡,多是胃阴不足或肾气亏虚。睡中蚧齿,为胃热或虫积;中年牙齿松动、稀疏,示肾气早衰。

6. 望咽喉 咽为饮食纳入之道,喉为气体出入之路。咽喉红肿而痛,为有实热;红肿溃烂,为肺胃热盛;咽喉嫩红,肿痛不甚,为虚热;咽喉腐点成片,色呈灰白如腐膜,不易拭去,重剥出血者为白喉。

五、望皮肤

望皮肤应注意皮肤色泽、形态的变化,以及斑、疹的鉴别。

(一) 形色变化

皮肤虚浮肿胀,按之凹陷有压痕,为水湿证;皮肤干瘪枯槁,为津液耗伤;皮肤、面目俱黄者,多为黄疸;皮肤青紫者,常见于中毒;皮肤大片红肿,色赤如丹者,名"丹毒",多为实热火毒;皮肤粗糙如鱼鳞,抚之涩手,肌肤甲错,常见于血虚夹瘀证。

(二) 斑疹

斑疹是出现于肌肤表面的红(或紫)色片状或点状的皮疹。大小不一,成点或成片,平摊于皮下,摸之不碍手,压之不退色者称为"斑";大小均匀、点小如粟,高出皮肤,摸之碍手者称为"疹"。外感热病斑疹多为外感邪热郁于肺胃不能外泄,内逼营血所致;内伤杂病斑疹多属血热;如见斑色暗紫,其形较大,时出时陷,则为气虚不能摄血或夹有瘀血。

六、望分泌物、望排泄物

分泌物是指官窍所分泌的液体,排泄物是人体排出体外的代谢废物。排泄物与分泌物包括痰、涎、涕、唾、泪及二便、经、带、汗液、脓液和呕吐物等。一般来说,排泄物及分泌物色白清稀者,多为寒证、虚证;色黄稠黏者,多属热证、实证;夹带血丝或有血块,多由热伤脉络或瘀血所致;饮食不化,有食物残渣,伴气味臭秽酸腐,多因湿热或食积。

七、望舌

望舌主要是观察舌质和舌苔的变化,是中医诊断疾病的重要依据之一。舌质,是舌的肌肉脉络组织,又称舌体。舌苔,是舌面上附着的苔状物,由胃气上蒸而成。正常的舌象是舌质淡红,舌体柔软,活动自如,不胖不瘦,舌苔薄白,干湿适中。简称"淡红舌,薄白苔"。

中医学在长期临床实践中发现舌面一定的部位与一定的脏腑相联系,并反映着相关脏腑的病理变化。如舌尖属心肺;舌边属肝胆;舌中属脾胃;舌根属肾(图3-1-1)

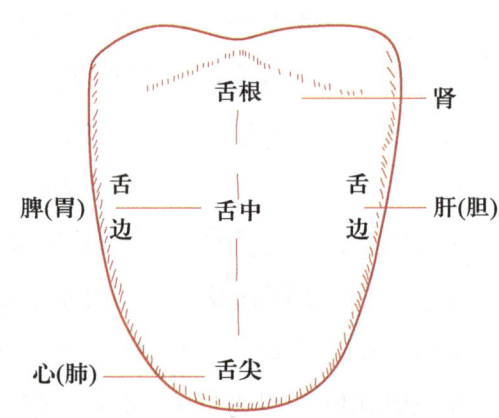

图3-1-1 舌诊脏腑部位分属图

(一) 望舌质

主要观察舌质的颜色、形态等方面的变化,对判断脏腑气血的盛衰及疾病转归预后有重要意义。

1. 望舌色

(1) 淡白舌:较正常舌色浅淡。主虚证、寒证。淡白不泽,或舌体瘦薄者,多为气血两虚。淡白湿润,舌体胖嫩者,多为阳虚寒湿。

(2) 红绛舌:较正常舌色红,呈鲜红色者称为红舌;呈深红者,称为绛舌,绛舌多为红舌进一步发展而成。两者皆主热证,舌色越红说明热势愈甚。苔黄燥或芒刺,为实热;热入气分则舌红,热入营血则舌绛;少苔或无苔,为虚热证。

(3) 青紫舌:全舌青紫或泛现青紫,主血瘀证、寒证、热证。舌青紫而暗,有瘀斑点,主瘀血证。舌青紫湿润,苔白而滑,多为寒凝血瘀;舌青紫深绛,苔少而干,多为热毒炽盛、热入营血证。

2. 望舌形

(1) 老嫩：老是舌质纹理粗糙，形色坚敛苍老者，主实证；嫩是舌质纹理细腻，形色浮胖娇嫩者，主虚证。

(2) 胖大：舌体较正常肥大，称胖大舌，多因水湿痰饮阻滞所致。舌淡白胖嫩，舌苔白滑，为脾肾阳虚；舌红而胖大，为脾胃湿热。

(3) 齿痕：舌边见齿痕者，为齿痕舌，多由舌体胖大而受齿缘压迫所致。常与胖大舌同见，多为脾虚湿盛。

(4) 瘦薄：舌体瘦小而薄，称瘦薄舌，多由气血阴液不足，不能充盈舌体所致。舌体瘦薄色淡，为气血两虚；舌体瘦薄红绛者，为阴虚火旺。

(5) 芒刺：舌乳头肥大、高起如刺，摸之棘手，称为芒刺舌，主邪热内盛。舌边芒刺为肝胆实火。舌中芒刺为胃肠热盛，舌尖芒刺为心火亢盛。

(6) 裂纹：舌面上有各种形状、深浅不一的明显裂纹，称裂纹舌，为热盛伤阴或血虚不润。

3. 望舌态

(1) 强硬：舌体强硬伸缩运动不自如，以致言语謇涩，为强硬舌，又称"舌强"。外感热病，见舌质深红而强硬，为热入心包；内伤杂病常为中风或中风先兆。

(2) 痿软：舌体软弱，屈伸无力者称痿软舌。新病舌干红而痿者为热灼津伤；久病舌淡而痿，是气血亏虚；舌绛而痿，为阴亏已极。

(3) 颤动：舌体震颤抖动，不能自主者，称为颤动舌。舌质红绛而颤动不已，为热极生风。舌质淡白而微微颤动，属血虚生风。

(4) 㖞斜：舌体伸出偏斜于一侧，多为中风或中风先兆。

(5) 吐弄：舌伸出口外者为吐舌；舌微露出口又立即收回，或不时舔口唇四周者，称为弄舌。吐舌为疫毒攻心，弄舌是动风先兆或是小儿智障。

(6) 短缩：舌体紧缩不伸，称短缩舌。舌淡或青紫短缩，为寒凝；舌红绛而干缩，为热盛伤津；舌淡白胖嫩而短缩，为气血两虚。

(二) 望舌苔

主要通过观察舌的苔色、苔质，以测知病位的深浅、病邪的性质、病情的进退等情况。

1. 望苔色

(1) 白苔：主表证、寒证。薄白苔，为表证；白厚苔，为寒证；白腻苔，多属湿浊或食积；苔白如积粉，为暑湿内蕴证。

(2) 黄苔：主里证、热证。苔淡黄为热轻，深黄为热重，焦黄为里热极，黄燥而生黑刺，或有裂纹为积热已深、津液耗损；黄厚而干为胃热伤津；黄厚而腻为湿热或食滞；外感病苔由白转黄，为表邪入里化热之征。

(3) 灰黑苔：主里热、里寒之重证。灰苔与黑苔同类。浅黑苔即称为"灰苔"；深灰苔即称为"黑苔"。灰黑苔多由白苔或黄苔转化而成,其中苔质润燥是鉴别灰黑苔寒热属性的重要指征。舌苔灰黑而干,主里热之重证,多因里热已极,热炽津伤;舌苔灰黑而润,主里寒之重证,多因阳虚寒极、痰饮寒湿内阻。

2. 望苔质

(1) 厚薄:反映病邪深浅。透过舌苔能隐约见到舌体为薄苔,不能见舌体为厚苔。苔薄多主表证,苔厚多主里证。舌苔由薄渐厚,为病势渐增;由厚变薄,为正气渐复。

(2) 润燥:反映津液盈亏。苔润为津液未伤;苔燥多为热盛伤津、阴液亏虚。

(3) 腐腻:反映体内湿浊情况。苔质疏松而厚,且颗粒粗大,形如豆腐渣浮在舌面,易于刮脱者,称为腐苔,多见于食积或痰浊证。苔质细腻致密,颗粒细小,上面如罩一层油腻状黏液,刮之不去,称为腻苔,多见于痰饮、湿浊等证。

(4) 剥脱:舌面的苔状物全部或部分剥落,称剥脱苔。多属正气虚弱,胃之气阴两伤。若舌苔剥脱不全,剥脱处光滑无苔,称花剥苔,为胃之气阴两伤;若舌苔全部剥落,舌面光洁如镜,称镜面舌,是胃阴枯竭,胃气将绝的征兆。

学习测试

一、名词解释

假神

二、问答题

1. 何谓诊法?为什么要四诊合参?
2. 常见的三种病理舌色是哪些?其所主病证是什么?

第二节 闻诊

闻诊,是通过听声音和嗅气味来诊察疾病的一种方法。听声音是指用听觉辨别病人的语言、呼吸、咳嗽、呃逆、嗳气等声响判断疾病;嗅气味是指嗅病人产生和散发的口气、体气及排泄物的气味。

一、听声音

(一) 语言

1. 语声强弱 语声响亮,躁动多言,属实证、热证;语声低微,少气懒言,属虚证、寒证。语音重浊,多见于外感表证。声音嘶哑有虚实之分:新病多为外邪袭肺;久病多为阴伤之虚证。

2. 语言错乱 语言错乱病变在心。神志不清,言语错乱,声高有力者,称谵语,为热扰心神之实证。神志模糊,语言重复,断续无常,声音低弱者,称郑声,为心气大伤,神无所依之虚证。喃喃自语,喋喋不休,见人则止者,称为独语,为心气不足之虚证,或痰蒙心窍。笑骂狂言,语无伦次,喜怒无常,登高而歌,弃衣而走,不避亲疏者,称为狂证,多为痰火扰心。舌强语謇,言语不清,称为言謇,多见于中风。

(二) 呼吸

呼吸气粗而快,声高有力,多属邪热实证;呼吸气微而慢,多属内伤虚证。呼吸困难,短促急迫,甚则张口抬肩,鼻翼翕动,不能平卧者,为喘证。喘气时喉中有哮鸣声的称为哮。哮喘有虚实之分,实者,多因肺有实邪,气机不利;虚证,多为肺肾气虚、肾不纳气。

(三) 咳嗽

咳嗽是肺失宣降、肺气上逆所致。咳声重浊有力多属实证;咳声低微无力多为虚证;咳声重浊,痰白清稀,为外感风寒;痰黄黏稠,多属肺热;咳声低微,痰多易出,为寒湿或痰饮;干咳无痰或少痰,多属燥邪犯肺或阴虚肺燥;阵发性咳嗽,连声不绝,终止时有鹭鸶叫声,为百日咳,见于小儿,属肺实证。

(四) 呃逆

呃逆,俗称"打呃",由胃气上逆所致。呃声高亢,短而有力,多属实热证;呃声沉长,声弱无力,多属虚寒证;若久病呃逆,时作时止,呃声低怯,多为胃气将绝的征兆。

(五) 嗳气

嗳气是胃中气体直上咽喉的声音,由胃气上逆所致,正常多见于饱食之后。嗳气酸腐,多为食滞内停;嗳声响亮,嗳气或矢气之后腹胀得减,为肝气犯胃之证。

二、嗅气味

(一) 口、鼻气

口气臭秽,属胃热;口气酸馊,多是胃有宿食;口气腐臭,多属牙疳或内痈;鼻出臭气,多因风热蕴阻之鼻渊。

(二) 汗气

病人身有汗气味,可知曾有汗出。汗出腥膻,是风湿热邪久蕴皮肤;腋下随汗散发阵阵臊臭气味者,由湿热内蕴所致,可见于狐臭病。

(三) 痰、涕之气

咳吐浊痰脓血,腥臭异常,属肺痈;痰黄稠味腥者,为肺热;痰涎清稀味咸,无特异气味,属寒证;鼻流浊涕腥秽如鱼脑,为鼻渊;鼻流清涕无气味者,为外感风寒。

(四) 二便气

大便酸臭难闻者,多属肠有郁热;大便溏泻而腥者,多属脾胃虚寒;小便黄赤混浊,有臊臭味者,多属膀胱湿热;尿甜有烂苹果样气味者,为消渴病。

学习测试

名词解释

1. 呃逆
2. 嗳气

第三节 问诊

问诊,是医生通过询问病人或陪诊者,了解疾病发生发展、治疗过程,以及现有症状和既往病史的一种诊察疾病的方法。问诊察病,要抓住关键,重点询问,力求病情资料真实、准确和系统,四诊中,问诊所获取的病史资料最为全面。

知识链接

《十问歌》

一问寒热二问汗,三问头身四问便,五问饮食六胸腹,七聋八渴俱当辨,九问旧病十问因,再兼服药参机变,妇女尤必问经期,迟速闭崩皆可见,再添片语告儿科,天花麻疹全占验。

一、问寒热

凡病人主观感觉怕冷,虽添衣加被或近火取暖仍觉寒冷者,称为恶寒;病人身寒怕冷,添衣加被或近火取暖可得缓解者,称为畏寒。发热,可分为两类一为体温高于正常者;二为病人体温可以正常,但自觉全身或局部发热的主观感觉。

(一)恶寒发热

指恶寒与发热同时出现,为外感表证。若恶寒重发热轻,为外感风寒;若发热重恶寒轻,为外感风热;若发热轻而恶风,为外感风邪,俗称伤风。

(二)但寒不热

但感畏寒而无发热,称但寒不热,多属里寒证。新病畏寒,多为寒邪直中;久病畏寒,多为虚寒。

(三)但热不寒

指发热不恶寒或反恶热,称为但热不寒。

1. 壮热　高热不退为壮热,多属里实热证。
2. 微热　发热较正常体温稍高,为微热,又称低热。多见于气虚发热和温热病后期。
3. 潮热　如大海潮汐,定时发热或定时热甚为潮热。日晡潮热,多为阳明腑实证;阴虚潮热,午后或入夜加重,兼见五心烦热或骨蒸痨热;湿温潮热,午后热盛,身热不扬者,兼头身困重,见于湿温病。

(四) 寒热往来

寒热往来是指恶寒与发热交替发作,多为半表半里证。可见于少阳病或疟疾。

二、问汗

问汗是诊察病人有汗无汗,汗出的部位、时间、性质和汗量等异常出汗情况,鉴别疾病的表里寒热和虚实。

(一) 表证辨汗

表证无汗,多为外感风寒表实证;表证有汗,多为表虚证或表热证。

(二) 里证辨汗

1. 自汗　白天汗出不已,动则更甚,称自汗。多为气虚或阳虚。
2. 盗汗　睡时汗出,醒则汗止,称盗汗。多为阴虚。
3. 大汗　身热大汗,多为实热证;大汗淋漓,伴有脉微肢冷,神疲气弱者,多为亡阳证。

三、问疼痛

导致疼痛的原因有很多,从病因来分,不外寒热虚实。属实者,多为气滞、血瘀、食积、痰凝等闭阻经络,导致气血运行不畅,即所谓"不通则痛";属虚者,多由气血亏虚不能保养脏腑经脉所致,即所谓"不荣则痛"。

问疼痛,应询问疼痛的性质、部位、程度和持续时间,尤其是疼痛的性质,往往对疼痛原因的诊断有重要意义。

1. 胀痛　痛而有胀感为胀痛,多属气滞。
2. 刺痛　痛如针刺或刀割为刺痛,多属瘀血。
3. 隐痛　疼痛隐隐,绵绵不休为隐痛,多为虚证。
4. 冷痛　痛处寒凉,得暖则舒为冷痛,多为阳虚寒凝。
5. 重痛　疼痛如裹为重痛,多因湿邪阻遏气机。
6. 灼痛　痛处发热,有灼烧感为灼痛,多为阳热亢盛或阴虚生热。
7. 掣痛　痛有抽掣牵引感为掣痛,多因筋脉失养或阻滞不通,如胸痹心痛掣背。
8. 窜痛　痛处游走不定为窜痛,为风中经络关节,如行痹。

四、问饮食、问口味

脾主运化水谷,问饮食口味反映脾胃功能和疾病的寒热虚实。

(一) 口渴与饮水

口渴与否,反映人体津液的盈亏和输布情况。口不渴,属寒证,示津液未伤。口渴多饮,为实证,渴喜冷饮为热盛伤津,渴喜热饮为寒湿内停;渴不多饮,津液未伤,输布障碍;多饮多尿,见于消渴。

(二) 食欲与食量

食欲与食量反映脾胃功能盛衰。久病纳呆,属脾胃气虚;新病纳呆,多为食积。消谷善食者,多为胃火炽盛;多食伴多饮多尿者,见于消渴证;饥不欲食,多为胃阴不足;厌食油腻,胁胀呕恶,为肝胆湿热;不欲饮食,脘腹胀满,嗳腐吞酸,为食滞胃脘;喜热食或食后常感饱胀,多是脾胃虚寒;妇女厌食,停经呕吐,为妊娠恶阻;小儿嗜食异物,见于虫积、疳积。

(三) 口味

口淡无味多见于脾虚停湿;口甜多见于脾蕴湿热;口苦多为肝胆湿热;口腻见于脾胃湿困;口臭多见于胃火炽盛,饮食积滞;口酸见于肝胃不和;口咸见于肾虚;口腥见于肺胃血络损伤、咯血、呕血。

五、问睡眠

失眠与嗜睡在睡眠异常中较为常见,睡眠与人体气血阴阳的盛衰密切相关,正常睡眠保证了机体阴阳平衡、气血运行。但睡眠的生理规律一旦打破,人体的脏腑功能会随之失常。

(一) 失眠

又称不寐,入睡困难,或睡而易醒,甚至彻夜不眠,常伴有多梦。失眠有虚实之分:虚证有心脾两虚、心肾不交、心阴亏损等证,多为气血不足、髓海失养;实证有心火亢盛、肝郁化火、宿食停滞等证,多为痰火扰心。

(二) 嗜睡

睡意深浓,常常不自主地入睡,不分昼夜,但睡中易醒,醒来欲寐,整日精神疲倦,称为嗜睡或多眠。多见于痰湿困脾。

六、问二便

询问二便,了解排便的次数、时间及排便后的感觉和伴随症状等,以判断疾病的寒热虚实。

(一) 大便

1. 便秘 若新病腹满胀痛,大便燥结,或发热口渴,多为实证、热证;久病、年老体弱、孕中期和产后,多为气虚、血虚。

2. 泄泻 泻如稀水,色淡黄而味腥臭,多为寒湿泄泻;腹痛而泻,里急后重,下痢脓血,为大肠湿热;大便酸臭多沫,泻后痛减,多为食积;长期黎明前腹痛泄泻,称"五更泻"或"黎明泻",为脾肾阳虚,多见于老年人。

(二) 小便

小便清长,为寒证;小便短赤,为热证;小便黄赤,尿频、尿急、尿痛,为膀胱湿热;口渴多饮,多尿而消瘦,为消渴病。

七、问经、带

(一) 月经

主要询问月经周期、经期、经色、经质、经量、末次月经及有无痛经等。

若月经周期提前八九天,且连续两个月者,称为月经先期,见于血热和气虚;若月经周期延后八九天,且连续两个月者,称为月经后期,见于血虚和血瘀证;经期错乱不定,称月经先后不定期,见于气滞。

经血量多为血热和气虚;量少为气血虚证;不在行经期间,不规则的阴道出血称崩漏,为血热和脾不统血。停经三个月以上为闭经,妊娠闭经为生理现象。

月经色淡清稀为血虚;色深质稠为血热;色紫暗有块,为寒凝血瘀。

经前小腹胀痛,经期或经后痛减者,多为实证;经后小腹隐痛,兼见腰酸、小腹下坠,多为虚证;经行小腹冷痛,得热痛减,为寒证。

(二) 带下

主要了解色、量、质、气味等情况。若分泌过多,连绵如带者,即为带下病。带下色白清稀无臭,为脾虚;带下清冷,质稀量多,为肾虚;带下色黄质稠,量多臭秽者,为湿热下注。

另外,问小儿,应结合小儿不同发育时期的生理、病理特点进行询问。了解出生前后的喂养、发育情况,询问是否患过麻疹、水痘等,以及预防接种情况,对于家庭成员的健康状况和有无遗传疾病等均应全面了解。

学习测试

一、名词解释
1. 恶寒发热
2. 盗汗
3. 嗜睡

二、问答题
1. 寒热的类型有哪些?其所主病证是什么?
2. 疼痛的性质有哪些?其所主病证是什么?

第四节 切诊

切诊,包括脉诊和按诊两个部分。两者同是运用指端的触觉,在病人体表一定部位进行触、摸、按、压,以诊察疾病的方法。

一、脉诊

脉诊,是运用手指的触觉切按病人动脉、探测脉象,了解气血运行状态、脏腑病理变化的诊察方法,又称切脉、把脉、候脉、持脉。

(一)诊脉的部位

临床诊脉的常用部位是手腕部的寸口脉,即桡动脉的腕后浅表部分。寸口脉分为寸、关、尺三部。正对腕后高骨(桡骨茎突)为关部,关之前为寸部,关之后为尺部(图3-4-1)。两手各有寸、关、尺三部,共称六脉。三部六脉分候脏腑:为左寸候心(膻中),左关候肝,左尺候肾;右寸候肺,右关候脾,右尺候肾(命门)。

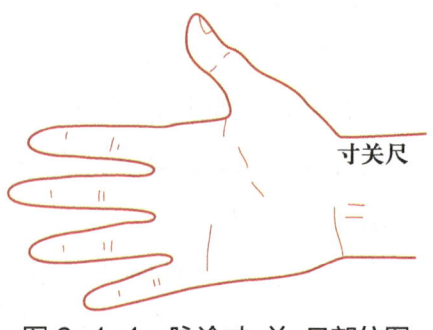

图3-4-1 脉诊寸、关、尺部位图

(二)诊脉的方法

1. 体位 病人取坐位或仰卧位,手臂与心脏处于同一水平位置,前臂平伸,掌心向上,腕下垫脉枕。诊脉时应先让病人稍事休息,令其气血平和。

2. 布指 以中指按关部,示指按寸部,环指按尺部。三指微屈呈弓形,指腹平齐切按脉体。

3. 指力 诊脉时以轻、中、重三种指力体察脉象,又称为"举、寻、按"。浮取轻按为"举";稍加指力、不浮不沉、不轻不重中取为"寻";沉取重按为"按"。寸、关、尺三部,每部有浮、中、沉三候,合称三部九候。

(三)正常脉象

正常脉象又称"平脉"或"常脉"。平脉特征是:三部有脉,浮沉适中,节律均匀,和缓有力,一息四到五至(一呼一吸称为一息)。

(四)常见病脉与主病

疾病反映于脉象的变化,即为病脉(表3-4-1)。诊察病脉是对可能的诊断做进一步的证实,临床上病与脉密切结合,做到四诊合参。

表3-4-1 常见病脉与主病

脉名	脉象	主病
浮脉	轻取即得,重按稍减而不空	表证。浮而有力为表实,浮而无力为表虚
沉脉	轻取不应,重按始得	里证。有力为里实,无力为里虚
迟脉	脉来迟缓,一息不足四至(每分钟不足60次)	寒证。有力为实寒证,无力为虚寒证
数脉	脉来急促,一息超过五至(每分钟90次以上)	热证。有力为实热证,无力为虚热证
虚脉	三部脉轻取重按均无力,为无力脉的总称	虚证。多为气血两虚
实脉	三部脉轻取重按均有力,为有力脉的总称	实证

续表

脉名	脉象	主病
滑脉	往来流利，应指圆滑，如盘滚珠	痰饮、食滞、实热，亦为青壮年的常脉和妇人的孕脉
涩脉	往来艰涩不畅，如轻刀刮竹	气滞、血瘀、精伤、血少
洪脉	脉形宽大，有如波涛汹涌，来盛去衰	热盛
细脉	脉细如线，应指明显	主诸虚劳损，以阴血虚为主；又主湿证
濡脉	浮而细软，重按即无	诸虚证、湿证
弦脉	端直而长，如按琴弦	肝胆病、痰饮、痛证
紧脉	脉来绷急，应指紧张有力，状如牵绳转索	寒证、痛证
代脉	脉来迟缓无力，时有一止，止有定数	脏气衰微、风证、痛证、惊恐、跌仆损伤
结脉	脉来缓慢，时有一止，止无定数	阴盛气结、寒痰瘀血
促脉	脉来急促，时有一止，止无定数	阳热实热、气血痰饮、宿食停滞

在临床上，脉象可以单一出现，也可以复合形式的两种或两种以上的相兼脉出现，相兼脉的主病是各单一脉主病的组合。如浮紧脉，浮脉主表证，紧脉主寒证，浮紧脉则主表寒证；浮数脉，浮脉主表证，数脉主热证，浮数脉则主表热证；弦滑数脉，弦脉主肝胆病证，滑脉主痰湿证，数脉主热证，弦滑数脉则主肝胆湿热证，余可类推。

二、按诊

按诊，即触诊。是用手直接触、摸、按、压病人体表某些部位，以了解局部冷热、软硬、压痛、痞块或其他异常变化，推断体内疾病部位、性质和病情轻重等情况的一种诊断方法。

（一）按肌肤

以诊察肌肤的寒热、润燥、肿胀等情况。肌肤灼热为热证；清冷为寒证。湿润多为汗出或津液未伤；干燥而粗糙多为津液已伤。肌肤甲错，为内有瘀血。肌肤按之凹陷，应手而起为气胀，不能即起，肿胀发亮为水肿。

（二）按手足

主要是察寒热。手足俱凉为阳虚之寒证；手足俱热为热证，多为阴虚或阳盛；手足心热为阴虚；掌心掌背的温凉推测外感与内伤，掌心热甚为内伤，掌背热甚为外感。

（三）按胸胁

主要了解心、肺、肝的病变。前胸高起按之气喘者，为肺胀；胸胁按之胀痛者，为痰热气结或水饮内停；胁下肿块，或软或硬，多属气滞血瘀；右胁肋下触之肿块，表面凹凸不平，提示肝癌。

（四）按脘腹

主要检查有无压痛及包块。疼痛喜按，局部柔软者为虚证；疼痛拒按，局部坚硬者为实证。

腹中肿块，坚实有形，推移难动者，称为"癥"，多属血瘀；腹中肿块，时聚时散，按之无定形，窜痛不定者，称为"瘕"，多属气滞；腹中包块，形如筋结，聚散游移，指下蠕动者，为虫积；左少腹累累硬块、时而作痛者，为肠中宿便；右少腹作痛，按之痛剧，有包块应指者，多为肠痈。

（五）按腧穴

腧穴是脏腑经络之气输注于体表的特殊位置，因此，它不仅是用于针灸、推拿施术的部位，也是内部脏腑病变在体表的反映点。按腧穴主要诊察有无压痛、结节、条索状样改变，来推断相关脏腑的疾病情况。如肺俞穴摸到结节或中府穴有压痛提示肺病；肝病可在肝俞穴和期门穴有压痛；黄疸多在肝俞穴、胆俞穴有压痛；胃病在胃俞穴和足三里穴有压痛；肠痈在上巨虚穴（阑尾穴）有压痛等。

学习测试

一、名词解释

1. 脉诊
2. 按诊

二、问答题

1. 诊脉的方法有哪些？
2. 常见病脉有哪些？其所主病证分别是什么？

第四章 辨证

学习目标

1. 理解八纲辨证和脏腑辨证的概念和内容。
2. 运用八纲辨证知识判断疾病的部位、性质、类别等，并能进行正确的施护。
3. 学会用脏腑辨证知识判断疾病所在脏腑和证型，并能正确施护。

情境导入

东汉时期有府吏倪寻和李延，两人都因头痛发热相约找到名医华佗诊治，华佗经过望闻问切，给倪寻开的是泻药，而给李延开的是解表发散药，两人甚感不解。认为同为头痛发热，为什么开的药方却不同，于是向华佗请教。华佗答："倪寻的病是由于饮食过多引起的，病在内部，应当服泻药；李延的病是伤风感冒，病在外部，应当服解表发散药。"两人服药后，果然都很快奏效。

请思考：

（1）分析华佗诊病时采用的辨证方法。
（2）说出华佗应用了何种治则为两位府吏治疗头痛发热。

辨证，是在中医基础理论指导下，将望、闻、问、切四诊收集来的临床资料，进行综合分析，辨清疾病的病因、部位、性质、邪正盛衰，以及发展趋势，概括地判断为某种性质的证候。

中医辨证是在长期临床实践中逐步形成的认识和辨别证候的方法，包括八纲辨证、病因辨证、气血津液辨证、脏腑辨证、卫气营血辨证、三焦辨证、六经辨证、经络辨证等。其中八纲辨证是各种辨证的总纲，是中医辨证的核心理论；脏腑辨证是各种辨证的基础，并在八纲辨证的基础上进一步确定病变所在脏腑的辨证方法，本节仅对八纲辨证和脏腑辨证做简要介绍。

第一节 八纲辨证

八纲，指表、里、寒、热、虚、实、阴、阳八个辨证的纲领。八纲辨证是通过四诊获得的资料，确定疾病病位的深浅、病情性质的寒热、邪正斗争的盛衰和病证类别的阴阳，分析归纳为八类不同的证候。

八纲证候,即表证、里证、寒证、热证、虚证、实证、阴证、阳证。尽管疾病错综复杂,但都可以概括于八种证候之中,任何疾病,从病位来说,总离不开表或里;从性质归类,可区分为寒与热;从邪正盛衰分析,反映为实或虚;从病证类别归纳,归为阳或阴两大类。八纲辨证是各种辨证的总纲,适用于临床各科、各种疾病的辨证,其中阴阳可以统率其他六纲,故阴阳又为八纲的总纲。

一、表里辨证

表里是辨别病位深浅和病势趋向的两个纲领。表证往往有起病急、病程短、外邪侵袭人体肌表,病位及病势均较浅的特点;里证往往有多起病缓慢、病程较长、病在脏腑,病位及病势均较重的特点。

(一) 表证

表证是对感受外邪、病变反映在身体浅表部位所出现的证候概括。

【临床表现】恶寒(或恶风),发热,苔薄白,脉浮,或见鼻塞,流涕,喷嚏,微咳,咽喉痒痛,头身疼痛等。

【护理与治疗原则】疏散解表。

(二) 里证

里证是指病变部位由体表入里,导致脏腑、气血、骨髓等受病所出现的证候概括。

【临床表现】里证包括的范围极为广泛,临床表现多种多样,很难一言而概括之,可以说凡非表证(及半表半里证)的特定证候,一般都可归属于里证的范畴,详见于脏腑辨证。现仅与表证相对而言举例如下。

壮热不恶寒,口渴喜饮,烦躁谵妄,腹痛,便秘或腹泻呕吐,小便短赤,舌红苔黄或白厚腻,脉沉等。

【护理与治疗原则】根据具体病证的性质,参照脏腑辨证内容加以辨证施护与论治。

二、寒热辨证

寒热辨证是辨别和概括疾病性质的两个纲领,是用以概括机体阴阳盛衰的两类证候,即所谓"阳盛则热,阴盛则寒""阳虚则寒,阴虚则热"。辨别寒热是治疗时使用温热药或寒凉药的依据,即所谓"寒者热之,热者寒之"。

(一) 寒证

寒证是感受寒邪,或阴盛阳虚,导致机体功能活动衰退所表现的具有冷、凉特点的证候。

【临床表现】畏寒喜暖,手足不温,口淡不渴,或喜热饮,肢体踡卧,痰、涎、涕清稀,小便清长,大便溏薄,面色苍白,舌淡苔白而润,脉紧或迟等。

【护理与治疗原则】散寒助阳。

(二) 热证

热证是感受阳热之邪,或阳盛阴虚,导致机体功能活动亢进所表现的具有温、热特点的证候。

【临床表现】发热,恶热,喜冷,口渴欲饮,面红目赤,烦躁不宁,痰、涕黄稠,小便短赤,大便干结,舌红干燥少津、苔黄,脉数等。

【护理与治疗原则】清热泻火。

三、虚实辨证

虚实辨证是辨别邪正盛衰的两个纲领。虚指正气不足,实指邪气亢盛。所以《黄帝内经素问·通评虚实论》说"邪气盛则实,精气夺则虚"。辨别疾病的虚实,了解病变的邪正盛衰,是治疗用药攻补的依据。

(一) 虚证

虚证是人体正气虚损而引起的不足、衰退的一系列虚弱证候的统称。

【临床表现】正气虚包括阴、阳、气、血多种虚损,所以临床表现极为复杂,难以全面概括,常见表现有:精神萎靡,面色无华,身倦乏力,自汗气短,大便滑脱,小便频数,舌淡胖嫩,脉沉迟无力;或五心烦热,潮热盗汗,午后颧红,舌红少苔,脉细而数等。

【护理与治疗原则】补虚扶正(补气、养血、滋阴、助阳)。

(二) 实证

实证是指邪气亢盛,正气未衰而引起的有余、亢盛的一系列病证的统称。

【临床表现】实证涉及的证候广泛,寒、暑、湿、燥、痰、食、瘀血等表现不一,常见表现有:高热面赤,烦躁,甚至神昏谵语,渴喜冷饮,痰多气粗,腹痛拒按,肿块坚硬,大便秘结,小便短赤,舌苔厚腻,脉大滑实等。

【护理与治疗原则】泻实祛邪。

四、阴阳辨证

阴阳是概括病证类别的总纲。阴阳分别代表事物相互对立的两个方面,疾病性质、临床证候,一般病证都可以归属于阴或阳的范畴,因此阴阳辨证是病证归类的两个基本纲领。八纲中的表里、寒热、虚实六纲,可以从不同的侧面概括病情,而阴阳两纲则可以对病情进行总的归纳,使复杂的证候纲领化,所以说阴阳辨证是八纲辨证的总纲。

(一) 阴证

具有抑制、沉静、衰退、晦暗等表现的,符合"阴"一般属性的证候,如里证、寒证、虚证等,统称为阴证。

【临床表现】不同的疾病,表现出的阴证不尽相同,常见有面色苍白或暗淡,精神萎靡,畏寒肢冷,倦怠乏力,语声低怯,纳少,口淡不渴,小便清长,大便稀溏,舌淡胖嫩,脉沉迟微弱等。

【护理与治疗原则】温阳、散寒、补虚。

(二)阳证

具有兴奋、躁动、亢进、明亮等表现的,符合"阳"一般属性的证候,如表证、热证、实证等,统称为阳证。

【临床表现】不同的疾病,表现出的阳证不尽相同,常见有面红目赤,恶寒发热,肌肤灼热,烦躁不安,语声高亢,呼吸气粗,喘促痰鸣,口干渴饮,小便短赤涩痛,大便秘结,舌质红绛,苔黄生芒刺,脉浮数、洪大、滑实等。

【护理与治疗原则】解表、清热、泻实。

(三)亡阴证

【临床表现】大汗淋漓,身热肢暖,烦躁不安,口渴欲饮,面赤唇干,肌肤干燥皱瘪,小便极少或无尿,舌红干,脉细数无力。

【护理与治疗原则】滋阴增液或养阴固气。

(四)亡阳证

【临床表现】冷汗淋漓、微黏,手足逆冷、肌肤不温,蜷卧神疲,呼吸气微,面色苍白,口淡不渴,或喜热饮,舌淡白润,脉微欲绝。

【护理与治疗原则】益气固脱,回阳救逆。

学习测试

一、名词解释
八纲辨证

二、问答题
1. 为何说阴阳辨证是八纲辨证的总纲?
2. 何谓表里辨证?表里辨证的内容有哪些?

第二节 脏腑辨证

脏腑辨证是根据脏腑的生理功能、病变特点,对疾病进行综合分析,借以推究病机,判断疾病的部位、性质、正邪盛衰情况的一种辨证方法。脏腑辨证是确定病变所在脏腑的辨证方法,主要适用于内伤杂病,也是临床各科辨证施护和论治的基础,是中医辨证体系中的重要组成部分。

进行脏腑辨证时要以整体观念为指导,因为人是一个有机整体,生理上相互关联,病理上相互影响,在辨证过程中要全面分析,将脏病辨证、腑病辨证及脏腑兼病辨证综合起来,有效地指导临床实践。

一、心与小肠病辨证

心居胸中,外有心包裹护。心的主要生理功能是主血脉和藏神,其华在面,开窍于舌,与小肠相表里;小肠为"受盛之官",主化物,具有分清别浊的功能。

心的病变主要表现在血脉运行功能失常及神志活动异常两个方面,小肠的病变主要反映在分清别浊的异常。

(一) 心气虚

心气不足,功能减退所产生的虚弱证候。

【临床表现】心悸怔忡,胸闷气短,活动或劳累后加重,神疲体倦,少气懒言,面色淡白,或有自汗,舌淡苔白,脉虚弱无力或结代。

【护理与治疗原则】补益心气。

(二) 心阳虚

心阳亏虚,功能减退所产生的虚寒证候。

【临床表现】心悸怔忡,心胸憋闷或痛,气短自汗,精神疲惫,活动后诸症加重,畏寒肢冷,面色㿠白,或面唇青紫,舌淡胖或紫黯,苔白滑,脉弱或结代。

【护理与治疗原则】温补心阳。

(三) 心血虚

心血亏虚,失于濡养所产生的证候。

【临床表现】心悸怔忡,失眠多梦,头晕健忘,面色淡白或萎黄,唇舌色淡,脉细弱。

【护理与治疗原则】养血安神。

(四) 心阴虚

心阴亏损,虚热内扰所产生的证候。

【临床表现】以心悸、失眠、心烦、多梦,眩晕健忘,或见五心烦热,午后潮热,颧红盗汗,舌红少津,脉细数为辨证要点。

【护理与治疗原则】滋阴养血安神。

(五) 心火亢盛

心火亢盛,就是心火炽盛,火热内扰所产生的证候。

【临床表现】心烦失眠,身热,面赤口渴,尿赤便秘,或见口舌生疮,赤烂疼痛,或见小便赤、涩、灼、痛,或见吐血、衄血,甚或狂躁谵语,神志不清。舌尖红绛,苔黄,脉数。

【护理与治疗原则】清心泻火。

（六）心血瘀阻

瘀血、寒凝、痰浊阻痹心脉，阻滞气机所产生的证候。

【临床表现】心悸怔忡，或伴胸部憋闷疼痛，痛引肩背臂内，时发时止；或伴胸部疼痛如刺；或伴胸部疼痛，突然发作，得温则减；或伴胸胁胀痛，善太息。舌淡苔白，脉弦或沉迟。

【护理与治疗原则】活血通络化瘀。

二、肺与大肠病辨证

肺居胸中，上连息道、喉咙，出于鼻窍。肺的主要生理功能是主气、司呼吸，主宣发肃降、通调水道，为"水之上源"，在体合皮，其华在毛，开窍于鼻，与大肠相表里；大肠功能为传化糟粕。

肺的病变主要反映在肺系、呼吸异常、水液代谢失常等方面；大肠病变则表现为传导失常和排便改变。

（一）肺气虚

肺气亏虚，功能减退所产生的证候。

【临床表现】咳喘无力，动则益甚，咳痰清稀，神疲体倦，语声低怯，或有自汗、畏风，易于感冒，面色淡白，舌淡苔白，脉虚弱。

【护理与治疗原则】补益肺气。

（二）肺阴虚

肺阴不足，虚热内生所产生的证候。

【临床表现】干咳无痰，或痰少而黏，难以咳出，或痰中带血，口燥咽干，声音嘶哑，形体消瘦，五心烦热，午后潮热，颧红盗汗，舌红少津，脉细数。

【护理与治疗原则】滋阴清热润肺。

（三）风寒束肺

风寒侵袭，肺卫失宣所产生的证候。

【临床表现】咳嗽或咳喘，咳痰稀薄色白，恶寒发热，伴鼻塞，流清涕，喉痒或疼痛，头身酸楚疼痛，无汗，舌苔薄白，脉浮紧。

【护理与治疗原则】宣肺解表散寒。

（四）风热犯肺

风热邪气侵袭肺卫所产生的证候。

【临床表现】咳嗽或气喘，痰涕黄稠，发热微恶风寒，鼻塞不通，口干咽痛，舌边尖红，苔薄黄，脉浮数。

【护理与治疗原则】疏风清肺。

（五）痰热壅肺

痰热壅闭于肺，肺失宣降所产生的证候。

【临床表现】咳嗽,胸闷,气喘息粗,甚则鼻翼煽动,咯痰黄稠而量多,或喉中痰鸣,烦躁不安,壮热口渴,或咳吐脓血腥臭痰,胸痛,小便短赤,大便秘结,舌红苔黄腻,脉滑数。

【护理与治疗原则】清泻肺热,化痰止咳。

(六) 痰湿阻肺

痰浊或饮邪停聚于肺,壅阻气机,肺失宣降所产生的证候。

【临床表现】咳嗽痰多,痰液黏腻,色白易咳,胸痛,甚则气喘痰鸣,不得平卧,舌淡苔白腻或白滑,脉滑或弦。

【护理与治疗原则】燥湿化痰。

(七) 大肠湿热

湿热侵袭大肠而致传导失司所产生的证候。

【临床表现】腹中疼痛,下痢黏冻脓血便,里急后重,排便次数增多,或黄色稀水便,便后不爽,肛门灼热,身热口渴,小便短赤,舌红苔黄腻,脉濡数或滑数。

【护理与治疗原则】清利大肠湿热。

三、脾与胃病辨证

脾胃同居中焦,脾主运化水谷,胃主受纳腐熟,脾升胃降,燥湿相济,共同完成对饮食物的消化、吸收与输布,为气血生化之源,"后天之本"。脾又具有统血、主四肢肌肉的功能,开窍于口,其华在唇,脾与胃相表里。

脾的病变主要表现在运化无权而致消化功能失常及水湿停滞、不能统血、清阳不升等方面;胃的病变主要表现在饮食不化、胃失和降、胃气上逆等方面。临床上脾病多虚、胃病多实。

(一) 脾气虚

脾气亏虚,运化失职所产生的虚弱证候。

【临床表现】腹部胀满,纳呆食少,食后腹胀益甚,大便溏薄或先干后溏,倦怠乏力,少气懒言,面色萎黄,浮肿,形体消瘦,舌淡苔白,脉缓弱。

【护理与治疗原则】益气健脾。

(二) 脾阳虚

脾阳不足,运化失常导致功能衰减所产生的虚寒证候。

【临床表现】腹胀纳少,腹痛喜暖喜按,畏寒肢冷,大便清澈稀薄,肢体困重,甚则全身水肿,妇女白带清稀量多,舌淡胖苔白滑,脉沉迟无力。

【护理与治疗原则】温中散寒健脾。

(三) 脾气下陷

又称中气下陷证。为脾气亏虚、升举无力而致下陷的证候。

【临床表现】脘腹重坠作胀,食后加重,或便意频数,肛门重坠,或久泄不止,甚或脱肛,或子宫下垂,或小便混浊如米泔,伴见头晕目眩,食少便溏,气短乏力,倦怠懒言,面白无华,舌淡苔白,脉缓弱。

【护理与治疗原则】健脾益气、升举中气。

(四) 脾不统血

由于脾气虚弱,不能统摄血液,而致血溢脉外的证候。

【临床表现】面色萎黄或苍白无华,神疲乏力,气短懒言,食少便溏,并见出血,或便血,或尿血,肌衄,鼻衄,或妇女月经过多、崩漏,舌淡,脉细无力。

【护理与治疗原则】健脾摄血。

(五) 湿热蕴脾

又称中焦湿热、脾胃湿热证。为热邪内蕴中焦,脾胃纳运失职产生的证候。

【临床表现】脘腹痞闷,纳呆呕恶,甚则大便溏泄而不爽,肢体困重,或渴不欲饮,身热不扬,汗出不解,或见身目鲜黄,或皮肤发痒,舌质红,苔黄腻,脉濡数。

【护理与治疗原则】清热化湿。

(六) 寒湿困脾

又称湿困脾阳、寒湿中阻证,是寒湿内盛,中阳受困的证候。

【临床表现】脘腹痞闷或痛,腹痛便溏,口腻纳呆,甚则泛恶欲吐,口淡不渴,头身困重,或肢体浮肿,小便短少,或身目发黄,其色晦暗不泽,或妇女白带量多,舌体胖,苔白腻或白滑,脉缓弱或沉细。

【护理与治疗原则】温中化湿。

(七) 胃寒

又称寒滞胃脘证。寒邪侵犯胃脘,是以脘部冷痛为主症的实寒证候。

【临床表现】脘部冷痛,甚则痛势急骤,遇寒加剧,得温则减,或见恶心呕吐,吐后痛缓,或口泛清水,面白或青,肢冷不温,或舌苔白润,脉弦或沉紧。

【护理与治疗原则】温胃散寒止痛。

(八) 胃火

又称胃热炽盛证,是胃中火热炽盛所产生的实热证候。

【临床表现】胃脘灼痛拒按,嘈杂吐酸,消谷善饥或食后即吐,渴喜冷饮,口臭,牙龈肿痛溃烂,甚则化脓、溃烂,齿衄,小便短赤,大便秘结,舌红苔黄,脉滑数有力。

【护理与治疗原则】清胃泻火。

(九) 胃阴虚

胃阴不足,胃失濡润所出现的证候。

【临床表现】胃脘隐隐灼痛,或胃脘嘈杂,或脘痞不舒,饥不欲食,或干呕呃逆,或见大便干结,小便短少,舌红少津,苔少或无,脉细而数。

【护理与治疗原则】养阴和胃。

(十) 食滞胃脘

饮食停滞胃肠所产生的证候。

【临床表现】脘腹胀满疼痛,嗳腐吞酸,或呕吐腐败食物,吐后胀痛得减,厌食,矢气频频,臭如败卵,大便溏泄,酸腐臭秽,舌苔厚腻,脉滑有力。

【护理与治疗原则】消食导滞。

四、肝与胆病辨证

肝位于右胁,胆附于肝之小叶间,肝与胆通过胆管相连。肝的主要生理功能是主疏泄、主藏血,开窍于目,在体合筋,其华在爪,肝与胆相表里;胆为"中精之府",贮存和排泄胆汁。

肝的病变以气机郁结、肝火上炎、肝阳化风、肝阴肝阴虚多见,临床上胆病往往是与肝同患,如肝胆湿热。

(一) 肝气郁结

肝气郁结,就是肝失疏泄、气机郁滞所产生的证候。

【临床表现】情志抑郁,胸闷,善太息,急躁易怒,胸胁或少腹胀闷窜痛,梅核气,瘿瘤,腹中癥块,妇女可见乳房胀痛或有结块、月经不调或经行腹痛,甚则闭经,舌苔薄白,脉弦。

【护理与治疗原则】疏肝解郁,理气活血。

(二) 肝火上炎

肝经火盛,气火上逆所产生的证候。

【临床表现】头晕胀痛,面红目赤,口苦口干,急躁易怒,失眠或噩梦频作,胁肋灼痛,耳鸣如潮,耳内红肿热痛,甚则溃烂化脓,吐血、衄血,尿赤便秘,舌红苔黄,脉弦数。

【护理与治疗原则】清肝泻火。

(三) 肝血虚、肝阴虚

肝血亏虚失于濡养所产生的证候为肝血虚;肝阴不足虚火内扰所产生的证候为肝阴虚。

【临床表现】眩晕耳鸣,面白无华,两目干涩,视物模糊,甚则雀盲,肢体麻木,筋脉拘急,爪甲不荣,妇女月经量少色淡,甚则闭经,舌淡苔白,脉弦细或细数无力。在肝血虚基础上,症见面部烘热,胁肋灼痛,五心烦热,颧红盗汗,午后潮热,口干咽燥,手足蠕动,舌红少津,脉弦细数,为肝阴虚。

【护理与治疗原则】滋阴养血息风。

(四) 肝阳化风

肝阳亢逆,阳动化风所产生的证候。

【临床表现】眩晕欲仆,头摇或头痛如掣,项强肢麻,四肢震颤,手足蠕动,言语謇涩,步履不稳,舌红脉弦细。甚则卒然昏倒,不省人事,口眼㖞斜,半身不遂,喉间痰鸣,舌强不语,舌红苔腻,脉弦有力。

【护理与治疗原则】滋阴潜阳,平肝息风。

(五)肝胆湿热

湿热蕴结肝胆,疏泄功能失职所产生的证候。

【临床表现】右侧胁肋部灼热胀痛,胁下痞块,压痛明显,厌食腹胀,泛恶欲吐,口苦,大便稀溏,小便短赤,寒热往来,肌肤目睛发黄,色泽鲜明,阴囊湿疹,瘙痒难忍,睾丸肿胀疼痛,妇女带下黄臭,外阴瘙痒,舌红苔黄腻,脉弦数或滑数。

【护理与治疗原则】清利肝胆湿热。

五、肾与膀胱病辨证

肾位于腰部,左右各一。肾的主要生理功能是主藏精、主水,主纳气,在体为骨,主骨生髓充脑,开窍于耳及二阴,其华在发,为"先天之本",与膀胱相表里;膀胱为州都之官,具有贮尿和排尿的功能。

肾病主要以人体生长发育和生殖机能障碍、水液代谢失常、呼吸功能减退和脑、髓、骨、发、耳及二便异常为病变特点,多虚证;膀胱病多见湿热证。

(一)肾阴虚

肾阴亏损,虚热内生所产生的证候。

【临床表现】腰膝酸软,头晕耳鸣,失眠多梦,健忘,男子精泄梦遗、阳强易举,女子梦交、经量减少甚则闭经或崩漏,形体消瘦,潮热盗汗,五心烦热,咽干颧红,尿赤便干,舌红少津,脉细数。

【护理与治疗原则】滋养肾阴。

(二)肾阳虚

肾阳虚衰,温煦失职,导致功能减退所产生的虚寒证候。

【临床表现】面色㿠白或黧黑,腰膝酸软,形寒肢冷,尤以下肢为甚,神疲乏力,尿频清长,或夜尿多,或尿少水肿,腰以下肿甚,按之没指,男子阳痿、早泄,女子宫寒不孕、性欲减退,大便溏薄,五更泄泻,舌淡胖嫩,苔白滑,脉沉弱,两尺尤甚。

【护理与治疗原则】温补肾阳。

(三)肾气不固

肾气不固,就是肾气亏虚,封藏固摄失职所产生的证候。

【临床表现】神疲乏力,耳聋耳鸣,腰膝酸软,尿频清长,或尿后余沥不尽,甚则小便失禁,遗尿,夜尿频多,男子滑精早泄,女子带下清稀,月经淋漓不断,或胎动易滑,大便滑泄不止,舌淡苔白,脉沉弱。

【护理与治疗原则】固摄肾气。

（四）肾精不足

肾精不足，髓海空虚，生殖生长发育功能低下所产生的证候。

【临床表现】小儿发育迟缓，身体矮小，动作迟钝，囟门迟闭，骨骼痿软，智力低下。成人未老先衰，发脱齿摇，耳鸣耳聋，健忘恍惚，反应迟钝，男子精少不育，女子经闭不孕，性功能减退，舌淡，脉虚弱。

【护理与治疗原则】补肾填精。

（五）膀胱湿热

湿热蕴结膀胱，气化不利所产生的证候。

【临床表现】尿急、尿频，排尿灼痛，尿液短赤混浊，或尿血、尿中砂石，小腹胀痛，发热，腰痛，舌红，苔黄腻，脉滑数。

【护理与治疗原则】清利膀胱湿热。

学习测试

一、名词解释

1. 脏腑辨证
2. 心火亢盛
3. 肾气不固
4. 肝气郁结

二、简答题

1. 如何鉴别肝血虚和肝阴虚？
2. 脾气虚和脾阳虚的临床表现、护理与治疗原则有何异同？

第三节 卫气营血辨证

卫气营血辨证，是清代医家叶天士创立的一种论治外感温热病的辨证方法。它是在伤寒六经辨证的基础之上发展而来的，既弥补了六经辨证的不足，又丰富了外感病辨证学的内容。

卫气营血辨证是将外感温热病在其发生发展过程中所表现的不同证候，按照一定规律进行分析、归纳，从而概括为卫分证、气分证、营分证、血分证四个不同的证候，用以说明病位深浅、病情轻重、病理表现、病邪传变的一种辨证方法。它既是对温热病不同证候类型的概括，又预示着温热病发展过程中由浅转深、由轻转重的四个不同阶段，并可说明其传变规律。就其病变部位而言，卫分证主表，邪在肺与皮毛，多见于温热病的初期阶段；气分证主里，病在胸、膈、胃、肠、胆等脏腑，见于温热病的热盛阶段；营分证是邪热入于心营的病重阶段，病在心与包络;血分证为温热病的最深重阶段,见于温热病的末期,邪热已深入肝、肾,重则耗血、动血。

卫气营血证候的传变有顺传和逆传两种形式。顺传即由浅入深,由表入里,由轻到重,病多从卫分开始,按照卫—气—营—血的次序传变,标志着病位步步深入,病情逐渐加重,此为一般规律;逆传是指邪入卫分后,不经过气分阶段而直接深入营血。此外,温病的传变,亦可不按上述规律传变。如发病之初无卫分证,而径见气分证或营分证;卫分证未罢,又兼气分证,而致"卫气同病";气分证尚存,又出现营分证或血分证,称"气营两燔"或"气血两燔"。故温热病证候的传变,其形式是较为复杂的。现将卫气营血辨证列表简介如下(表4-3-1)。

表4-3-1 卫气营血辨证

证型		临床表现			辨证要点	病机要点
		主要症状	舌象	脉象		
卫分证		发热,微恶风寒,头痛,咳嗽,口干微渴,咽喉肿痛	舌边尖红,苔薄白	浮数	发热,微恶风寒,苔薄白,脉浮数	温邪袭表,肺卫失宣
气分证	热盛阳阳	大热,大汗,大渴	舌红,苔黄	数而有力	发热不恶寒反恶热,舌红苔黄,脉数有力	温热之邪传入阳明,使无形邪热充斥内外,耗伤阴液
	邪热壅肺	身热咳喘、胸痛、咳吐黄稠痰液,汗出	舌红,苔黄	滑数		温热之邪由卫传入或直犯于肺,导致热壅于肺,失于宣降
	热扰胸膈	发热、口渴、心烦懊㤼、坐卧不安或不眠	舌红,苔黄	浮滑数		表邪入里,使无形热邪扰于胸膈,郁而不达,心神不宁
	热结肠道	身热恶热,面目红赤,大便干燥,腹胀满而拒按,甚或谵语,泄下黄糜稀水	舌红,苔黄燥或焦黑起刺	沉数		热邪入里,与肠中糟粕相结,腑气不通
营分证		身热夜甚,口不甚渴或不渴,心烦不寐,甚或神昏谵语,斑疹隐隐	舌质红绛,无苔	细数	身热夜甚,心烦不寐,斑疹隐隐	邪热入营,灼伤营阴,侵扰心神
血分证		在营分证的基础上,更见烦热躁扰,昏狂、谵妄,斑疹透露,色紫或黑,吐衄、便血、尿血,舌质深绛或紫,脉细数,或兼抽搐、颈项强直、角弓反张、四肢厥冷、牙关紧闭	舌深绛	弦数或细数	身热夜甚,昏狂谵语,斑疹紫黑,舌深绛	热入血分,迫血妄行,燔灼肝经,侵扰心神

> **知识链接**
>
> **脏腑辨证与八纲辨证的关系**
>
> 　　八纲辨证是各种辨证的总纲,也可以说是从各种辨证方法的个性中概括出来的共性。脏腑辨证主要应用于杂病,又是其他各种辨证的基础。八纲辨证,是与脏腑辨证密切相关、互相补充的一种辨证方法。脏腑辨证是八纲辨证的深入和细化。这些辨证方法,虽有其各自的特点,对不同疾病的诊断上各有侧重,但又是互相联系和互相补充的。

学习测试

一、名词解释

卫气营血辨证

二、问答题

1. 卫气营血证候的传变有哪两种形式?分别是什么?
2. 卫分证的辨证要点是什么?
3. 血分证的辨证要点是什么?

参考答案

第五章 体质

学习目标

1. 掌握不同体质人群的调护方法。
2. 熟悉常见中医九种体质的特点和饮食调护原则。
3. 了解运用体质分类,为患者制订护理方法。

情境导入

吴阿姨,45岁。体型偏胖,面垢油光,容易生粉刺。平时脾气急躁易怒。饮食重油重辣,容易上火,眼睛红赤,小便短黄,大便燥结。平时易口干口苦,舌苔黄腻,脉滑数。

请思考:
(1) 判断吴阿姨体质所属类型。
(2) 为吴阿姨拟订护理方案。

第一节 中医体质概述

一、体质的概念

"体质"一词,在《黄帝内经》中常用"形""质"等表述。清代叶天士则直称"体质","体",指身体、个体、形体;"质",指本质、性质、素质。体质的概念是指人体生命过程中,在先天禀赋和后天获得的基础上所形成的形态结构、生理功能和心理因素方面综合的、相对稳定的固有特质,是人类在生长发育过程中所形成的与自然、社会环境相适应的人体个性特征。

> **知识链接**
>
> **体质溯源**
>
> 关于体质,中医史上出现过几种不同称谓。唐代孙思邈在《备急千金要方》称为"禀质",宋代陈自明《妇人大全良方》称为"气质",南宋《小儿卫生总微论方》称为"赋禀",明代

张介宾以"禀赋""气质"论述。清代叶桂、华岫云始直称"体质"。自此人们逐渐接受"体质"一词，用它来表述不同个体的生理特性。

二、体质的影响因素

体质是机体内外环境多种复杂因素共同作用的结果。先天禀赋和后天因素对体质形成都有着重要影响。

（一）先天因素

先天因素，又称禀赋，是指子代出生以前在母体内所禀受的一切特征。父母的身体素质和体质特征影响子代体质特征的形成。父母体质强健、精血旺盛，子代聪慧健康；父母体质衰弱，肾精不足，五脏六腑气血虚少，勉强受孕，子女身体多羸弱或体质易出现偏颇。因此先天因素是人体体质的基础，是人体体质强弱的前提条件。它决定着个体体质的相对稳定性和特异性。由先天因素决定的体质特征并非一成不变，随着后天及其他因素的作用而发生改变。

（二）年龄因素

不同的年龄阶段，随着脏腑功能活动、气血津液的盛衰变化，可表现出明显的体质差异。小儿为稚阴稚阳之体，脏腑娇嫩，形气未充，生机旺盛；容易发病，传变迅速，易虚易实，易寒易热。青年时期脏腑功能旺盛，精气血津液充足，体健神旺，是人体体质最为强健的阶段。中年时期是体质由鼎盛走向衰弱的时期。老年时期脏腑功能衰退，精气血津液俱衰，尤其是肾精亏虚，导致老年人体质多虚弱，抵抗力差，得病后恢复较慢。

（三）性别因素

由于男女在形态结构、生理功能、心理特征、遗传等方面的差异，形成了男女不同的体质特征。男性多禀阳刚之气，体格壮实高大，声音洪亮，卫外较强，性格多外向，心胸开阔；女性多为阴柔之体，体形小巧，性格多内向、细腻、多愁善感，易发情志疾病。男子以肾为先天，以精为本，男子之病，多伤精耗气；女子以肝为先天，以血为本，女子之病，多见肝血不足、肝气郁滞。此外，女子由于经、带、胎、产、乳等特殊生理特点，还有月经期、妊娠期和产褥期的体质变化。

（四）饮食因素

饮食是人体生长发育、预防疾病和维护健康的重要因素，《千金翼方》提出"安身之本必须于食"。《黄帝内经素问》提出"肥者令人内热，甘者令人中满""膏粱之变，足生大丁"。建立合理的膳食结构、养成科学的饮食习惯，维持适当的营养水平，对维护和增强体质有很大影响。

（五）环境因素

人们生活在不同的地理环境条件下，接受着不同水土性质、气候类型，以及由水土和气候而养成了不同的生活习惯，而形成了不同的体质。我国南方多湿热，南方人体型多偏瘦小，腠理偏疏松，多为阴虚体质；北方多寒燥，北方人体型多偏壮实，腠理偏致密，多为阳虚体质。

(六)劳逸因素

劳逸是影响体质的又一重要因素。劳逸适度,能促进人的身心健康,对体质的增强有积极作用。过度的劳累和安逸,则对体质产生不利影响。若过度劳累(包括劳力、劳神、房劳等),易损伤肌肉筋骨,消耗气血阴阳,致使精气不足、脏腑功能减退,形成虚性体质。若过度安逸,易使机体气血不畅、筋肉松弛、体倦神疲,形成瘀血体质或虚性体质等。

(七)情志因素

情志指喜、怒、忧、思、悲、恐、惊等心理活动,是人体对外界刺激所作出的正常反应。情志活动的产生有赖于内脏功能活动,并以精气血津液为物质基础,七情的变化,往往伴随着脏腑及精气血津液的变化,从而对体质产生影响。情志舒畅,则脏腑功能协调,气机调畅,体质健壮;情志变化剧烈或者长期受不良情志影响,使得脏腑功能失调,气机紊乱,可诱发多种疾病,使体质发生改变。如长期抑郁不解,可导致气血阻滞,形成气郁体质或血瘀体质;忧愁日久、郁闷寡欢的"肝郁质"易诱发癌症。

三、体质与疾病的关系

中医学认为疾病的发生、发展与转归是病邪作用于机体引起损害与正气抗损害之间的矛盾斗争过程。个体的体质特征在一定程度上反映了机体正气的盛衰,决定着机体对不同致病因素的易感性、感邪后能否发病,以及发病后的转归。体质与疾病的相关性主要表现在三个方面。

(一)体质对病邪的易感性

个体五脏的结构和功能之差异,精气血津液之盈亏,阴阳寒热之偏颇,决定了个体不同的体质特点及不同的功能状态,从而对各种致病因素的反应性、亲和性、耐受性不同。中医学有"同气相求"的说法,即不同的体质类型,容易感受与其体质类型相应的邪气。如痰湿肥胖之质易为湿邪所困和膏粱厚味所伤,导致眩晕、中风等病证;气虚体质不耐外邪及劳倦所伤,易患感冒、咳喘、腹泻等病证;气郁体质易为情志所伤,易患抑郁症、乳腺增生等病证;血瘀之质则易罹患痛证与肿瘤等病证。

(二)体质因素是许多疾病发生的共同背景

临床上有各种各样错综复杂的疾病,这些疾病的发生往往与体质因素密切相关。如抑郁症、乳腺增生、失眠、更年期综合征、阳痿等疾病的发生均与气郁体质有关,而高血压、脂肪肝、癫痫、脑卒中、冠心病、癥瘕、出血等疾病的发生均与血瘀体质有关。所以偏颇体质能够直接影响人体的健康,导致各类疾病的发生,成为发生这些疾病的共同土壤。

(三)体质因素关系发病、发病倾向和转归

体质反映了个体自我调节、适应环境、抗病祛邪和康复自愈等的能力,与正气密切相关。体质不同对各种致病因素的反应性不同。体质的强弱直接关系到发病与不发病;体质因素决

定疾病后的发展变化与转归。如在同一致病条件下,有人发病,有人不发病;有人得热证,有人得寒证。一般而言,体质强壮者,正气充足,抗邪能力强,不易感邪发病,即使发病,也多为正邪斗争剧烈的实证,病势虽急,但不易传变,病程短暂,预后好。体质虚弱者,易于感受病邪,且邪易深入,病情多变,易发生重证,甚至危及生命,预后差。

学习测试

参考答案

一、选择题

1. 体质是指人体的(　　)。
   A. 身体素质　　　　　B. 心理素质　　　　　C. 身心特性
   D. 形态结构　　　　　E. 体格体型
2. 先天禀赋决定着体质的相对(　　)。
   A. 可变性　　　　　　B. 稳定性　　　　　　C. 全面性
   D. 普遍性　　　　　　E. 差异性
3. 后天各种因素使体质具有(　　)。
   A. 可变性　　　　　　B. 稳定性　　　　　　C. 全面性
   D. 普遍性　　　　　　E. 差异性
4. 体质的构成要素不包括(　　)。
   A. 形态结构　　　　　B. 心理状态　　　　　C. 生理功能
   D. 环境因素　　　　　E. 体格体型
5. 个体在生理上的身心特性称为(　　)。
   A. 体质　　　　　　　B. 气质　　　　　　　C. 形质
   D. 个性　　　　　　　E. 体型

二、问答题

1. 体质的形成与哪些因素有关?
2. 体质与疾病的关系表现在哪些方面?

第二节　体质的类型与护理

一、体质的分类方法

古代医家非常重视对人体不同特征的分析,从多方面对体质进行了分类。《灵枢经·阴阳二十五人》根据人的体型、性格特征、对季节的适应能力等,将体质划分为木、火、土、金、水五大基本类型。《灵枢经·通天》认为,人体阴阳有盛阴、多阴少阳、多阳少阴、盛阳、阴阳和平之分,从而将人体分为太阴之人、少阴之人、太阳之人、少阳之人及阴阳和平之人五类。《灵枢经·逆顺肥瘦》以体型特征为主结合气血状态,将人体分为肥人、瘦人、肥瘦适中人三类。《灵枢经·卫气失常》则将肥胖之人又分为膏型、脂型、肉型三类。人体脏气有强弱之分、禀性有勇怯之异。《灵枢经·论勇》根据人格心理特征在勇怯方面的差异,将人体分为"勇""怯"两类。明代医家张景岳根据脏气的强弱和禀赋的阴阳将体质分为"阴脏型""阳脏型"和"平脏型"三种。

现代医家在古代学者分类基础上结合临床实践,对中医体质分类标准进行了深入的研究,分类有数十种之多。本书以王琦教授提出的中医九分法为分类标准介绍体质分类,分为平和质、气虚质、阳虚质、阴虚质、痰湿质、湿热质、血瘀质、气郁质及特禀质,共九种体质类型,其中平和质为理想体质,其他八种体质类型均为偏颇体质。

二、中医九分法分类体质类型及护理

(一) 平和质(A型)

功能协调,七情和谐。俗称"健康派"。

【形成原因】先天禀赋充足,后天调养得当。

【总体特征】机体阴阳气血调和,以面色红润、精力充沛、体态适中等为主要特征。平和质是一种身体和谐、自稳能力强的体质。《黄帝内经》中称为"阴阳平和之人"。

【形体特征】体型匀称、健壮。

【心理特征】性格随和开朗。情绪稳定,不会轻易郁闷或动怒。

【常见表现】面色红润,肤色润泽,头发稠密有光泽,目光有神,嗅觉灵敏,味觉正常,鼻色明润,唇红齿白,精力充沛,不易疲劳,耐受寒热,睡眠良好,胃纳良好,二便正常,舌色淡红,苔薄白,脉和缓有力。

【发病倾向】平素较少患病。

【适应能力】对自然环境和社会环境适应能力较强。

【护理原则】注意养生,饮食有节,劳逸结合,坚持锻炼,生活规律。

【护理措施】适时调养,维护健康。

1. 精神调摄　保持良好精神状态,及时宣泄不良情绪,热爱生活,热爱家人。

2. 起居调护　应顺应四时,做到"起居有常,不妄作劳",有规律地工作学习生活,按时作息。

3. 饮食调理　"五谷为养、五果为助、五畜为益、五菜为充",做到不偏食不挑食,饮食有粗有细,荤素搭配,每顿吃七八分饱。

4. 运动调节　坚持锻炼,因时制宜,量宜适度,如进行打太极拳、跑步、跳舞等运动。

(二) 气虚质(B型)

气力不足,功能低下。俗称"气短派"。

【形成原因】先天禀赋不足,后天失养。如父母孕育时体弱、早产、后天喂养不当、长期饮食失调偏食厌食,或好逸恶劳、熬夜易怒、久病年老等。

【总体特征】元气不足,脏腑功能低下,以疲乏、气短、自汗等气虚证为主要特征。

【形体特征】肌肉松软不实。

【心理特征】性格内向,不喜冒险。

【常见表现】平素精神不振,气短懒言,语音低弱,容易疲乏,易出汗,目光少神,面色萎黄,头晕健忘,口淡,唇色少华,毛发不荣,舌体胖大,舌边有齿痕,脉虚弱。

【发病倾向】易患感冒、内脏下垂等病。病后康复较慢。

【适应能力】不耐风、寒、暑、湿邪。

【护理原则】培补元气,健脾补气。

【护理措施】

1. 精神调摄　培养豁达乐观的积极态度,不宜过思、过悲,"思则气结、悲则气消";不可过度劳神,"劳则气耗"。

2. 起居调护　不熬夜、三餐规律、大便定时。居室空气流通,但应避免穿堂风、直吹风。要避免过度劳作和运动,"劳则气耗",适当多休息,保证充足的睡眠。

3. 饮食调理　宜注意调养脾胃,多服用益气健脾食物,如山药、黄芪、党参、小米、糯米、粳米、扁豆、红薯、鹌鹑、黄鱼等。少吃耗气食物如槟榔、生萝卜等。

4. 运动调节　宜采用柔缓的健身方法,循序渐进,持之以恒,如练太极拳、打太极剑、练八段锦、练瑜伽、慢跑、散步、登山等,不宜做强体力的体育运动,做到"形劳而不倦"。

(三) 阳虚质(C型)

阳气不足,畏寒怕冷。俗称"怕冷派"。

【形成原因】先天不足如父母年老体衰得子,病后或产后虚弱,年老虚衰,过度劳累,过食寒凉,暴饮暴食等。

【总体特征】阳气不足,脏腑功能减退,以产热不足、畏寒怕冷、手足不温等虚寒证为主要特征。

【形体特征】多体型白胖,肌肉松软不实。

【心理特征】性格多沉静、内向。

【常见表现】平素畏寒怕冷,手足不温,喜热饮食,精神不振,睡眠偏多,大便溏薄,小便清长,面色柔白,毛发易落,舌淡胖嫩边有齿痕,苔润,脉沉迟而弱。

【发病倾向】易患痰饮、肿胀、泄泻、阳痿等病;感邪易从寒化。

【适应能力】耐夏不耐冬,不耐受寒邪,易感风、寒、湿邪。

【护理原则】温阳补肾,益火之源。

【护理措施】

1. 精神调摄　保持心情愉悦,听轻快、活泼、兴奋、鼓舞人心的音乐,多与人交流沟通。多看书学习,增强文化底蕴,修身养性。

2. 起居调护　在秋冬季节要适当暖衣温食,以养护阳气,尤其注意腰部、下肢、足底的保暖。运动中要注意避风寒,不宜大汗。生活中避免贪凉饮冷。

3. 饮食调理　宜多食甘温补脾肾阳气的食物,如羊肉、桂圆肉、生姜、辣椒等。少食生冷、苦寒、黏腻食物,如螃蟹、冷饮、绿豆、蚕豆、绿茶等。

4. 运动调节　以振奋、提升阳气的锻炼方法为主,如在阳光充足的户外或者室内进行散步、慢跑、练太极拳、跳绳、进行各种球类运动等。不宜在阴冷天或潮湿之处长时间锻炼。自行按摩足三里、气海、涌泉等穴位补肾助阳,改善阳虚体质。

(四) 阴虚质(D型)

烦热躁动,口燥咽干。俗称"缺水派"。

【形成原因】多由先天不足,后天失养,五志过极,房事不节,过服温燥,长期熬夜等原因造成。

【总体特征】阴液亏少,机体滋润、濡养功能减退,以口燥咽干、手足心热等虚热证为主要特征。

【形体特征】体型偏瘦长。

【心理特征】性情急躁,外向好动,活泼。

【常见表现】手足心热,五心烦热,口燥咽干,鼻微干,口渴喜冷饮,大便干燥,舌红少津少苔。常兼面色潮红,有烘热感,两目干涩,视物模糊,唇红微干,皮肤偏干,易生皱纹,眩晕耳鸣,睡眠差,脉细数。

【发病倾向】易患阴亏燥热病变如虚劳、遗精、不寐等病;或病后易表现为阴亏。感邪易从热化。

【适应能力】耐冬不耐夏;不耐受暑、热、燥邪。

【护理原则】滋补肾阴,壮水制火。

【护理措施】

1. 精神调摄　遵循"恬淡虚无,精神内守"之法则,学会调节不良情绪,安神定志,舒缓情志,保持稳定的心态。

2. 起居调护　居住环境宜湿润。睡眠要充足,严禁熬夜,以藏养阴气;节制房事,以惜阴保精。生活工作有条不紊。不宜蒸桑拿。

3. 饮食调理　宜多食滋养阴液的食物,如百合、芝麻、银耳、木耳、山药。忌吃辛辣刺激、温热香燥、煎炸炒爆及高脂肪类食物。晨起可空腹补水,多食蔬菜和水果。戒烟限酒。

4. 运动调节　运动以中小强度为宜,以少出汗为原则,可以选择太极拳、太极剑、瑜伽、八段锦、气功等较柔和的功法。

(五) 痰湿质(E型)

下肢沉重,黏滞重浊。俗称"痰派"。

【形成原因】多由先天遗传,或后天过食肥甘,病后水湿停聚等原因造成。

【总体特征】机体水液代谢障碍,痰湿凝聚,以体型肥胖、腹部肥满、口黏苔腻等痰湿证为主要特征。

【形体特征】体型肥胖,腹部肥满松软。

【心理特征】性格偏温和稳重,恭谦和达,多善于忍耐。

【常见表现】面部皮肤油脂较多,多汗且黏,胸闷,痰多,面色淡黄而黯,眼胞微浮,容易困倦,身重不爽,口黏腻或甜,喜食肥甘甜黏之食,舌体胖大,舌苔白腻,脉滑。

【发病倾向】易患消渴、中风、胸痹等病证。

【适应能力】对梅雨季节及湿重环境适应能力差。

【护理原则】健脾利湿,化痰泄浊。

【护理措施】

1. 精神调摄　多参加社会公益活动,培养广泛的兴趣爱好,开阔眼界。合理安排休闲,保持精神愉悦,气机调畅。

2. 起居调护　居室宜朝阳,阳光充足,保持干燥通风。多晒太阳,多进行户外运动,常洗热水澡,多出汗。

3. 饮食调理　饮食宜清淡,多摄取宣肺、健脾、补肾、化湿、利尿等食物,如冬瓜、淮山药、薏苡仁、赤小豆、扁豆、生姜、鲫鱼、羊肉等。吃饭宜细嚼慢咽,不宜暴饮暴食,每顿吃七八分饱最适宜。

4. 运动调节　宜进行较长时间的有氧运动,如散步、慢跑、跳舞、游泳、进行各种球类等运动。可选择每天下午四点左右,在温暖宜人、有阳光照射的地方进行锻炼。

(六) 湿热质(F型)

湿热相兼,排泄不畅。俗称"长痘派"。

【形成原因】多由先天禀赋,久居湿地或喜食肥甘厚腻等原因造成。

【总体特征】机体外感湿邪,或内生湿浊,蕴而化热,以面垢油光、口苦、苔黄腻等湿热证为主要特征。

【形体特征】体型偏胖或苍瘦。

【心理特征】性格多急躁易怒。

【常见表现】面垢油光,易生痤疮,口苦口干,身重困倦,大便黏滞不畅或燥结,小便短赤,男性易阴囊潮湿,女性易带下增多,舌质偏红,苔黄腻,脉滑数。

【发病倾向】易患疮疖、黄疸、热淋等病证。

【适应能力】对夏末秋初湿热气候,湿重或气温偏高环境较难适应。

【护理原则】分消湿浊,清泄伏火。

【护理措施】

1. 精神调摄　安神定志,保持思想娴静,修身养性,通过学习掌握一些释放情绪的方法,如疏泄法、转移法等。

2. 起居调护　起居有常,生活规律,讲究卫生,戒烟限酒,二便通畅,不熬夜,保证睡眠的时间和质量。

3. 饮食调理　宜食用清利化湿的食物,如茯苓、薏苡仁、赤小豆、绿豆、莲子、芹菜、绿茶等。少吃肥甘厚腻食物,不宜食用辛辣燥热、大热大补,忌食油炸烧烤类食品。戒烟禁酒。

4. 运动调节　宜做大强度、大运动量的锻炼,如中长跑、登山、游泳、各种球类运动等。以春秋季节锻炼为佳,避开暑热环境。

(七) 血瘀质(G型)

面色晦暗,易生肿瘤。俗称"长斑派"。

【形成原因】多由先天遗传,后天损伤,起居失度,久病血瘀等原因造成。

【总体特征】血行不畅,瘀血内阻,以肤色晦暗、舌质紫暗等血瘀证为主要特征。

【形体特征】胖瘦均见,瘦人居多。

【心理特征】急躁易怒,易烦健忘。

【常见表现】肤色晦暗,色素沉着,容易出现瘀斑,易患疼痛,口唇暗淡或紫,舌暗或有瘀点,舌下络脉紫暗或增粗,脉细涩或结代。眼眶暗黑,鼻部暗滞,发易脱落,肌肤干,女性多见痛经、闭经,或月经有血块,或经色紫黑有块,或崩漏,或有出血倾向,或吐血。

【发病倾向】易患痛证、血证、中风、胸痹等病证。

【适应能力】不耐受寒邪。

【护理原则】活血化瘀,疏利通络。

【护理措施】

1. 精神调摄　培养乐观开朗的精神状态,与人为善,平和待人。多交性格开朗的朋友,不钻牛角尖,增加兴趣爱好,保持生活充实、心情愉悦。

2. 起居调护　注意保暖,避免寒冷,春宜捂秋不能冻。

3. 饮食调理　宜多食用活血化瘀的食物和饮料,如山楂、韭菜、油菜、葡萄酒、黄酒、玫瑰花、茉莉花,以及各种菇类等。

4. 运动调节　选择能够促进气血运行的运动项目,如易筋经、太极拳、太极剑、五禽戏、散步等中小负荷的多次数的锻炼。还可以采取保健按摩的健身法。

(八) 气郁质(H型)

气机不畅,情绪抑郁。俗称"郁闷派"。

【形成原因】多由先天遗传,精神刺激,忧思郁虑等原因造成。

【总体特征】气机郁滞,以神情抑郁、忧虑脆弱等气郁证为主要特征。

【形体特征】体型瘦者为多。

【心理特征】性格内向不稳定,忧郁脆弱,敏感多疑。

【常见表现】神情抑郁,情感脆弱,敏感多疑,烦闷不乐,胸胁胀满,多伴善太息,或嗳气呃逆，或咽间有异物梗喉，或乳房胀痛，睡眠较差，食欲减退，健忘痰多，舌淡红，苔薄白，脉弦。

【发病倾向】易患脏躁、梅核气、百合病、不寐、惊恐等病证。

【适应能力】对精神刺激适应能力较差；不适应阴雨天气。

【护理原则】疏肝理气，开郁散结。

【护理措施】

1. 精神调摄　要充分重视精神调节，培养积极进取、乐观向上的人生观，做到知足常乐。平时多参加社会集体活动和文娱活动，广泛结交朋友。

2. 起居调护　生活起居规律，顺应自然变化。居室环境宜宽敞明亮，温湿度适宜，衣着宽松得体。

3. 饮食调理　宜选用疏肝理气的食物，如金橘、陈皮、佛手、大麦、荞麦、茉莉花、玫瑰花等。不宜用收敛酸涩的食物，不可贪凉饮冷。

4. 运动调节　尽量增加户外活动的时间，坚持较大负荷量、大强度的体育锻炼，如跑步、游泳、打球等。也可以选择体娱游戏，如下棋、打牌，与人交流，放松自己。

(九) 特禀质(I型)

先天缺陷，易致过敏。俗称"过敏派"。

【形成原因】多由先天禀赋不足或禀赋遗传等原因造成。

【总体特征】先天失常，以生理缺陷、过敏反应等为主要特征。

【形体特征】一般无特殊；先天禀赋异常或有畸形，或有生理缺陷。

【心理特征】因体质特异情况而不同。

【常见表现】过敏体质者常见哮喘、风团、咽痒、鼻塞、喷嚏等表现；患遗传性疾病者有垂直遗传、先天性、家族性特征；患胎传性疾病者具有母体影响胎儿个体生长发育及相关疾病等的特征。

【发病倾向】过敏性质者易患哮喘、荨麻疹、花粉及药物过敏等；遗传性疾病如血友病、先天愚型等；胎传性疾病如五迟（立迟、行迟、发迟、齿迟和语迟）、五软（头软、项软、手足软、肌肉软、口软）、解颅、胎惊等。

【适应能力】适应能力差，易引发宿疾。

【护理原则】临床过敏质者或益气固表，或凉血消风，总以纠正过敏质为法。对于先天性、遗传性疾病或生理缺陷，一般无特殊调治方法。或从亲代调治，防止疾病遗传。

【护理措施】

1. 精神调摄　该体质会表现出不同程度的内向、抑郁、焦虑、敏感等心理反应，可针对性采取精神调摄的措施，使精神调畅，心情愉悦。

2. 起居调护　顺应四时变化，季节更替时，要及时增减衣被，防止外感。出门宜做好防护措施，如包裹好头面、戴口罩等，减少体表暴露的面积。

3. **饮食调理** 饮食忌生冷、辛辣、肥甘油腻及"发物",如酒、鱼、虾、公鸡等。宜选择清淡、营养丰富的食物,多食绿色蔬菜、新鲜水果。也可适当选用补气固表的中草药,如将黄芪等做成药膳。

4. **运动调节** 适量运动,且避免春天或季节交替时长时间在室外锻炼,预防过敏性疾病的发作。

学习测试

 参考答案

一、选择题

1. 健康之人的理想体质应为（　　）。
   A. 偏阳质　　　　　　B. 偏阴质　　　　　　C. 阴阳平和质
   D. 肥胖质　　　　　　E. 特禀质

2. 嗜食肥甘厚味,易形成（　　）。
   A. 火旺体质　　　　　B. 痰湿体质　　　　　C. 心气虚体质
   D. 脾气虚体质　　　　E. 阳虚体质

3. 具有亢奋、偏热、多动等特征的体质为（　　）。
   A. 阴阳平和质　　　　B. 偏阴质　　　　　　C. 偏阳质
   D. 阳虚质　　　　　　E. 气虚质

4. 具有抑制、偏寒、多静等特征的体质为（　　）。
   A. 阴阳平和质　　　　B. 偏阴质　　　　　　C. 偏阳质
   D. 阴虚质　　　　　　E. 特禀质

5. 同一种疾病,用同一处方治疗,但不同的患者效果不一,与下列（　　）因素关系最为密切（　　）。
   A. 体质　　　　　　　B. 煎药方法　　　　　C. 调护
   D. 服药时间　　　　　E. 饮食

6. 素体阴虚阳亢者,感邪后多易（　　）。
   A. 邪从热化　　　　　B. 邪从寒化　　　　　C. 邪从燥化
   D. 邪从湿化　　　　　E. 以上都不是

7. 阴虚体质之人,养生进食时应（　　）。
   A. 宜温忌寒　　　　　B. 宜甘润生津之品　　C. 宜辛辣之品
   D. 宜温补之品　　　　E. 宜燥烈之品

二、问答题

按中医九分法分类,人的体质可分哪九种？它们各有什么特点？

第六章 方药基础知识

学习目标

1. 掌握中药四气五味、升降沉浮的含义与作用;方剂的组成原则。
2. 熟悉中药的分类和用法;常用方剂的组成与功用。
3. 了解中药用药禁忌;方剂的组成变化。

第一节 中药基础知识

中药,是指在中医药理论指导下应用的药物。我国地域辽阔,物产丰富,天然药物资源种类繁多,中药在我国使用已有几千年历史,积累了宝贵的用药经验。天然的中药主要有植物药、动物药和矿物药三类,其中以植物药为多,因此习惯将中药称作"本草"。中药是我国人民防病治病和强身健体的重要武器,对保障人民身体健康和中华民族的繁荣昌盛作出了巨大贡献。

一、中药的产地、采集与贮存

(一) 产地

天然药材的分布和生产离不开一定的自然条件。不同地区的地形、海拔高度、土壤、气候、日照、降雨量等条件,形成了不同的道地药材。道地药材,又称"地道药材",是指历史悠久、品种优良、疗效突出、带有地域特色的一些药材,是优质药材的代名词。如东北的人参、五味子,山西的党参,河南的地黄、牛膝,甘肃的当归,宁夏的枸杞,云南的三七,山东的阿胶,浙江的杭菊,海南的槟榔等。

(二) 采集

中药的采收时节、方法与药物品质好坏密切相关。总的来说,药材的采收应该在药物有效成分含量最多时进行,通常以入药部分的成熟程度作为依据。全草入药的,大多在植物充分成长或开花时采集。叶类药材通常在花蕾将放或正盛开时采收。花的采收,一般在花正开放时进行。果实和种子,除乌梅、枳实、青皮等少数药材以外,通常都在成熟时采收。根和根茎的采集,古人以农历二月、八月为佳。树皮和根皮通常在春夏时采集。

(三) 贮存

中药在采集后,一般都要采取一定的加工处理,以便贮存。药材贮存、保管的好坏直接影响药材质量。在贮存过程中,因受周围环境和自然条件等因素影响,常会发生霉烂、虫蛀、变色、泛油等现象,导致药材变质,甚至失效。为确保药材的疗效,通常采用干燥、低温、避光、密闭保存及化学药物熏杀等方法处理贮存。贵重药物与剧毒药物应专人专管。

二、中药的性能

中药性能,又称药性,是对中药性质和特征的高度概括,内容主要包括四气五味、升降浮沉、归经和毒性。

(一) 四气五味

1. 四气

四气是指寒、热、温、凉四种不同的药性,又称四性。它是通过药物作用于机体所产生的反应概括出来的。凡能减轻或消除热证的药物属寒凉药,具有清热泻火、凉血解毒等作用,常用于治疗阳证、热证,如黄连、黄芩、栀子、金银花等;凡能减轻或消除寒证的药物属温热药,具有温中散寒、补火助阳等作用,常用于治疗阴证、寒证,如干姜、附子、肉桂等。另外,还有一些寒热界限不明显、作用平和的药物称为平性药,如淮山药、甘草、党参等。

2. 五味

五味是指辛、甘、酸、苦、咸五种不同的药物滋味。既表示药物的真实滋味,又体现药物的主要作用。五味是药物疗效的标志,不同滋味的药物具有不同的作用。

(1) 辛味:能散、能行,具有发散、行气、行血、开窍、化湿等功效,适用于表证、气滞、血瘀、窍闭神昏、湿阻等病证。如薄荷、陈皮、红花、苏合香、藿香等。

(2) 甘味:能缓、能补、能和,具有补益、调和药性、缓急止痛、和中、解毒等功效,适用于正气虚弱、脾胃不和、拘急疼痛等病证。如党参、人参、饴糖、甘草等。

(3) 酸味:能涩、能收,具有收敛固涩等功效,适用于体虚多汗、脾虚久泻、肺虚久咳、肾虚遗尿、遗精等病证。如五味子、诃子、乌梅、山茱萸等。

(4) 苦味:能泄、能燥、能坚,具有清热泻火、泄降气逆、通泻大便、燥湿祛湿等功效,适用于热结便秘、肺气上逆喘咳、胃气上逆呕吐、火热实证、湿证等。如大黄、杏仁、旋覆花、栀子、黄连等。

(5) 咸味:能软、能下,具有软坚散结、泻下通便等功效,适用于瘰疬、瘿瘤、癥瘕、痰核、燥结便秘等病证。如海藻、昆布、鳖甲、牡蛎、芒硝等。

此外,还有淡味、涩味。古人认为淡为甘的余味而附于甘,涩为酸的变味而附于酸。因此,一般仍称为"五味"。"淡"味药能渗、能利,有渗湿、利尿的作用,适用于治疗水肿、小便不利等病证,如泽泻、茯苓等。涩与酸味药作用近似,常用于治疗虚汗、久泻、遗尿、滑精等病证,如五倍子、芡实、莲子、海螵蛸等。

(二) 升降浮沉

升降浮沉是指药物在治疗疾病时对人体作用的不同趋向性。升是上升、升提,降是下降、降逆,浮是发散、外行,沉是泄利、内行。升与浮、降与沉的趋向类似,一般可概括为升浮和沉降两个方面,它们是和疾病的病位与病势相对而言的。

归纳而言,凡升浮的药都能上行、向外,具有升阳、发散、开窍、催吐等功效,宜用于治疗病位在表、病势下陷的病证,如表证、腹泻、脱肛、宿食、窍闭神昏等;凡沉降的药都能下行、向内,具有清热、泻下、止咳、平喘、止呕、收敛、利水、潜阳等功效,宜用于治疗病位在里、病势上逆的病证,如里热证、实热便秘、喘咳、呕吐、肝阳上亢等。

药物升降浮沉的作用趋向,与药物的性味、质地、炮制和作用有着密切关系。一般来讲,性属温热,味属辛、甘、淡的药物大多升浮;花、叶、皮、枝等质地较轻的药物多升浮;具有升阳发表、祛散风邪、涌吐开窍等作用的药物,药性多升浮。性属寒凉,味属苦、酸、咸的药物大多沉降;种子、果实、矿物、贝壳等质地较重的药物多沉降;具有清热泻下、重镇安神、利尿渗湿、降逆收敛等作用的药物,药性多沉降。另外,炮制和配伍也可以改变药物的升降浮沉之性,如酒制则升,醋炒收敛,盐炒下行,姜炒则散,用药时应加以注意。

(三) 归经

归经是指药物对人体脏腑、经络的选择性作用,是以脏腑经络理论为基础,以所治病证为依据而确定的。一般说来,归某经的中药善于治疗某经所属脏腑、经络的病证。以头痛为例,白芷归胃经,善治阳明经(前额)头痛;羌活归膀胱经,善治太阳经(项部)头痛;柴胡归胆经,善治少阳经(两颞)头痛;吴茱萸归肝经,善治厥阴经(巅顶)头痛;细辛归肾经,善治少阴经(全头)头痛等。掌握归经有助于提高用药的准确性。四气五味、升降浮沉和归经理论从不同的角度说明中药的作用,临证时应多方合参方能全面认识中药的功效和性能,提高临床疗效。

(四) 毒性

古人所指的毒性是指药物的偏性,即中药对机体的作用,包括治疗作用和毒副作用。现代所指的毒性则指中药对机体的损害性即毒副作用,这是反映中药安全程度的一种性能。对于有毒的中药,如生附子、生半夏等,应用时应严格掌握用法、用量和适应证,以确保中药使用安全,同时还需掌握中药中毒的解救方法和预防措施。

三、中药的用法及注意事项

中药用法主要包括药物配伍、用药禁忌、用药剂量等。

(一)药物配伍

药物配伍是指根据病情需要和中药性能,有选择性地将两种或两种以上的药物配合应用。古代医家将单味药应用与药物配伍关系称为药物的"七情"。它包括单行、相须、相使、相畏、相杀、相恶、相反七个方面。

1. 单行　指单用一味药物防治疾病。如独参汤,单用一味人参,治疗气虚欲脱的危重证。

2. 相须　指两种或两种以上性能功效相似的药物配合使用,以增强原有药物疗效。如麻黄配桂枝,能增强发汗解表、祛风散寒的作用;大黄配芒硝,能增强攻下泻火的作用。

3. 相使　指性能功效不同的药物配合使用,以一种药物为主,辅以一种或数种药物配合使用,辅药能提高主药的疗效。如气虚水肿,以黄芪为主药,辅以茯苓可以提高黄芪的益气、利水、消肿的功效。

4. 相畏　指一种药物的毒副作用,能被另一药物减轻或消除。如生半夏、生南星的毒性能被生姜减轻或消除,称为生半夏畏生姜、生南星畏生姜。

5. 相杀　指一种药物能减轻或消除另一种药物的毒副作用。如生姜可以减轻或消除生半夏的毒性,称为生姜杀生半夏。相畏、相杀实际上是同一配伍关系的两种不同提法。

6. 相恶　指两药合用后,一种药物会使另一种药物的功效减弱或消除。如莱菔子能削弱人参的补气作用,防己能减弱沙参的功效,称为人参恶莱菔子、沙参恶防己。

7. 相反　指两药合用后,能产生或增强毒副作用。如"十八反""十九畏"中的药物。

"七情"配伍,除单行以外,其中相须、相使有协同作用,能提高疗效。相畏、相杀能消除或减轻毒副作用,可保证安全用药。相恶有拮抗作用,能减弱或消除疗效,相反能产生毒副作用,此两者属于配伍禁忌。

(二)用药禁忌

中药用药禁忌包括配伍禁忌、妊娠用药禁忌、服药饮食禁忌等。

1. 配伍禁忌　指药物配伍后会产生毒副作用,应避免配合应用。古代医家将药物配伍禁忌归纳为"十八反""十九畏"。

"十八反"即乌头反半夏、瓜蒌、贝母、白蔹、白及;甘草反海藻、大戟、甘遂、芫花;藜芦反人参、玄参、沙参、丹参、细辛、芍药。

"十九畏"即硫黄畏朴硝,水银畏砒霜,狼毒畏密陀僧,巴豆畏牵牛子,丁香畏郁金,牙硝畏三棱,草乌、川乌畏犀角,官桂畏赤石脂,人参畏五灵脂。

2. 妊娠用药禁忌　凡易对母体、胎儿产生损害的药物,均是妊娠用药的禁忌。分为慎用和禁用两类。慎用的多为活血、行气、攻下、辛热的中药,如红花、桃仁、枳壳、枳实、大黄、芒硝、肉桂、附子等。若无特别需要,孕妇应尽可能避免使用,以防发生意外。禁用的多属作用峻猛或剧毒药,是堕胎作用较强的中药,如朱砂、雄黄、胆矾、轻粉、巴豆、芫花、甘遂等。此类药物对于孕妇是绝对禁用的。

3. 服药饮食禁忌　也称"忌口",指服药期间对某些食物的禁忌。一般在服药期间应忌食生冷、油腻、腥膻、辛辣、黏滑及有刺激性的食物,以免降低药物疗效,影响药物吸收或产生不良反应。病情不同,饮食禁忌也有所区别。热性病忌食辛辣、油腻、煎炸类食物;寒性病忌食生冷;疮疡及皮肤病忌食鱼、虾、蟹等发物。此外,服用含铁类药物(皂矾)忌与茶同用;服茯苓忌醋;服贯众忌油等也要引起重视,以免降低药效或发生中毒。

(三) 用药剂量

中药的用量即剂量,一般根据中药性质、临床需要及病人的具体情况来确定。药性温和、药味清淡的药,用量可大些;药性峻猛、药味浓烈的药,用量宜小;毒性药则要严格控制用量。贝壳、金石类质重的药物,用量宜重;花、叶类质轻的药物,用量宜轻。贵重细料药,如麝香、牛黄,用量宜小。单味药,用量可大些;复方药,用量宜小。入汤剂的中药,用量可大些;入丸散剂的中药,用量宜小。患者体质壮实者用量可大些,体质虚弱者及老人、妇女、儿童用量宜小。

此外,确定药物用量时,应考虑到居处的自然环境、季节和气候等因素,做到"因地制宜""因时制宜"。

四、中药的分类与常用药物

(一) 解表药

凡以发散表邪,治疗表证为主的药物,称解表药。根据解表药性能,可分为辛温解表药与辛凉解表药。

1. 辛温解表药　主要作用为发散风寒,主治外感风寒表证,常用药物有麻黄、桂枝、紫苏、生姜、香薷、防风、荆芥、羌活、白芷、细辛、葱白等。

2. 辛凉解表药　主要作用为发散风热,主治风热感冒及温病初起邪在卫分,常用药物有薄荷、牛蒡子、菊花、桑叶、升麻、柴胡、葛根等。

(二) 清热药

凡以清解里热,治疗热性病证为主的药物,称清热药。根据功效及其主治证的差异,可分为清热泻火药、清热燥湿药、清热解毒药、清热凉血药及清虚热药。

1. 清热泻火药　主要作用为清泄气分邪热,主治气分实热证。常用药物有石膏、知母、芦根、天花粉、竹叶、栀子、夏枯草、决明子等。

2. 清热燥湿药　主要作用为清热燥湿,主治湿热证。常用药有黄芩、黄连、黄柏、龙胆、苦参、白鲜皮等。

3. 清热解毒药　主要作用为清解火热毒邪,主治热毒炽盛之痈肿疮疡。常用药物有金银花、连翘、大青叶、板蓝根、蒲公英、野菊花、土茯苓、鱼腥草、穿心莲、白头翁、败酱草、马齿苋、射干等。

4. 清热凉血药　主要作用为清解营分、血分热邪,主治营分、血分等实热证。常用药物有生地黄、玄参、牡丹皮、赤芍、水牛角等。

5. 清虚热药　主要作用为清虚热、退骨蒸，主治虚热证。常用药物有青蒿、地骨皮、银柴胡、胡黄连等。

（三）泻下药

凡以泻下通便，治疗里实积滞为主的药物，称为泻下药。根据泻下作用的不同，可分为攻下药、润下药、逐水药三类。

1. 攻下药　主要作用为攻下通便、清热泻火，主治大便秘结、宿食停积、实热积滞之证。常用药物有大黄、芒硝、番泻叶等。

2. 润下药　主要作用为润燥滑肠，主治年老体弱、久病、血虚津枯等所致便秘。常用药物有火麻仁、松子仁、郁李仁等。

3. 逐水药　主要作用为引起剧烈腹泻，部分兼有利尿作用，能使水液通过二便排出体外，消除肿胀，主治全身水肿、大腹胀满及停饮等正气未衰之证。常见药物有甘遂、京大戟、芫花等。

（四）化痰止咳平喘药

凡有祛痰或化痰作用，治疗痰证的药物，称为化痰药。凡以制止或减轻咳喘，治疗咳喘证的药物，称为止咳平喘药。治疗上化痰药常与止咳平喘药配伍使用。根据功效及用途分为以下三类。

1. 温化寒痰药　主要作用为温肺祛寒、燥湿化痰，主治寒痰、湿痰证，以及由寒痰、湿痰所致的眩晕、肢体麻木、阴疽流注，以及疮痈肿毒。如属阴虚燥咳，或有吐血、咯血病史，应慎用。常用药物有半夏、天南星、白芥子、旋覆花等。

2. 清化热痰药　主要作用为清化热痰，主治热痰壅肺所致的咳嗽气喘、痰多黄稠，舌红苔黄腻等证。清化热痰药多属苦寒或甘寒质润之品，易伤阳助湿，故寒痰、湿痰及脾胃虚寒者忌用。常用药物有贝母、桔梗、瓜蒌、竹茹等。

3. 止咳平喘药　主要作用为宣肺祛痰、润肺止咳、降气平喘，主治咳喘。咳喘的病情较复杂，有寒热虚实之异，外感内伤之别，必须辨证论治，选用相宜的配伍，不可见咳治咳，见喘治喘。常用药物有苦杏仁、紫苏子、百部、紫苑等。

（五）祛风湿药

凡有祛除风湿、解除痹痛作用，治疗风湿痹证的药物，称为祛风湿药。根据药性与功效的不同，分为祛风寒湿药、祛风湿热药、祛风湿强筋骨药三类。

1. 祛风寒湿药　主要作用为祛风除湿、散寒通络，主治风寒湿痹证。常用药物有独活、威灵仙、木瓜等。

2. 祛风湿热药　主要作用为祛风除湿、通络止痛、清热消肿，主治风湿热痹证。常用药物有防己、桑枝、秦艽等。

3. 祛风湿强筋骨药　主要作用为补肝肾、强筋骨，主治风湿日久、肝肾虚损等。常用药物有五加皮、桑寄生等。

(六) 化湿药

凡有化湿运脾作用,治疗湿阻中焦证的药物,称为化湿药。主要作用为疏畅气机、宣化湿浊、醒脾和胃及消胀除痞,主要用于湿困脾胃、运化失常之脘腹痞满、呕吐泛酸、大便便溏、食少体倦等。湿温、暑温等证亦可选用。常用药物有藿香、佩兰、苍术、厚朴、砂仁、豆蔻等。

(七) 利水渗湿药

凡有通利水道、渗泄水湿作用,治疗水湿内停病证的药物,称为利水渗湿药。主要作用为利水消肿、利尿通淋、利湿退黄,主治小便不利、水肿、泄泻、痰饮、淋证、黄疸、湿疮、带下、湿温等水湿所致的各种病证。常用药物有茯苓、猪苓、泽泻、薏苡仁、车前子、滑石、木通、茵陈等。

(八) 温里药

凡有温里祛寒作用,治疗里寒证的药物,称为温里药,又名祛寒药。主要作用为温里祛寒、温经止痛,主治里寒证,尤以里寒实证为主。个别药物尚能助阳、回阳,用以治疗虚寒证、亡阳证。常用药物有附子、肉桂、吴茱萸、干姜、小茴香、丁香等。

(九) 补虚药

凡有补虚扶弱,纠正人体气血阴阳之不足作用,治疗各种虚证的药物,称为补虚药,又称补益药。根据各种药物功效及其主要适应证的不同,可分为以下四类。

1. 补气药 主要作用为补益脏腑之气,尤以补益脾气、肺气作用显著。主治脾气虚或肺气虚证。常用药物有人参、西洋参、党参、太子参、黄芪、白术、山药、大枣等。

2. 补血药 主要作用为补益心血、肝血,主治血虚证。使用补血药常配伍补气药,即所谓"有形之血不能自生,生于无形之气";若兼见阴虚者,可与补阴药或兼有补阴补血作用的药物配伍;脾为气血生化之源,血虚源于脾虚,故多配伍补益脾气之品。常用药物有当归、熟地黄、白芍、阿胶、何首乌、龙眼肉等。

3. 补阴药 主要作用为滋养阴液、生津润燥,主治阴液亏虚所致咽干口燥、便秘尿黄及阴虚内热所致五心烦热、潮热盗汗等病证。常用药物有北沙参、南沙参、百合、麦冬、天冬、石斛、玉竹、枸杞子等。

4. 补阳药 主要作用为补益心阳、脾阳、肾阳,主治阳虚证。常用药物有鹿茸、紫河车、淫羊藿、杜仲、续断、肉苁蓉、补骨脂、益智仁、菟丝子等。

(十) 理气药

凡以疏理气机,治疗气滞或气逆证的药物,称为理气药,又名行气药。主要作用为行气、降气、解郁、散结,并可通过畅达气机、消除气滞而达到止痛之效。常见药物有陈皮、青皮、枳实、木香、沉香、川楝子、香附、佛手等。

(十一) 止血药

凡以制止体内外出血,治疗各种出血性疾病的药物,称为止血药。主要作用为止血,主治咯血、咳血、衄血、吐血、便血、尿血、崩漏、紫癜及外伤出血等。止血药的药性各有不同,如小蓟、大蓟、侧柏叶等性属寒凉,味多甘苦,能凉血止血,适用于血热妄行所致的各种出血;艾叶、炮姜、灶心土等性属温热,能温经止血,适用于虚寒性出血;三七、茜草、蒲黄等兼有化瘀作用,能化瘀止血,适用于瘀血内阻、血不循经之出血;白芨、仙鹤草、血余炭等味涩性平,能收敛止血,适用于热性或寒性出血。

(十二) 活血化瘀药

凡有疏通血脉、促进血行、消散瘀血作用,治疗瘀血病证的药物,称活血化瘀药。其中活血作用较强者,又称破血药或逐瘀药。主要作用为活血化瘀而止痛、调经、消肿等,主治一切瘀血阻滞证。常用药物有川芎、延胡索、郁金、乳香、丹参、红花、桃仁、益母草、牛膝、鸡血藤等。

(十三) 平肝息风药

凡有平肝潜阳、息风止痉作用,治疗肝阳上亢或肝风内动病证的药物,称为平肝息风药。主治肝阳上亢、头晕目眩,以及肝风内动、惊风抽搐等症。本类药物有性偏寒凉或性偏温燥之不同,当注意使用,如性偏寒凉的牛黄、羚羊角等,性偏温燥的刺蒺藜、蜈蚣等。若脾虚慢惊者,不宜用寒凉之品;阴虚血亏者,当忌温燥之品。

(十四) 开窍药

凡有通关、开窍、醒神作用,治疗闭证神昏的药物,称为开窍药,又名芳香开窍药。主要作用为通窍开闭、苏醒神志,主治热病神昏谵语,以及惊风、癫痫、中风等猝然昏厥、痉挛抽搐等病证。开窍药辛香走窜,为临床急救之品,但耗伤正气,故只宜暂服,不可久用。常用药物有麝香、冰片、苏合香、石菖蒲等。

(十五) 安神药

凡有安定神志作用,治疗心神不宁病证的药物,称为安神药。矿石、化石、贝壳类药物,具有质重沉降之性,属于重镇安神药,主要作用为重镇安神、平惊定志,主治心神不宁、烦躁易怒、心悸失眠及惊痫、癫狂等证。常用药物有朱砂、磁石、龙骨、琥珀等。植物种子、种仁类药物,属于养心安神药,主要作用为滋养心肝、养阴补血,主治心悸怔忡、虚烦不眠、健忘多梦等证。常用药物有酸枣仁、柏子仁、远志、合欢花等。

(十六) 收涩药

凡有收敛固涩作用,治疗各种滑脱证的药物为收涩药,亦称固涩药。本类药物味多涩,主要作用为固表敛汗、涩肠止泻、固精缩尿、止血止带、敛肺止咳等。常用药物有麻黄根、五味子、诃子、肉豆蔻、山茱萸、桑螵蛸等。

(十七) 消食药

凡有消除胃肠积滞、促进消化作用,治疗饮食积滞的药物,称为消食药。主治宿食停留、饮食不消所致的脘腹胀满、嗳气吞酸、恶心呕吐、不思饮食、大便失常等症。常用药物有山楂、神曲、麦芽、鸡内金、莱菔子等。

(十八) 驱虫药

凡有驱除或杀灭人体内寄生虫作用,治疗虫证的药物,称为驱虫药。主治蛔虫病、蛲虫病、绦虫病、钩虫病、姜片虫病等多种肠道寄生虫病。常用药物有使君子、苦楝皮、槟榔、南瓜子等。

(十九) 外用药

凡以在体表使用为主要给药途径,具有消肿解毒、散结止痛、杀虫止痒、化腐排脓、生肌收口、收敛止血等功效的药物,称外用药。本类药物主治疥癣、湿疹、痈疽疔毒、麻风、梅毒、毒蛇咬伤等。其外用方法有研末外敷,或用香油及茶水调敷,或做成药捻、栓剂置入,或制成软膏涂抹,或煎汤浸渍及热敷等。外用药多数具有毒性,甚至有剧毒,须注意用量,以防发生意外。

学习测试

参考答案

一、选择题

1. 中药的性能是指(　　)。
   A. 中药的功效　　　　　　　　　　　B. 中药的形状
   C. 中药的基本作用　　　　　　　　　D. 中药的四气五味
   E. 中药作用的基本性质和特征的高度概括

2. 中药四气的确定是(　　)。
   A. 从人体的感官感觉出来的
   B. 从疾病的性质总结出来的
   C. 从药物作用于人体所发生的反应和获得的不同疗效中概括出来的
   D. 从季节的不同变化总结出来的
   E. 以上都不是

3. 苦味药的作用(　　)。
   A. 能和能缓　　　　B. 能燥能泄　　　　C. 能下能软
   D. 能收能涩　　　　E. 能行能散

4. 具有收敛固涩作用的是(　　)。
   A. 酸味　　　　　　B. 咸味　　　　　　C. 辛味
   D. 苦味　　　　　　E. 淡味

5. 辛味药临床一般治疗(　　)。
   A. 表证及气血阻滞证　　B. 呕吐呃逆　　　　C. 久泻久痢
   D. 大便燥结　　　　　　E. 瘿瘤、痰核

6. 归经是指(　　)。
   A. 药物具有升降浮沉的作用趋向　　　B. 药物具有寒热温凉四种性质
   C. 药物具有辛甘酸苦咸五种滋味　　　D. 药物对机体某部分的选择性作用
   E. 药物对机体有无毒副作用

7. 下列关于中药用量的说法中,错误的是(　　)。

A. 质松量轻的药物用量宜小　　　　　　　　B. 鲜药用量宜小
C. 发汗解表药夏季用量宜小　　　　　　　　D. 病情轻、病程长者用量宜小
E. 成人及体质壮实者用量宜大

8. 下列不属于升浮药作用的是（　　）。
   A. 发汗　　　　　　B. 涌吐　　　　　　C. 开窍
   D. 清热　　　　　　E. 解表

9. 甘味药的作用是（　　）。
   A. 泄、燥　　　　　B. 补益、和中、缓急　　　C. 软坚、泻下
   D. 收敛固涩　　　　E. 渗湿利尿

10. 下列配伍关系中，属于协同作用配伍关系的是（　　）。
    A. 相须相使　　　　B. 相畏相杀　　　　　C. 相使相恶
    D. 相畏相使　　　　E. 相恶相反

11. 治疗筋脉拘急疼痛的药物多具有（　　）。
    A. 辛味　　　　　　B. 甘味　　　　　　C. 酸味
    D. 苦味　　　　　　E. 咸味

12. 妊娠慎用药为（　　）。
    A. 川芎　　　　　　B. 三棱　　　　　　C. 红花
    D. 益母草　　　　　E. 葛根

13. 赵女士，50岁。体弱多病，体形消瘦，气短乏力，纳食不香，头晕心慌，面色苍白，经常嗳气反酸，诊断为胃下垂。应选用的药物是（　　）。
    A. 味辛、升浮药　　B. 味甘、沉降药　　　C. 味甘、升浮药
    D. 味酸、沉降药　　E. 味苦、沉降药

二、问答题

1. 中药四气五味的主要内容有哪些？
2. 中药配伍的相畏关系是怎样的？并举例说明。

第二节　方剂基础知识

方剂是以中医基本理论为指导，遵循组方配伍原则，有目的地选择适宜药物，酌定用量，合理配伍而成。方剂是"理、法、方、药"的重要组成部分，具有特定的结构和疗效，适合更复杂的病情。

一、方剂组成

（一）方剂组成原则

方剂由药物组成，它不是药物简单相加，而是根据病情需要，严格遵循组方原则，选择适宜药物配伍而成。通过合理配伍，不但能增强单味药物的原有疗效，扩大治疗的范围，而且能减

低或消除药物的毒副作用。《黄帝内经素问·至真要大论》说"主病之谓君,佐君之谓臣,应臣之谓使"。这种组方原则,可以用"君、臣、佐、使"来概括。

1. 君药　是指针对主病或主证起主要治疗作用的药物,是方剂组成中不可或缺的主药。

2. 臣药　作用有两种,一是辅佐君药加强治疗主病或主证;二是对兼病或兼证起主要治疗作用。药力仅次于君药。

3. 佐药　作用有三种,一是佐助药,协助君、臣药加强疗效,或直接治疗次要症状;二是佐制药,消除或减弱君、臣药的毒性,或制约君、臣药的峻烈之性;三是反佐药,病势严重出现拒药时,配用与君药性味相反又能在治疗中起相成作用,可提高治疗效果,或消除药不能进的情况。

4. 使药　作用有两种,一是调和药,在方中起调和药性作用;二是引经药,能起到向导作用,引导诸药直达病所。

(二)方剂组成变化

方剂的组成,既要有一定的原则性,又要具备一定的灵活性。由于年龄、体质、病情、四时气候及地域环境的差异,方剂在临床具体运用时,可以通过药味、药量和剂型的加减化裁,达到预期效果。

1. 药味增减　是指主证、主药不变的情况下,随着次要症状或兼证的不同,增减其次要药物,以适应新病情的需要,也称为"随证加减"。如麻黄汤,主治外感风寒表实证,如咳喘明显表寒轻者,则可去桂枝以减轻解表发汗之力。

2. 药量增减　是指方剂的药物组成相同,但方中药物用量发生变化,致使方剂中药物配伍关系及功效、主治随之改变。如小承气汤与厚朴三物汤,两方均由大黄、枳实、厚朴三味药组成。小承气汤中大黄四两为君,枳实三枚为臣,厚朴二两为佐,能泻热通便,主治热结便秘。厚朴三物汤中厚朴八两为君,枳实五枚为臣,大黄四两为佐,能行气通便,主治气滞便秘。两方药量不同,药物主次关系、功效及主治亦随之发生变化。

3. 剂型变化　是指方剂的药物、药量不变,如果剂型发生变化,其作用也会相应发生变化。如理中丸和理中汤,二者组成相同,然前者力轻而效缓,主治脾胃虚寒轻证;后者力猛而效快,主治脾胃虚寒重证。临床上丸剂、散剂与汤剂等剂型之间可以相互变化,主要应视病情轻重缓急而定。

二、方剂常用剂型

方剂组成后,根据病情需要、药物特性和给药方法,把原药材加工制成一定的形态,称为剂型。方剂的常用剂型如下。

1. 汤剂　指将药物饮片加水或者酒浸泡后,再煎煮一定时间,去渣取汁,制成的液体剂型。汤剂是目前临床使用最广的一种剂型,主供内服,也可洗浴、熏蒸、含漱等。其特点是吸收快,功效迅速,能根据病情变化而灵活加减。

2. 丸剂　指将药材细粉或药材提取物,加适宜的赋形剂制成固体剂型。常用的赋形剂有蜜、水、米糊、面糊、酒、醋和药汁等。丸剂大多内服,是临床常用的剂型。其特点是吸收缓慢,药效持久,体积小,携带、贮存和服用方便。

3. 散剂　指将药物粉碎、均匀混合成粉末状剂型。散剂分为内服、外用两种。内服散剂可用水、酒或汤直接冲服,也可用水煎服;外用散剂是将药粉掺撒疮面或外敷患病部位、也可吹喉、点眼,如生肌散、冰硼散等。其特点是制作简便,方便服用、携带,节省药材,不易变质。

4. 膏剂　指将药材用水或植物油煎煮、去渣浓缩后,加炼蜜或糖制成的半流体制剂。膏剂有内服和外用两种。内服膏剂的特点是药物浓度高,体积小,服用简单,贮存方便,便于携带。外用膏剂具有保护创面、润滑皮肤和局部治疗作用,特点是使用方便,药效较快。

5. 酒剂　指将药物用白酒或黄酒浸泡,或加温隔水炖煮,去渣取液而制成的剂型,俗称"药酒"。其特点是活血通络,易于发散和助长药性,所以常在祛风通络和补益剂中使用。

6. 丹剂　分为内服和外用两种。外用丹剂又称丹药,指将矿物药经过加热、升华炼制而成,常用来治疗痈疽疮疡。内服丹剂没有固定的剂型,临床可见丸剂、散剂。内服丹剂多以贵重药或药效明显而著称。

7. 片剂　指将药材提取物或药物细粉与辅料混合,压制成圆片状剂型。片剂是现代常用剂型之一,临床应用广,特点是体积小,剂量准确,便于携带。

8. 茶剂　指将药材粉碎加工成粗磨状制品,或加入适宜的黏合剂制成方块状的剂型。使用时用沸水冲服、泡服或煎服。其特点是药量小、服用方便、贮运简单。

9. 糖浆剂　指将药物煎煮去渣浓缩后,加入蔗糖溶解制成的浓蔗糖水溶液。特点是口味甘甜、服用方便,吸收较快,尤其适宜儿童服用,如止咳糖浆等。

10. 其他　此外还有露剂、条剂、线剂、栓剂、针剂、气雾剂、锭剂和胶囊等。

> **知识链接**
>
> **不同剂型与药效关系**
>
> 药效与药物吸收的多少、快慢有着直接关系。金元时期李东垣曰:"汤者荡也,去大病用之;散者散也,去急病用之;丸者缓也,不能速去病,舒缓而治之也……"一般来说,不同剂型吸收由快到慢的次序为:注射剂、气雾剂、灌肠剂、汤剂、片剂、口服液、颗粒剂、煎膏剂、散剂、胶囊剂、片剂、丸剂。

三、方剂的分类与常用方剂

根据方剂的功用与主治,方剂一般可分为解表剂、清热剂、泻下剂、祛痰剂、祛湿剂、温里剂、补益剂、理气剂、理血剂、治燥剂、固涩剂、治风剂、和解剂、开窍剂、安神剂、消食剂等。

(一) 解表剂

凡以解表药为主组成,具有解肌、发汗、透疹等作用,用来治疗表证的方剂,称为解表剂。常用解表剂见表6-2-1。

表6-2-1 常用解表剂

分类	方名	药物组成	功用	主治
辛温解表剂	麻黄汤	麻黄、桂枝、杏仁、甘草	解表发汗 宣肺平喘	外感风寒证:恶寒发热、头痛身痛、无汗而喘、脉浮紧等
辛凉解表剂	桑菊饮	桑叶、菊花、杏仁、连翘、薄荷、桔梗、甘草、芦根	疏风清热 宣肺止咳	外感风热证:身热不甚、咳嗽有痰、口微渴、脉浮紧等
扶正解表剂	败毒散	柴胡、前胡、川芎、枳壳、羌活、独活、茯苓、桔梗、人参、甘草	散寒祛湿 益气解表	气虚外感风寒湿表证:恶寒发热无汗、头项强痛、胸膈痞闷、脉浮按取无力等

(二) 清热剂

凡以清热药为主组成,具有清热泻火、凉血解毒、滋阴透热等作用,用来治疗里热证的方剂,称为清热剂。常用清热剂见表6-2-2。

表6-2-2 常用清热剂

分类	方名	药物组成	功用	主治
清气分热剂	白虎汤	生石膏、知母、炙甘草、粳米	清热生津	气分热盛证:壮热面赤、烦渴多饮、大汗出、脉洪大等
清营凉血剂	清营汤	犀角、生地黄、金银花、连翘、玄参、黄连、丹参、竹叶心、麦冬	清营解毒 透热养阴	热入营分证:身热夜甚、心烦少寐、斑疹隐隐、脉细数等
清热解毒剂	黄连解毒汤	黄连、黄芩、黄檗、栀子	泻火解毒	三焦热盛证:大热烦渴、口燥咽干、谵语不眠、脉数有力等
清脏腑热剂	龙胆泻肝汤	龙胆草、黄芩、栀子、生甘草、泽泻、木通、车前子、当归、生地黄、柴胡	泻肝胆实火 清下焦湿热	肝胆实火上炎证:头痛目赤、胁痛口苦、耳聋、耳肿、脉弦数有力等
清虚热剂	青蒿鳖甲汤	青蒿、鳖甲、生地黄、知母、牡丹皮	养阴透热	热病后期阴液损伤:夜热早凉、热退无汗、脉细数等

(三) 泻下剂

凡以泻下药为主组成,具有通导大便、排除胃肠积滞、荡涤实热,或攻逐水饮、寒积等作用,用来治疗里实证的方剂,称为泻下剂。常用泻下剂见表6-2-3。

表 6-2-3　常用泻下剂

分类	方名	药物组成	功用	主治
寒下剂	大承气汤	大黄、枳实、厚朴、芒硝	峻下热结	阳明腑实证：大便秘结、腹胀满拒按、矢气频作、日晡潮热、脉实有力等
温下剂	温脾汤	大黄、当归、干姜、人参、甘草、熟附子、芒硝	温补脾阳攻下寒积	阳虚寒积证：大便秘结、腹部冷痛、手足不温、口不渴、脉沉弦而迟等
润下剂	麻子仁丸	杏仁、白芍、枳实、大黄、厚朴、火麻仁	润肠通便	胃肠燥热便秘证：大便秘结、脘腹胀满、小便频数、脉细等
逐水剂	十枣汤	甘遂、芫花、大戟、大枣	攻逐水饮	悬饮证：咳唾胸胁引痛、心下痞硬、头痛目眩、脉弦等
攻补兼施剂	新加黄龙汤	生大黄、芒硝、玄参、麦冬、当归、细生地、生甘草、人参、海参、姜汁	泻热通便滋阴益气	热结里实、气阴不足证：大便秘结、腹中胀满而硬、神倦少气、口干咽燥、唇裂舌焦等

（四）祛痰剂

凡以祛痰药为主组成，具有消除痰饮作用，用来治疗各种痰病的方剂，称为祛痰剂。常用祛痰剂见表 6-2-4。

表 6-2-4　常用祛痰剂

分类	方名	药物组成	功用	主治
燥湿化痰剂	二陈汤	半夏、橘红、茯苓、炙甘草、生姜、乌梅	燥湿化痰理气和中	湿痰证：痰多色白、胸膈胀满、恶心呕吐或肢体倦怠、脉滑等
清热化痰剂	清气化痰汤	陈皮、杏仁、枳实、黄芩、瓜蒌仁、茯苓、胆南星、制半夏	清热化痰理气止咳	热痰证：痰黄黏稠、胸膈痞闷、甚则气急呕恶、脉滑数等
润燥化痰剂	贝母瓜蒌散	贝母、瓜蒌、天花粉、橘红、茯苓、桔梗	润肺清热理气化痰	燥痰证：干咳、咳痰不爽、痰黏难出、咽喉干燥、脉弦等
温化寒痰剂	苓甘五味姜辛汤	茯苓、甘草、干姜、细辛、五味子	温肺化饮	寒痰证：咳嗽痰多、清稀色白、胸膈不舒、脉弦滑等
治风化痰剂	止嗽散	桔梗、荆芥、紫菀、百部、陈皮、甘草、白前	宣肺疏风止咳化痰	风痰证：恶风发热、咳嗽咽痒、痰多、脉浮缓等

（五）祛湿剂

凡以祛湿药为主组成，具有化湿利水、通淋泄浊作用，用来治疗水湿内停病证的方剂，称为祛湿剂。常用祛湿剂见表 6-2-5。

表 6-2-5 常用祛湿剂

分类	方名	药物组成	功用	主治
燥湿和胃剂	藿香正气散	藿香、紫苏、白术、白芷、厚朴、半夏、陈皮、桔梗、茯苓、大腹皮、甘草	解表化湿 理气和中	外感风寒,内伤湿滞证:恶寒发热、头痛、恶心呕吐、腹痛腹泻、脉浮缓等
清热祛湿剂	茵陈蒿汤	茵陈蒿、栀子、大黄	清热利湿 退黄	湿热黄疸证:皮肤巩膜俱黄、黄色鲜明、小便黄赤、大便不畅、脉滑数等
利水渗湿剂	五苓散	茯苓、猪苓、泽泻、白术、桂枝	温阳化气 渗湿利水	膀胱气化不利之蓄水证:小便不利、小腹胀满、水肿、腹泻等
温化水湿剂	真武汤	附子、白术、茯苓、生姜、白芍	温阳利水	阳虚水肿证:全身浮肿、小便不利、四肢沉重、恶寒肢冷、腹痛下利、脉沉细等
祛风胜湿剂	独活寄生汤	独活、秦艽、防风、细辛、桂心、牛膝、杜仲、人参、茯苓、当归、白芍、熟地黄、川芎、桑寄生、甘草	祛风湿 止痹痛 益肝肾 补气血	痹证日久证:腰膝关节疼痛、屈伸不利或麻木不仁、畏寒喜温、脉细弱等

(六)温里剂

凡以温里祛寒药为主组成,具有温中祛寒、回阳救逆、温经通脉等作用,用来治疗里寒证的方剂,称为温里剂。常用温里剂见表 6-2-6。

表 6-2-6 常用温里剂

分类	方名	药物组成	功用	主治
温中祛寒剂	理中丸	人参、干姜、甘草、白术	温中祛寒 补气健脾	脾胃虚寒证:自利不渴、呕吐腹痛、食少、畏寒肢冷、脉沉细等
回阳救逆剂	四逆汤	甘草、附子、干姜	回阳救逆	心肾阳衰寒厥证:四肢厥逆、恶寒蜷卧、神衰欲寐、脉微欲绝
温经通络剂	当归四逆汤	当归、桂枝、白芍、细辛、甘草、通草、大枣	温经散寒 养血通脉	血虚寒厥证:手足厥寒、腰腿疼痛、妇女痛经、脉沉细等

(七)补益剂

凡以补益药为主组成,具有滋养、补益人体气血阴阳不足作用,用来治疗各种虚证的方剂,称为补益剂。常用补益剂见表 6-2-7。

表 6-2-7 常用补益剂

分类	方名	药物组成	功用	主治
补气剂	四君子汤	人参、白术、茯苓、甘草	益气健脾	脾胃气虚证:面色萎白、气短乏力、食少便溏、脉虚弱等

续表

分类	方名	药物组成	功用	主治
补血剂	四物汤	当归、川芎、白芍、熟地黄	补血调经	血虚血滞证：心悸失眠、头晕目眩、面色无华、月经不调、行经腹痛、脉细涩等
补阴剂	六味地黄丸	熟地黄、山茱萸、山药、泽泻、牡丹皮、茯苓	滋补肝肾	肝肾阴虚证：腰膝酸软、头晕目眩、耳鸣耳聋、潮热盗汗、遗精、消渴、五心烦热、脉细数等
补阳剂	肾气丸	干地黄、山药、山茱萸、泽泻、茯苓、牡丹皮、肉桂、附子	补肾助阳	肾阳不足证：腰膝酸软、肢冷、少腹拘急、小便清长或夜尿多、阳痿或水肿、脉沉细等

（八）理气剂

凡以理气药为主组成，具有行气或降气作用，用来治疗气滞、气逆病证的方剂，称为理气剂。常用理气剂见表6-2-8。

表6-2-8　常用理气剂

分类	方名	药物组成	功用	主治
行气剂	半夏厚朴汤	半夏、厚朴、茯苓、生姜、紫苏叶	行气散结降逆化痰	梅核气：咽中如有物阻、咳吐不出、胸膈满闷、脉弦等
降气剂	苏子降气汤	紫苏、半夏、当归、甘草、前胡、厚朴、肉桂	降气平喘祛痰止咳	上实下虚痰喘证：痰涎壅盛、咳喘短气、痰稀色白、胸膈满闷，或腰痛脚弱等

（九）理血剂

凡以理血药为主组成，具有活血调血或止血作用，用来治疗血瘀或出血证的方剂，称为理血剂。常用理血剂见表6-2-9。

表6-2-9　常用理血剂

分类	方名	药物组成	功用	主治
活血化瘀剂	血府逐瘀汤	当归、生地黄、桃仁、红花、枳壳、赤芍、柴胡、甘草、桔梗、川芎、牛膝	活血祛瘀行气止痛	胸中血瘀证：胸痛头痛、痛如针刺有定处、内热烦闷、心悸失眠、急躁易怒、脉涩或弦等
止血剂	小蓟饮子	生地黄、小蓟、滑石、木通、蒲黄、藕节、当归、栀子、淡竹叶、炙甘草	凉血止血利尿通淋	下焦热结之血淋：尿血、小便频数、赤涩热痛、脉数等

（十）治燥剂

凡以轻宣辛散或甘凉滋润药为主组成，具有轻宣燥邪或滋阴润燥作用，用来治疗燥证的方剂，称为治燥剂。常用治燥剂见表6-2-10。

表 6-2-10 常用治燥剂

分类	方名	药物组成	功用	主治
轻宣润燥剂	杏苏散	紫苏叶、半夏、茯苓、前胡、苦桔梗、枳壳、甘草、生姜、大枣、苦杏仁、橘皮	理肺化痰轻宣凉燥	外感凉燥证：恶寒无汗、头微痛、咳嗽痰稀、鼻塞咽干、脉弦等
滋阴润燥剂	百合固金汤	熟地黄、生地黄、当归、白芍、甘草、桔梗、玄参、贝母、麦冬、百合	养阴润肺化痰止咳	肺肾阴虚证：咳痰带血、咽喉燥痛、头晕目眩、午后潮热、脉细数等

（十一）固涩剂

凡以固涩药为主组成，具有收敛固涩作用，用来治疗气血精津滑脱散失证的方剂，称为固涩剂。常用固涩剂见表 6-2-11。

表 6-2-11 常用固涩剂

分类	方名	药物组成	功用	主治
固表止汗剂	牡蛎散	黄芪、麻黄根、牡蛎、浮小麦	敛阴止汗益气固表	体虚自汗、盗汗证：常自汗出、夜卧更甚、心悸、脉细弱等
涩精止遗剂	金锁固精丸	沙苑子、蒺藜、芡实、莲须、龙骨、牡蛎	涩精补肾	肾虚不固之遗精：遗精滑泄、神疲乏力、腰痛耳鸣、脉细弱等
涩肠固脱剂	四神丸	肉豆蔻、补骨脂、五味子、吴茱萸	温肾暖脾固肠止泻	脾肾阳虚肾泄证：五更泄泻、不思饮食、或腹痛腰酸、肢冷、脉沉迟无力等
固崩止带剂	固经丸	黄芩、白芍、龟甲、黄檗、椿树根皮、香附	滋阴清热固经止血	阴虚血热之崩漏：月经过多或崩中漏下、手足心热、腰膝酸软、脉弦数等

（十二）治风剂

凡以辛散祛风或息风止痉药为主组成，具有疏散外风或平息内风作用，用来治疗风病的方剂，称为治风剂。常用治风剂见表 6-2-12。

表 6-2-12 常用治风剂

分类	方名	药物组成	功用	主治
疏散外风剂	川芎茶调散	川芎、羌活、白芷、细辛、荆芥、薄荷、防风、甘草	疏风止痛	外感风邪头痛：偏正头痛或巅顶作痛、恶寒发热、目眩鼻塞、脉浮等
平息内风剂	镇肝熄风汤	怀牛膝、代赭石、龙骨、牡蛎、龟甲、白芍、玄参、天冬、川楝子、生麦芽、茵陈、甘草	镇肝息风滋阴潜阳	阴虚阳亢，肝风内动证：头晕目眩、目胀耳鸣、心中烦热、或肢体渐觉不利、或口角渐斜、昏不识人、脉弦长有力等

(十三)和解剂

凡具有和解少阳、调和肝脾、调和寒热、表里双解等作用,用来治疗少阳证、肝脾不调证、寒热错杂证的方剂,称为和解剂。常用和解剂见表6-2-13。

表6-2-13 常用和解剂

分类	方名	药物组成	功用	主治
和解少阳剂	小柴胡汤	柴胡、黄芩、人参、甘草、半夏、生姜、大枣	和解少阳	伤寒少阳、热入血室证:寒热往来、胸胁苦满、脉弦等
调和肝脾剂	逍遥散	甘草、当归、茯苓、白芍、白术、柴胡、生姜、薄荷	疏肝解郁 养血健脾	肝郁血虚脾弱证:两胁作痛、头痛目眩、口燥咽干、神疲食少,或月经不调、乳房胀痛、脉弦而虚等
调和肠胃剂	半夏泻心汤	半夏、黄芩、干姜、人参、黄连、大枣、甘草	寒热平调 消痞散结	寒热错杂之痞证:心下痞、但满而不痛,或呕吐、肠鸣下利、舌苔腻而微黄等

(十四)开窍剂

凡以芳香开窍药为主组成,具有开窍醒神作用,用来治疗神昏窍闭的方剂,称为开窍剂。常用开窍剂见表6-2-14。

表6-2-14 常用开窍剂

分类	方名	药物组成	功用	主治
凉开剂	安宫牛黄丸	牛黄、郁金、犀角、黄连、朱砂、冰片、麝香、珍珠、栀子、雄黄、黄芩、金箔衣	清热解毒 开窍安神	邪热内陷心包证:高热烦躁、神昏谵语、舌红或绛、脉数等
温开剂	苏合香丸	苏合香、安息香、冰片、水牛角浓缩粉、麝香、檀香、沉香、丁香、白术、木香、乳香、荜茇、诃子肉、朱砂、香附	芳香开窍 行气止痛	寒湿痰浊证:突然昏倒、牙关紧闭、不省人事、脉迟等

(十五)安神剂

凡以安神药为主组成,具有安神定志作用,用来治疗神志不安病证的方剂,称为安神剂。常用安神剂见表6-2-15。

表6-2-15 常用安神剂

分类	方名	药物组成	功用	主治
重镇安神剂	朱砂安神丸	朱砂、黄连、炙甘草、生地黄、当归	镇心安神 清热养血	心火亢盛、阴血不足证:失眠多梦、惊悸怔忡、心烦神乱、舌红、脉细数等
养血安神剂	酸枣仁汤	酸枣仁、甘草、知母、茯苓、川芎	养血安神 清热除烦	肝血不足、虚热内扰证:虚烦失眠、心悸不安、头目眩晕、咽干口燥、脉弦细等

(十六) 消食剂

凡以消食导滞药为主组成,具有健脾消食、导滞化积作用,用来治疗各种食积停滞证的方剂,称为消食剂。常用安神剂见表6-2-16。

表6-2-16 常用消食剂

分类	方名	药物组成	功用	主治
消食化滞剂	保和丸	山楂、神曲、半夏、茯苓、陈皮、连翘、莱菔子	消食和胃	食滞胃脘证:脘腹痞满胀痛、嗳腐吞酸、恶食呕逆、脉滑等
健脾消食剂	健脾丸	白术、木香、黄连、甘草、茯苓、人参、神曲、陈皮、砂仁、麦芽、山楂、山药、肉豆蔻	健脾和胃消食止泻	脾虚食积证:食少难消、脘腹痞闷、大便溏薄、倦怠乏力、脉虚弱等

学习测试

参考答案

一、选择题

1. 中药组方中具有减轻或消除君、臣药的毒性的药物称( )。
  A. 使药 　　　　　　B. 君药 　　　　　　C. 臣药
  D. 佐助药 　　　　　E. 佐制药

2. 中药组方中对兼症或兼病起主要治疗作用的药物称( )。
  A. 君药 　　　　　　B. 佐药 　　　　　　C. 臣药
  D. 引经药 　　　　　E. 调和药

3. 临床使用最广的中药剂型是( )。
  A. 汤剂 　　　　　　B. 丹剂 　　　　　　C. 散剂
  D. 膏剂 　　　　　　E. 酒剂

4. 生姜能减轻或消除生半夏的毒性或副作用,这种关系是( )。
  A. 相恶 　　　　　　B. 相杀 　　　　　　C. 相畏
  D. 相使 　　　　　　E. 相反

5. 不属于组方原则的是( )。
  A. 君 　　　　　　　B. 臣 　　　　　　　C. 复
  D. 佐 　　　　　　　E. 使

6. 方剂药味加减变化中,加减变化不包括方中的( )。
  A. 君药 　　　　　　B. 臣药 　　　　　　C. 使药
  D. 佐制药 　　　　　E. 反佐药

7. "药力"居方中之首的药物是( )。
  A. 君药 　　　　　　B. 臣药 　　　　　　C. 使药
  D. 佐助药 　　　　　E. 反佐药

8. 属于"十八反"禁忌的药物是（　　）。

   A. 丁香与郁金　　　　B. 巴豆与牵牛　　　　C. 白芍与藜芦

   D. 芒硝与京三棱　　　E. 人参与五灵脂

9. 汤剂的特点是（　　）。

   A. 吸收快，能迅速发挥药效，特别是能根据病情变化随证加减

   B. 制作简便，吸收较快，节省药材，便于服用与携带

   C. 吸收较慢，药效持久，节省药材，便于携带与服用

   D. 作用迅速，味道可口，体积较小，服用方便

   E. 味甜量小，服用方便，吸收较快

10. 下列（　　）不是丸剂的特点。

    A. 保存时间短　　　　B. 服用方便　　　　C. 吸收缓慢

    D. 药理持久　　　　　E. 多用于慢性病证

11. 王女士，60岁，便秘5年，平时口渴，皮肤干燥，选用以下（　　）方剂最为合适。

    A. 解表类　　　　　　B. 清热类　　　　　C. 泻下类

    D. 理气类　　　　　　E. 活血化瘀类

二、问答题

1. 方剂的组方原则是什么？
2. 方剂有哪些常用剂型？其特点分别是什么？

第七章 中医护理基本方法

第一节 护理原则

学习目标

1. 掌握中医护理原则有哪些。
2. 掌握正护、反护的护理原则及如何应用。
3. 熟悉三因制宜在临床运用的护理方案。

情境导入

讳疾忌医

扁鹊见齐桓公，立有间，扁鹊曰："君有疾在腠理，不治将恐深。"桓侯曰："寡人无疾。"扁鹊出，桓侯曰："医之好治不病以为功。"居十日，扁鹊复见曰："君之病在肌肤，不治将益深。"桓侯不应。扁鹊出，桓侯又不悦。居十日，扁鹊复见曰："君之病在肠胃，不治将益深。"桓侯又不应。扁鹊出，桓侯又不悦。居十日，扁鹊望桓侯而还走。桓侯故使人问之，扁鹊曰："疾在腠理，汤熨之所及也；在肌肤，针石之所及也；在肠胃，火齐之所及也；在骨髓，司命之所属，无奈何也。今在骨髓，臣是以无请也。"居五日，桓侯体痛，使人索扁鹊，已逃秦矣。桓侯遂死。（《韩非子·喻老》）

请思考：

（1）扁鹊的建议体现了什么护理原则？
（2）如果你是扁鹊，你将如何说服齐桓公听从你的治疗方法？

中医护理原则是以中医基础理论为指导，建立在整体观念和辨证施护的基础上，经过长期临床护理实践总结出来，护理人员对护理对象施护过程中所遵循的基本原则，是中医治疗原则在护理学中的具体运用和扩展。护理原则的主要内容包括预防为主、扶正祛邪、调整阴阳、护病求本、三因制宜等。

一、预防为主

预防，是指采取一定的护理措施，防止疾病的发生与发展传变。早在《黄帝内经》中就提出了"治未病"的思想，强调"防患于未然"的理念，《黄帝内经素问·四气调神大论》曰："圣人不治已病治未病，不治已乱治未乱、此之谓也，夫病已成而后药之、乱已成而后治之，譬犹渴而穿井，斗而铸锥，不亦晚乎！"这种"防重于治"的思想，主要包括未病先防和既病防变两个方面。

（一）未病先防

护理工作，应立足未病先防，在未病时采取一定的预防措施，防止疾病的发生。正气不足是疾病发生的内在因素，邪气侵袭是疾病发生的重要条件。因此，提升正气和防止病邪侵入是预防工作的两个重要方面。

我们在日常生活中通过精神调摄、饮食调养、起居调护、形体锻炼等，增强体质，固护正气，提高人体对外界环境的适应能力及抗御外邪的能力，减少或避免疾病的发生，达到增进健康、延缓衰老的目的。《黄帝内经素问遗篇·刺法论》中说："正气存内，邪不可干。"

1. 养性调神，锻炼身体　中医护理重视情志变化与疾病及健康的关系，提出七情太过为致病的重要因素之一。不同的情志，可以对人体产生不同的影响，故养生防病，首当养神，次当养形。正如《黄帝内经素问·痹论》指出"静则神藏，躁则消亡"。而《吕氏春秋·尽数》提道"形不动则精不流，精不流则气郁"。运动又能促使经脉通利，血液畅行，增强体质。可修心养性的运动健身方法有五禽戏、太极拳、八段锦等，动静结合，贵在坚持。

2. 调摄饮食，谨和五味　饮食方面要注意饥饱适宜，切忌偏嗜，讲究卫生，并控制肥甘厚味的摄入。提倡饮食要有规律，定时定量，不可过饥过饱；注意饮食卫生，不吃不洁、腐败变质的食物；克服饮食偏嗜，五味搭配得当，以防某脏之精气偏盛。食物与药物一样，也有寒温之性，故食性最好是寒温适宜，或根据体质而调配，体质偏热之人，宜食寒凉而忌温热之品，体质偏寒者则反之。此外，某些易使旧病复发或加重的"发物"亦不宜食。

3. 顺应天时，起居有常　了解和掌握自然界的变化规律，顺应自然变化，以达到增强机体正气、避免外邪侵害，从而预防疾病发生的目的。起居有常，"常"指常度，起居有常主要是指起卧作息和日常生活的各个方面有一定的规律并合乎自然界和人体的生理常度。正如《黄帝内经素问·四气调神大论》提出"春三月……夜卧早起""夏三月……夜卧早起""秋三月……早卧早起""冬三月……早卧晚起"，从而保持人体生命节律与自然界的同步变化，使人体的生理功能保持正常（图7-1-1）。

4. 适应气候，避免外邪　人类的生命活动与自然界息息相关，必须根据自然气候的变化而采取相应措施，以保护身体健康。如冬天防寒保暖、夏天防暑降温。在遇到反常气候或传染病流行时，要避之有时，传染病应及时隔离治疗。对体弱多病者，可采取"冬病夏治""夏病冬治"的预防法，以提高机体防御气候寒热变化的适应力，避免外邪的侵袭。

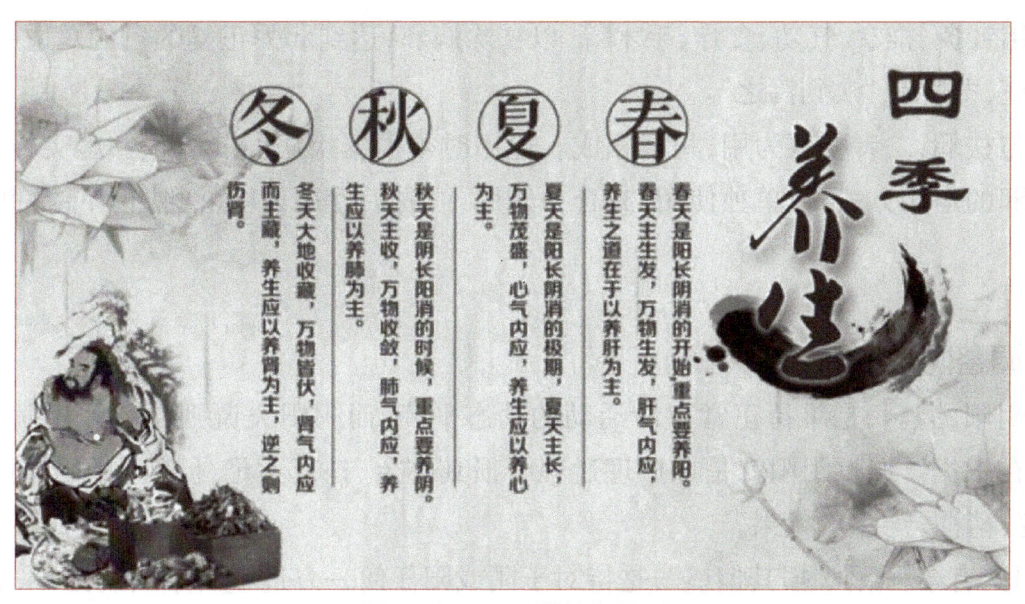

图 7-1-1 四季养生原则

5. 药物预防与人工免疫　对素体虚弱者,先服食某些中药,可提高机体免疫功能,有效防止病邪侵袭。我国使用药物预防疾病历史悠久,早在《黄帝内经素问遗篇·刺法论》中就有用"小金丹"来预防传染病的记载。近年来,用板蓝根、大青叶预防流行性感冒、腮腺炎,艾叶、苍术等熏烟以消毒防病,取得较好疗效。在16世纪以前,我国就已采用人痘接种来预防天花,成为世界上"人工免疫法"的先驱。

(二) 既病防变

人体是个有机的整体,内脏之间在功能上互相协调配合,在病理上也必然会互相影响,互相传变。所以在护理过程中,要密切观察病情变化,掌握疾病发生发展和传变规律,做到早发现、早治疗,要有"见肝之病,知肝传脾,当先实脾"的预见性,从而"先安未受邪之地",防止病情传变和发展,控制疾病由表入里。

二、扶正祛邪

疾病发展的过程,是正邪双方矛盾斗争的过程。正邪斗争的胜负,决定着疾病的发生、发展与转归。扶助正气,祛除邪气,是疾病治疗和护理的根本原则。

扶正,即扶助正气,适用于以正气虚为主要矛盾,而邪气亦不盛的虚性病证或真虚假实证。是通过使用扶助正气的药物,运用益气、养血、滋阴、温阳及补益脏腑等方法,或配合针灸、推拿、气功、精神调摄、饮食调养、体育锻炼等,以增强体质,提高抗病能力,达到战胜疾病、恢复健康的目的,适用于以正虚为主的病证,即所谓"虚则补之"。如阴虚者,宜滋阴;阳虚者,宜补阳等。

祛邪,即祛除邪气,适用于以邪气盛为主要矛盾,而正气未衰的实性病证或真实假虚证。是通过使用祛除邪气的药物,运用发汗、涌吐、攻下、消导、祛痰、清热、利湿、活血、化瘀等方法,或配合使用针灸、推拿、气功、食疗、手术等，以祛除病邪，达到邪去正复的目的。适用于以邪实为主的病证，即所谓"实则泻之"。

扶正与祛邪，二者相互为用，相辅相成。运用时须根据疾病发展中正邪虚实的变化，决定扶正与祛邪的运用方式，或单独使用，或合并使用，或先后使用，并注意扶正不留（助）邪，祛邪勿伤正。

三、调整阴阳

人体阴阳的消长是维持正常生命活动的动态平衡，而阴阳失调则是一切疾病发生、发展变化的内在根据。调整阴阳就是在护理过程中损其有余、补其不足，促使阴阳协调平衡，达到"阴平阳秘，精神乃治"的效果。

（1）损其有余，又称"损其偏盛"，是指对于阴或阳任何一方过盛有余的病证，采取"实则泻之"的护治方法，如温热之邪侵撞人体，可出现高热、烦躁、面赤、脉数等实热证，当以"热者寒之"的方法，清其偏盛之阳热，汤药多选用寒凉之品，宜凉服或微温服用，或采用冰袋冷敷、冷盐水灌肠等方法。

（2）补其不足，又称"补其偏衰"，是指对于阴或阳任何一方不足的病证，采用"虚则补之"的护治方法。根据阴阳对立制约、互根互用的原理，应用阴阳互制、阴阳互济的方法，补阴阳及阴阳并补。如阳气虚出现面色苍白、畏寒肢冷、神疲蜷卧、自汗、脉微等"阳虚则外寒"的虚寒证，可采用扶阳抑阴法，即"益火之源，以消阴翳"。

四、护病求本

护病求本是辨证施护的根本原则，是指应针对疾病的病因、病位和病变性质进行相应的护理。疾病在发生发展过程中有各种错综复杂的情况和各种各样的临床表现。作为护理工作者，必须从诸多复杂的因素中找出病变的本质，并进行有的放矢的护理。例如头痛一证，在病因学上可以由外感、血虚、气虚、痰湿、瘀血、外伤等多种因素引起，要做好护理就必须找出其原因所在，然后才能分别采用解表、养血、补气、燥湿化痰、活血化瘀等方法进行处理。

（一）标本缓急

1. 急则护其标　标病甚急的情况下，如不先护其标病，就会危及患者生命或影响本病的总体治疗，此时应采用急则护其标法。如大出血患者。

2. 缓则护其本　适用于症状与病势较缓的病证。如虚劳内伤的阴虚发热，发热是标，阴虚是本，在发热不甚、症状不急时，护理上采用滋阴治本法，当阴虚平复后，发热症状就可缓解。

3. 标本同护　标病、本病同时俱急时，可采取标本同护法。如原患肾炎，又复患风寒感冒，出现恶寒无汗、咳嗽胸满、腰痛尿少、全身浮肿时，病之本在肾虚水泛，病之标在风寒束肺，两者俱急，可采取解表与温阳化水同时并举的护治方法。

(二) 正护、反护

1. **正护法** 是指疾病的临床表现与它的本质相一致情况下所实施的护理法则,又称"逆护法"。即所谓"热者寒之""寒者热之""虚则补之""实则泻之"。

2. **反护法** 是指疾病的临床表现与它的本质不相一致情况下,顺从疾病的征象而实施的护理法则,又称"从护法"。常用方法如下。

(1) 热因热用:适用于真寒假热病证。如内脏虚寒、阴邪太盛者,往往可出现阳气上浮,反见面红等假热症状的戴阳证,这时应用温热护理法,又称为以热护热。

(2) 寒因寒用:适用于真热假寒证。如热邪内炽、里热太甚,可致格阴于外,阳气不能达四肢,出现热厥证,这时应用寒凉护理法,又称为以寒护寒。

(3) 塞因塞用:适用于真虚假实证。如中气不足,脾虚不运,可致腹胀便秘,这时宜用补中益气、温运脾阳的护理方法,又称为以补开塞。

(4) 通因通用:适用于真实假虚证。如因积滞伤食导致腹泻,需消导泻下的护理方法以去其积滞,又称为以通护通。

(三) 同病异护、异病同护

中医护病,有其独特之处,不着眼于病的异同,而着眼于证的区别。相同的证,可用相同的护理方法;不同的证,则用不同的护理方法。

1. **同病异护** 一般情况下,相同的病证,应该用相同的护理方法。但由于病因及病理发展阶段的不同,或由于个体反应的差异,同一种病也可出现不同的证候,而护理方法也不同,如风寒感冒与风热感冒的不同,在护理上有辛温解表和辛凉解表的区别。

2. **异病同护** 一般情况下,不同的病证,应该用不同的护理方法。但有时几种不同的病,如具有同一证候,也可以用同一种护理方法,这就是"异病同护"。如慢性盆腔炎、风湿性关节炎虽是两种不同疾病,但如果它们同属寒湿凝滞证,就可用祛湿散寒的方法来进行护理。

五、"三因"制宜

1. **因时制宜** 护理人员根据四时气候的变化和特点来确定护理的原则和方法。例如"春养生,夏养长,秋养收,冬时藏""春夏养阳,秋冬养阴","白天养阳,夜晚养阴",夏天人体肌腠疏泄,汗出较多,受风寒而外感时,在用药上不宜过用辛温,在护理上尤应重视补充津液、清暑热。冬天腠理致密,不易发汗,风寒外感时,在用药上可适当重用辛温,以利病从汗解,在护理上尤应重视保暖防风,饮热粥以助汗,使寒从汗解。另外有些慢性疾病,常常在气候剧变或季节交换时发作或加重,如哮喘、痹证、中风等,护理时应在气候出现变化或季节交换之前采取预防措施,防止疾病发作或加重。

2. **因地制宜** 护理人员应根据地理环境与生活习惯的特点来确定临床护理的原则和方法。如西北地高气寒,病多风寒,在护理上就要侧重温热药的用量及对风寒患者的护理。东南地区气候潮湿温暖,病多温热、湿热,在护理上应侧重清热化湿护理法。

3. **因人制宜** 护理工作中,还应根据患者年龄、性别、体质等不同特点,采用适宜的护理原则和方法。如素体阳虚者,应注意避寒保暖,予以滋补温热食物。素体阴虚而内热之体,注意居室要清凉,给予清补生津滋阴食物,忌食热性食物。胖人多湿,易生痰,应给予清淡食物,忌食油腻甜食,以防助湿生痰。瘦人多血虚,应给予血肉有情食物,以补血强身。

学习测试

参考答案

一、选择题

1. 为全面展开对病人的护理,中医护理的核心是（　　）。
   A. 对症护理　　　　B. 辨病护理　　　　C. 辨证施护
   D. 异病同护　　　　E. 标本同护

2. 对于食滞所致的腹泻,不仅不能用止泻药,反而需要消导泻下以去其积滞,称为（　　）。
   A. 塞因塞用　　　　B. 通因通用　　　　C. 热因热用
   D. 热因热用　　　　E. 以寒护寒

3. 中气不足、脾虚不运所致的腹胀便秘,运用补中益气、温运脾阳的治法和护理,称为（　　）。
   A. 通因通用　　　　B. 热因热用　　　　C. 塞因塞用
   D. 热因热用　　　　E. 以热护热

4. 对久痢脱肛和子宫下垂之中气下陷证均采取升提中气的护法,属于（　　）。
   A. 同病异护　　　　B. 异病同护　　　　C. 正护法
   D. 反护法　　　　　E. 塞因塞用

5. 用热远热、用寒远寒是指（　　）。
   A. 因人制宜　　　　B. 因地制宜　　　　C. 因时制宜
   D. 治标　　　　　　E. 标本同治

6. 一病人原患水肿,又复感风寒,出现恶寒无汗,咳嗽胸满,腰痛尿少,全身水肿时,需采取（　　）。
   A. 正护法　　　　　B. 反护法　　　　　C. 急则护其标法
   D. 缓则护其本法　　E. 标本同护法

7. 如病人标病较急,危及生命或影响本病的总体治疗时,应采取（　　）
   A. 正护法　　　　　B. 反护法　　　　　C. 急则护其标法
   D. 缓则护其本法　　E. 标本同护法

8. 阳热亢盛的实热证,应用"热者寒之"的方法,阴寒内盛的实寒证,应用"寒者热之"的方法,此法最符合中医护理原则中的（　　）。
   A. 调整阴阳　　　　B. 补其偏衰　　　　C. 损其偏盛
   D. 平补阴阳　　　　E. 治病求本

二、问答题

1. 中医护理的主要原则有哪些?
2. 正护和反护的定义分别是什么? 其临床应用是怎样的? 并各举一例说明。

第二节 病情观察

学习目标

1. 掌握病情观察的原则。
2. 熟悉中医四诊的方法及观察内容有哪些。
3. 了解各脉象代表的证型。

情境导入

东汉末年著名的"建安七子"之一王粲与曹植并称"曹王"。王粲才华横溢,官居侍中。一天,张仲景碰见王粲,一眼便发现他体内有病,便对他说:"你到了 40 岁便会发病,头发胡子脱落,半年后必死,如果现在就服用五石汤,到那时基本可以免遭病灾。"当时王粲仅 20 岁。听了张仲景这番话不以为然,甚至有些厌恶,认为张仲景在故弄玄虚。当时他虽然接受了药方却不屑服药。几天后两人再次相遇,王粲假装服了药说:"五石汤我已经喝了。"张仲景摇摇头说:"观察你的气色不是服过药的样子。你为什么这样轻视自己的生命,还要自欺欺人呢?"王粲听后心中更觉厌恶,不肯接受张仲景的劝告。过了 20 年,一切如张仲景所说的那样,王粲果然发病,胡子眉毛全部掉光,过了 187 天便死了。(明代李濂的《医史》)

请思考:

张仲景通过四诊中哪点知道王粲没有服药?

病情观察是指医护人员运用望、闻、问、切四诊方法及借助医疗器械,有目的地对病情进行观察和分析,对病情作出综合判断的过程。这也是一个获取信息、发现问题、处理问题和解决问题的过程。以服务对象为中心,以解决问题为目标,从一开始接触患者,观察就随之开始,为我们给患者实施个案化整体护理提供了依据。

一、病情观察的目的

中医护理学对病情观察有其完整的辨证施护的方法,在病情观察时运用中医基础理论,通过了解脏腑的虚实和观察经络的反应,分清轻重缓急,排除假象,辨明标本虚实,掌握疾病传变规律,及时发现病情变化、用药反应,及早治疗,防止疾病恶化,减少、预防并发症的发生,对危重症能及时采取抢救和护理措施,使疾病早日痊愈。

二、病情观察的主要内容

1. 掌握病情观察的原则

（1）用中医基础理论指导病情观察：中医护理学是以中医基础理论为指导，突出整体观念和辨证施护的特点，要求及时、准确、细致地进行病情观察，掌握疾病发展变化的规律，做到理论和实践紧密地结合。

（2）具备以仁为本、以爱为源、以德为魂的高尚医德：在病情观察时，及时发现病情变化的先兆症状，及早治疗，使其早日康复。在平时的护理工作中，应树立一切从患者利益出发的高尚护理道德，对任何患者都要做到关心、爱护、体贴，做到多看、多问、多观察，不放过任何可能发生危险的症状变化。

2. 掌握证候传变的规律

（1）了解脏腑的虚实变化：人体各个脏腑都有一定的生理功能，脏腑与脏腑之间，脏腑与全身组织器官（如肌肉、皮毛、骨、筋、脉及五官、二阴）之间都有一定的联系。了解脏腑的虚实变化，就能够掌握证候变化规律，这是指导病情观察的重要依据，如肾虚可见头晕耳鸣、腰膝酸软等证。

（2）观察经络反应：在病情观察的过程，通过了解脏腑的虚实和观察经络的反应，能够分清轻重缓急，排除假象，辨明标本虚实，掌握疾病传变规律，做到及时发现病情变化以预防并发症的发生，对急危重症患者能及时采取抢救和护理措施，如真心痛患者不仅可出现心前区疼痛，疼痛还可沿手少阴心经行于上肢内侧后缘，引起放射性颈背痛。

三、病情观察的主要方法

1. 运用四诊，观察病情　护理人员运用望、闻、问、切的方法有目的地收集患者病情资料，调查了解疾病发生发展变化，对病情进行观察和分析，从而确定护理诊断，制订护理计划，对疾病进行适宜的护理。

2. 收集资料，辨证分析　通过望、闻、问、切四诊所获得的病情资料，运用辨证方法进行分析，以便判断与确定疾病的性质和部位，为辨证施护提供依据。临床常用的辨证方法包括病因辨证、八纲辨证、脏腑辨证、六经辨证、卫气营血辨证与三焦辨证等。在进行病情分析时，不同的病证，可采用不同的辨证方法。

3. 观察效果，修改措施　在进行病情观察时，不仅要收集有关病情变化的资料，还应观察治疗与护理后的效果，以便验证所制订的护理计划是否正确，是否需要进行修改和补充，使护理措施的实施符合病情变化的规律。

四、四诊的观察内容

四诊是诊察和评估疾病的方法，包括望、闻、问、切四部分内容。观察的内容包括一般情况和主要情况,一般状况包括患者的神、色、形态、精神、情志、体温、脉搏、呼吸、血压、睡眠、饮食、二便、活动等。主要症状是病证在其发展的一定时期,常会出现一个或一组主要的、最令患者痛苦的症状,如咳喘、疼痛、呕吐等。而这些症状的好转与恶化,常反映病情的转化。

1. 望诊 在病情观察时运用视觉,对患者全身和局部的病情,如面色、神志、形态、头颈五官、皮肤、经络及排泄物、舌象运用视觉进行观察,及时发现患者的神、色、形、态的变化,初步辨别人体肌表脏腑的病变,以作为辨证施护的依据。

(1) 望神:神是机体生命活动的总称,是对人体生命现象的高度概括。神的含义有二,一是"神气",是指脏腑功能活动的外在表现;二是"神志",是指人的思维、意识和情志活动。望神就是通过观察人体生命活动的整体表现来判断病情的方法。

(2) 望色:观察患者面部颜色与光泽,可以了解脏腑气血的盛衰及邪气的情况。正常人的面色是红黄隐隐、明润含蓄。

(3) 望形态:包括观察形体和姿态。望形体,是观察患者形体的胖瘦及发育情况,以了解体质的强弱和气血盛衰情况;望姿态,是观察患者的动静姿态及肢体的异常动作。

(4) 望头颈五官:包括望头面、颈项、五官等。望头颈与头发主要是望头的外形、动态和头发的色泽变化。

(5) 望齿、龈、咽喉:望齿龈可以了解肾与胃肠病变;望咽喉可以判断疾病的病位,了解脏腑气血之盛衰和阴阳寒热之属性,推测疾病的预后等。

(6) 望舌象:舌象的变化能客观地反映正气盛衰、病邪深浅、邪气性质、病情进退,可以判断疾病的转归和预后,为护理措施的制订提供重要依据。观察舌的内容主要包括望舌质和望舌苔两方面。望舌质,包括观察舌的神、色、形、态。舌质的神是指其荣枯,凡舌质有光彩、荣润为有神,预后良好,舌质正常情况为淡红色,润泽而鲜;舌形是指舌质老嫩、裂纹、芒刺、胖大等变化;舌态是指舌体的动态,常见的病理舌态包括强硬、痿软、颤动、㖞斜、吐弄、短缩等。望舌苔,包括观察苔色与苔质两方面。望苔色,白苔主表证、寒证;黄苔主热证、里证;灰苔主里证,常见于里热证或寒湿证;黑苔主里证,或为热极,或为寒盛。望苔质,观察舌苔的厚薄、润燥、腻腐、剥脱等变化。

(7) 望皮肤:主要是观察皮肤色泽荣枯的变化,以及在急性热病中的一些斑、疹等。

(8) 望小儿指纹:通过望小儿示指内侧络脉的形色、浮沉、深浅、色泽、形状,来判断疾病性质及转归预后。

(9) 望排出物:通过观察排出物(如大便、小便、呕吐物、痰涎)的色、质、量的变化,以了解各有关脏腑的病变和邪气的性质。

2. 闻诊 通过听声音和嗅气味来诊察疾病的方法。

(1) 听声音:指通过听觉观察患者的语声、呼吸、咳嗽、呃逆等,从而判断疾病的寒热虚实。闻语声,若高亢洪亮,多言躁动,属实证、热证;语声低微无力,少言沉静属虚证、寒证。病初起声音突然嘶哑,是感受风寒外邪,肺气不宣所致,属实证;久病失音则多为精气内伤,肺燥津枯所致。闻呼吸,呼吸微弱声低,气少不足以息,多为内伤久病体虚或肺肾气虚所致;气粗,呼吸有力,声高气粗,多是热邪内蕴,属于实热证。

(2) 嗅气味:包括患者身体气味及所居病室气味两方面。

3. 问诊　是通过对患者(或家属)有目的地询问,了解疾病的发生、发展、治疗经过,现在症状和其他与疾病有关的情况,来了解病情、诊察疾病的方法。

(1) 问寒热:首先是问患者有无怕冷或发热的症状,症状出现的时间,寒热程度及性质,以及伴随症状等。

(2) 问汗:应询问汗液正常与否,了解患者有无汗出,出汗时间、部位、汗量及主要兼症等。问有汗与无汗,凡发热恶寒且无汗,多属风寒表实证;发热恶风有汗,多属表虚风热之证。问自汗与盗汗,醒时汗出,活动更甚者为自汗,属气虚阳虚,卫阳不固所致;睡眠时汗出,醒后汗即止的为盗汗,属阴虚。也有气阴两虚而自汗与盗汗并见者。

(3) 问疼痛:应询问了解疼痛的性质、部位、程度、时间、喜恶等。

(4) 问饮食与口味:应询问患者食欲、食量、口渴与否、饮水量及口味等情况。

(5) 问二便:指通过对患者大小便的形色、气味、次数的询问,以辨别疾病的虚实、寒热及病情变化。

(6) 问睡眠:包括失眠和嗜睡两种异常情况。

(7) 问经带:妇女有经、带、胎、产的生理特点,应询问并了解其月经、带下、妊娠、产育等情况。

另外,对于小儿的病情观察,主要依靠询问亲属并结合望诊、闻诊和切诊。除一般内容外,还要询问幼儿出生前后的情况、家庭健康状况、既往病史、预防接种史、传染病史、喂养方法、生长发育情况,以及发病前后详细情况。

4. 切诊　切诊包括脉诊和按诊,是运用指腹的触觉,在患者身体的一定部位进行触、摸、按、压等,以了解病情、辨别病位的诊察方法。

(1) 脉诊:脉诊是用手指切按患者动脉,根据脉动应指的情况,以了解病情变化的诊察方法。

① 正常脉象,又称"平脉""常脉"。三部有脉,不浮不沉,不快不慢(一息四至),不大不小,从容有节,和缓有力。

② 病脉,是疾病反映于脉象的变化。

浮脉:轻取即得,重按稍减。主表证,有力为表实,无力为表虚。

沉脉:轻取不应,重按始得。主里证,有力为里实,无力为里虚。

迟脉:脉速迟慢,一息脉动不足四至(每分钟少于60次)。主寒证,有力为寒实证,无力为虚寒证。

数脉：脉来急促，一息脉来五至以上（每分钟90次以上）。主热证，有力为实热，无力为虚热。

虚脉：三部脉举之无力，按之空虚。多见于气血两虚。

实脉：三部脉举按皆有力，为有力脉的总称。主实证。

滑脉：往来流利，应指圆滑，如珠走盘。主痰饮、食滞、实热，亦见于青壮年或孕妇。

涩脉：往来艰涩不畅，如轻刀刮竹。主气滞、血瘀、精伤、血少。

弦脉：端直而长，如按琴弦。主肝胆病、痰饮、诸痛。

缓脉：一息四至，来去怠缓。主湿病、脾虚。

濡脉：浮而细软。主诸虚，又主湿盛。

促脉：脉来急数且有不规则的间歇。主阳盛实热、气血痰饮、宿食停积，也主肿痛。

(2) 按诊：是对患者的肌肤、手足及其他病变部位施行触摸按压，以了解局部冷热、润燥、软硬、压痛、肿块或其他异常变化，从而推断疾病的部位和性质的一种诊察方法。

学习测试

参考答案

一、选择题

1. 观察病人从（　　）开始。

A. 来院挂号时　　B. 入院1天　　C. 写护理病历时

D. 做护理体验时　　E. 接触病人时

2. 细脉常见于（　　）。

A. 甲状腺功能亢进的病人　　　　　　　　B. 甲状腺功能减退的病人

C. 主动脉狭窄的病人　　　　　　　　　　D. 主动脉瓣关闭不全的病人

E. 心房纤颤的病人

3. 患者恶热喜凉，手足胸腹灼热，口干饮冷，舌红苔黄且厚，脉数有力证属（　　）。

A. 风热证　　B. 表热证　　C. 虚热证

D. 实热证　　E. 假热证

4. 赵某，男，31岁。恶寒发热1天，伴头痛、鼻塞、周身疼痛，无汗，舌淡红苔白，脉浮，测体温为38.6℃，服药后重点观察（　　）。

A. 汗出及寒热变化　　B. 饮食状况　　C. 二便变化

D. 有无脘腹疼痛　　E. 鼻塞、咳嗽

5. 肺气虚耗之喘证的特征是（　　）。

A. 喘咳痰多　　B. 喘促短气　　C. 动则气急

D. 喘促气急　　E. 息粗气憋

6. 一名女性患者，23岁，2天前不慎感寒后出现喘逆上气，胸胀而痛，鼻煽，咳吐黄稠痰，恶寒无汗，身痛口渴，苔黄质红，脉浮数。诊断为（　　）。

A. 风热型咳嗽　　　　B. 痰热型咳嗽　　　　C. 痰热郁肺型喘证
D. 表寒里热型喘证　　E. 热哮

二、问答题

1. 病情观察的主要原则有哪些？
2. 正常的脉象和舌象是什么样子的？实寒证患者脉象和舌象又是什么样子的？

第三节　生活护理

学习目标

1. 掌握中医生活护理原则有哪些。
2. 熟悉中医生活护理的方法。

情境导入

《黄帝内经素问·上古天真论》曰："上古之人，其知道者，法于阴阳，和于术数，食饮有节，起居有常，不妄作劳，故能形与神俱，而尽终其天年，度百岁乃去。"反之，"以酒为浆，以妄为常……逆于生乐，起居无节，故半百而衰也。"

请思考：

(1) 这段话古人强调了生活中哪些养生要点？
(2) 列举一些生活中有害健康的行为。

生活护理指护理人员根据患者个体情况，在生活起居方面给予专业的指导和合理照护。其目的在于保养患者机体元气，增强抵御外邪的能力，调整机体内外阴阳的平衡，促进疾病的康复。

一、生活护理的原则

(一) 顺应四时，平衡阴阳

阴阳四时的变化，是万物生长变化的根本，所以懂得养生的人，春夏保养阳气，秋冬保养阴气，从根本上来保养身体，才能和万物一样，顺应阴阳之性而生活于生长收藏的规律之中。所以，阴阳四时的变化，是万物成长的终始，是死生的根本，顺应自然界阴阳的变化是健康的法则。

(二) 环境适宜，慎避时邪

环境是指空气、水源、阳光、土壤、植被、住宅、社会人文等因素综合起来所形成的人类生活工作的外部条件。中医学认为，人与自然是一个有机统一的整体，自然环境的优劣，直接影响人寿命的长短。但当四季气候变化异常,六气发生太过、不及或与季节时间不符,超过人体所能适应的限度时,风、寒、暑、湿、燥、火成为致病因素,六气即成为六淫。

(三) 起居有常,劳逸适度

起居有常指起卧作息和日常生活的各个方面有一定的规律,并合乎自然界和人体的生理规律。劳逸适度,是指在病情允许的情况下,凡能下地活动的患者都要保持适度的休息与活动。中医学认为,过度劳累常常是疾病发生的重要原因之一,日常坐、卧、立、行,若是持续过久,也会损害机体。《黄帝内经素问·宣明五气》指出"久视伤血,久卧伤气,久坐伤肉,久立伤骨,久行伤筋,是谓五劳所伤"。因此在起居上要注意避免久视、久卧、久坐、久立、久行,避免劳神。适度的活动能促使气血流畅,筋骨坚实,提神爽志,增强体魄及加强抗御外邪能力,尤其脑力劳动者应适当地运动。

二、生活护理的方法

(一) 环境护理

1. **病室安静、整洁** 病室安静,使人心情愉快,身体舒适。心气虚患者,往往听到嘈杂的声响,就会心悸(心慌);某些病证亦可因响声过大而引起抽搐或惊厥发作。所以病室一定要保持安静,以 35~45 dB 为宜。病室内陈设要力求简单,保持整洁。病室内除患者必需用品外,其余用物均不应放置。要保持地面、床、椅等用品的清洁,按要求定时消毒。厕所要做到无臭味,便池、大小便器无污垢,定时消毒,严格做好终末处理。一旦发现传染病应立即隔离,按传染病要求进行处理。

2. **病室的通风采光、温度适宜**

病室要通风,病室内保持空气新鲜。夏季天气炎热,病室应经常开窗,通风降温,保持凉爽。其他季节根据情况而定。每天至少通风换气 1~2 次,通风换气时,注意患者不能吹对流风,防止寒邪侵袭。

普通病室温度以 18~22℃ 为宜。室温过高,使患者感到燥热,又易感暑邪;室温过低,使患者感到寒冷,又易感寒邪。不同的病证要根据具体情况做出相应的调整,如阴虚证、热证患者室温 16~20℃ 为宜,老年病房、新生儿、沐浴者、阳虚证及寒证患者以 20~28℃ 为宜。湿度在 50%~60% 为宜。

病室光线要充足,保持明亮。患者休息时应拉上窗帘。急性热病患者,光线可稍暗;眼病患者可用深色窗帘,避免对眼睛的刺激;对受暑、热之邪侵犯的热证患者;以及肝阳上亢、肝风内动的患者,室内光线宜稍暗;对感受风寒、风湿,以及阳虚、里寒证患者,室内应有充足的阳光;特别对长期卧床的患者,床位尽量安排靠近窗户,以得到更多的阳光,以利于患者早日恢复健康。

(二) 睡眠护理

1. **顺应四时调睡眠** 睡眠也是阴阳消长交替中的必然阶段,是人体为了适应环境,保持阴阳平衡自我调节的表现,所以维持正常睡眠是维护人体健康的保证。醒着的时候阳气在活动,是阳气消耗的过程,长期剥夺睡眠时间,阳气会过度消耗,造成人体阴阳失衡,疾病将会发生。

春天万物复苏,生机活泼,人体阳气生发,宜夜卧早起。夏季阳气旺盛,万物生长茂盛,应晚睡早起,以应夏日的阳长之气。入秋后,白昼渐短,夜晚提前,应早睡早起,以应秋天收敛之气。冬季昼短而夜长,阴气盛极,万物闭藏,应早睡晚起,以避寒就温,顺应冬天潜藏之气。

2. 睡眠促进与宜忌　卧室卧具要舒适。床高矮适中,床垫软硬适宜,褥子宜厚而松软,被子宜宽大而不重,厚薄适中,柔软干燥,枕头高度以躺卧时头与躯干保持水平为宜,枕头的软硬度适宜。睡前神宜定,忌七情过极、读书思虑和剧烈运动。可适当静坐、散步、看慢节奏的电视,听舒缓的音乐,使身体逐渐入静,静则生阴,阴盛而寐。

(三) 基础护理

1. 口腔护理

口腔是食物进入消化管的重要通道,也是产生津液的场所,易滋生疾病。

(1) 促进口腔健康和预防口腔溃疡,常用清水、制霉菌素漱口液、一枝黄花等含漱,也可用中药口服液,如金银花、甘草泡水茶饮。

(2) 减轻口腔异味　用金银花液、生理盐水、益口含漱液等漱口。

(3) 消炎止痛　咽喉肿痛者含漱消炎散、康复新液等;溃疡部位涂上冰硼散、西瓜霜、锡类散等;或以吴茱萸调醋敷于双涌泉穴,也可用王不留行籽耳穴埋豆贴压穴位达到止痛目的。

2. 皮肤护理

重视患者个人卫生,患者住院期间,有条件时可给予沐浴,并更换患者衣服后方可送入病房。护理人员要督促或协助患者做好个人卫生,对卧床不起或危重的患者,除坚持每天做好晨、晚间护理外,还要定期给以床上擦浴、洗头和剪指甲等清洁护理。淋浴的水温,一般以42~44℃为宜,这样有助于清洁皮肤,促进新陈代谢。严重心脏病患者不宜热浴。要及时为大小便失禁患者更换床单、衣裤,以免损伤皮肤而发生压疮。

长期卧床者,身体受压处如坐骨结节、肩胛等肌肉单薄部位易出现溃疡,因久病气血亏虚,气不能运血以营养肌肤,加之局部受压摩擦染毒而成。多见于截瘫、半身不遂等的患者。症见初起患处呈现紫斑,继而皮肤破损,逐渐坏死溃烂、腐肉脱落、形成溃疡,较难愈合,治宜调补气血,内服补气养血汤之类的药物。外治则重在预防,因此加强卧床患者的皮肤护理非常重要。宜定时翻身,保持衣裤、床单的平整、清洁、干燥,保持皮肤清洁。定时检查受压部位,尤其是骨突处,观察皮肤颜色及血运情况,压疮发生后,根据患者不同证型进行护理。气滞血瘀者,应予以行气活血,如勤翻身、局部中药热盐包热敷或用红花油适当按摩受压部位。瘀腐热郁者,可先以蒲公英水洗,再涂湿润烧伤膏;或先以1%矾水清洗创面,清除坏死组织。外敷五五丹,继用生肌玉红膏等。气虚津亏者,先以生理盐水清洁创面,再以蛋黄油外敷。气虚夹湿者,可用生理盐水清洁创面,再以祛腐生肌膏外敷。压疮溃疡部位的皮肤在换药后要保持清洁、干燥。

3. 衣物护理

应根据四时阴阳、气候变化做好衣着护理。春季慎避风寒,注意保暖,切忌过早地脱衣减被,衣服更不可顿减。此即古人所说的"春捂"。夏季养阳护阴,夏季人体阳气最盛,阴气相对不足,要注意防暑避湿,外出尽量着浅色单衣,勤洗勤换,勿在烈日或当风处更衣或当风处脱衣。夏季气候炎热,应选用麻纱、丝绸等易散热、透汗、舒适、凉爽的面料。汗出后及时沐浴更衣,以免受凉。秋季慎寒凉,加衣被要适当减慢速度,不宜过快,要"秋冻"。冬季做好防寒保暖。

4. 二便护理

指导患者养成按时大便的习惯,要做到有便不强忍、不努挣,以免损伤人体正气,引起痔疮出血。二便失禁者,做好肛周和会阴的护理,便后以温水清洁,保持干燥。暴泻者宜卧床休息,寒湿泻者腹部宜保暖,可艾灸足三里、中脘以散寒祛湿,健脾止泻;湿热泻者病室宜凉爽干燥,脾虚腹泻者病室宜温暖干燥。便秘炽热内结者可用大黄粉灌肠,或按摩大肠俞、天枢、合谷、曲池穴以泄热通便。小便不下者可热水冲洗会阴、听流水声、注射解痉药物,不能缓解者行导尿术,一次导尿不能超过 1000mL。尿失禁者注意保持皮肤清洁干燥,注意会阴部护理,通过缩肛运动锻炼盆底肌肉力量,坚持定时排尿,训练膀胱功能;避免尿失禁诱发动作如咳嗽、弯腰等。长期尿失禁者可留置导尿。

(四)运动与休息护理

中医护理强调动静结合,根据患者的病情轻重、体质强弱、个人的爱好适当安排休息和活动。一般体质虚弱者、老年人、手术后患者,在康复期应以休息为主,有助于保持体力,加快脏腑功能恢复,并适当参加一些活动,可以使经络通畅、气血流通、增强抵抗外邪的能力,也可适当做轻度娱乐性质的活动,如听音乐、唱歌、下棋、读书、观看文艺节目等。慢性病证康复患者,每日清晨应散步、打太极拳、做体操等。

学习测试

一、选择题

1. 白天病区较理想的噪声强度是(　　)。
   A. 35~45 dB　　　　　B. 55~65 dB　　　　　C. 65~90 dB
   D. 90~120 dB　　　　E. 120~150 dB

2. 如果病室温度过高可导致患者(　　)。
   A. 呼吸功能抑制　　　B. 消化功能抑制　　　C. 肌肉紧张
   D. 烦躁　　　　　　　E. 促进体力恢复

3. 长期仰卧位的患者最易发生压疮的部位是(　　)。

参考答案

A. 坐骨结节处　　　B. 骶尾部　　　C. 大转子处
D. 髋部　　　　　　E. 耳郭

4. 秋季起居方面应遵循（　　　）。
A. 早睡早起　　　B. 早睡晚起　　　C. 晚睡早起
D. 晚睡晚起　　　E. 卧床休息

5. 冬季起居方面应遵循（　　　）。
A. 早睡早起　　　B. 早睡晚起　　　C. 晚睡早起
D. 晚睡晚起　　　E. 卧床不起

6. 肝阳上亢、肝风内动的患者的病房色调宜（　　　）。
A. 灰黑　　　　　B. 深色　　　　　C. 淡色
D. 黄色　　　　　E. 杂色

二、问答题

1. 中医护理的主要原则有哪些？
2. 在护理工作中，应该如何对患者进行睡眠指导？

第四节　情志护理

学习目标

1. 掌握中医情志护理的原则。
2. 熟悉情志护理的方法有哪些，并举例说明。

情境导入

华佗治病

华佗善于应用心理疗法治病，有一郡守得了重病，华佗去看他。郡守让华佗为他诊治，华佗对郡守的儿子说："你父亲的病和一般的病不同，有瘀血在他的腹中，应激怒他让他把瘀血吐出来，这样就能治好他的病，不然就没命了。你能把你父亲平时所做过的错事都告诉我吗？我传信斥责他。"郡守的儿子说："如果能治好父亲的病，有什么不能说的？"于是，他把父亲长期以来所做不合常理的事情，全都告诉了华佗。

华佗写了一封痛斥郡守的信留下。郡守看信后，大怒，派捕吏捉拿华佗，没捉到。郡守盛怒之下，吐出一升多黑血，他的病就好了。

请思考：

(1) 华佗的治疗用了哪种情志护理方法？
(2) 你还能想到我们生活中什么情志护理方法吗？

情志护理是以中医基础理论为指导,以良好的护患关系为桥梁,应用科学的护理方法,注意观察和了解患者的情志变化,改善和消除患者不良的情绪状态,从而达到预防和治疗疾病的一种方法。

一、情志与健康的关系

情志与人体健康的关系非常密切。七情六欲,人皆有之,情志活动属于人类正常生理现象。正常情况下,七情活动对机体生理功能起着协调作用,不会致病,有益于身心健康。但任何事物的变化,都有两重性,人的情绪、情感的变化,亦有利有弊,过强的情志刺激,易引起脏腑气机失调而致病,《三因极一病症方论》将喜、怒、忧、思、悲、恐、惊列为致病内因。

(一) 七情平稳、气血调和

正常的情志活动是体内脏腑、气血、阴阳调和的反映,同时又能反作用于人体,调达脏气,增强人体的抗病能力,对维护人体的健康起着积极的促进作用。俗话说"人逢喜事精神爽,雨后青山分外明"。喜的心境有益于人的身心健康。而怒一般被认为是一种消极、否定的情绪,但怒作为人的基本情感之一,对人体的健康也有着其积极的一面,怒为肝之志,正常情况下有助于肝气的疏泄条达。

(二) 情志异常,内伤脏腑

1. 直接伤及脏腑　不同的情志刺激可直接伤及相应的脏腑,产生不同的病理变化。《黄帝内经素问·阴阳应象大论》曰"怒伤肝……喜伤心……思伤脾……忧伤肺……恐伤肾"。七情致病以心、肝、脾三脏多见,其中以心为主导。由于心为五脏六腑之大主,精神之所舍,因此七情太过,首先伤及心神,然后影响其他脏腑。历代医家主张"善医者,必先医其心,而后医其身"。

2. 影响脏腑气机　《黄帝内经素问·举痛论》曰"怒则气上,喜则气缓,悲则气消,恐则气下,寒则气收,炅则气泄,惊则气乱,思则气结"。是说过度愤怒可使肝气上冲,血随气逆,并走于上;过度喜乐使心气涣散,神气不能收持;过度悲伤可耗伤肺气;过度恐惧可使肾气不固,气泄于下;突然受惊导致心气紊乱,气血失和,心神失常;思虑过度导致脾气郁结,运化失常。若外界各种精神刺激程度过重或持续时间过长,造成情志的过度兴奋或抑制,则可导致人体阴阳失调,气血不和,经络阻塞,脏腑功能紊乱而发病。

3. 影响疾病的转归　疾病的全过程即是人体脏腑阴阳气血失调的过程。情志过度能够损伤脏腑的神和气,神伤则脏腑阴阳气血无所主,气伤则脏腑阴阳气血随之失调。所以在疾病过程中,如果产生过度的情志变化,就会加重脏腑阴阳气血的紊乱,使病情加重。

二、情志护理的原则

1. 耐心细致　患者的情绪常常会产生各种心理反应,如依赖性增强,猜疑心加重,主观感觉异常，情绪容易波动，出现焦虑、恐惧等情绪。此时，护理工作者应事事处处体谅患者的心情，"见彼苦恼，若己有之"，以仁慈之心爱护患者，以济世救人作为自己的行为准则。

2. 一视同仁　患者在医护人员面前，只有疾病的轻重缓急之分，没有贫富贵贱之别。治病不分贫富贵贱和职位高低、不分年龄大小和性别差异、不分长相美丑，都应一视同仁，给予精心治疗和护理。

3. 因人施护　患者的年龄、性别、体质、生活习惯、经济条件、文化程度、阅历、信仰，以及情感、意志、需要、兴趣、能力、性格和气质不同，加之疾病的性质和病程长短各异，他们的心理状态需求势必各不相同。因此医护人员必须认真了解患者的个性特征，因人而异，有的放矢，对不同的患者，采取不同的情志护理方法。

4. 避免刺激　人患病后适应噪声的能力减弱。如体质虚弱或犯心惊、癫狂等症的患者在轻微声响的影响下会坐立不安，心惊胆战，影响睡眠和休息。护理过程中要为患者提供一个良好的休养环境，避免给患者造成不良的刺激，使之保持情绪稳定，如在工作中要做到四轻：走路轻、关门轻、说话轻、操作轻。

三、情志护理的方法

1. 说理开导法　说理开导法指通过正面的说理，使患者认识到情志对人体健康的影响，从而使患者能自觉地调和情志，积极配合治疗，使机体早日康复。说理开导的方法要针对患者不同的症结，做到有的放矢，动之以情，晓之以理，喻之以例，明之以法，从而达到改变患者身心状态的目的。

2. 释疑解惑法　释疑解惑法是指根据患者存在的心理疑虑，通过一定的方法，解除其对事物的误解、疑虑。心存疑惑是患者较普遍的心理现象，特别是性格抑郁、沉默寡言的患者更为突出。对于此类患者，护士应向患者介绍与疾病有关的医学知识，为其阐明真相，剖析病因，消除误解，才能破疑释惑。对严重的疑心病，甚至可以用假解释的方法，巧妙地让其信以为真，以释疑解惑，如"杯弓蛇影"之类的病人。

3. 移情易性法　又称转移法，指通过一定的方法和措施转移或改变患者的情绪和意志，以解脱不良情绪的方法。临床上相当部分的患者往往将注意力集中在自身的疾病上，担心病情恶化，担心不能治愈，担心因病影响工作、学习和生活，陷入苦闷、烦恼和忧郁，甚至紧张、恐惧之中，这些情绪不利于疾病的康复。在这种情况下，应分散患者对疾病的注意力，使其思想焦点转移他处。移情的方法很多，应用时应根据不同患者的心理特点、局部环境和条件等，采取不同的措施。主要包括琴棋书画移情法、运动移情法、升华超脱法。

4. 发泄解郁法　发泄解郁法是指通过发泄、哭诉等方式，将忧郁、悲伤等不良情绪宣泄出来，达到释情开怀、身心舒畅目的的一种方法。患者只有将内心的郁闷吐露出来，郁结之气机才能得以舒畅。故要积极鼓励、引导患者将郁闷的情绪诉说或发泄出来，以化郁为畅，疏泄情志。此外,哭诉宣泄也是化解悲郁的方法之一。对于确有悲郁之情的患者,不要压抑其感情,应允许甚至引导其向医护人员哭诉苦衷,借此使其悲郁之情得以发泄而舒展,使气机调畅。但哭泣不应过久、过重,以免伤身。

5. 以情胜情法　又称情志制约法,指以一种情志抑制另一种情志,以淡化或消除不良情绪,保持良好的精神状态的情志护理方法。在使用以情胜情法时,要在患者有所准备时,再进行正式的情志护理,并且还要掌握患者对情志刺激的敏感程度,以便选择适当方法,避免太过。《黄帝内经素问·阴阳应象大论》提出"怒伤肝,悲胜怒……喜伤心,恐胜喜……思伤脾,怒胜思……忧伤肺,喜胜忧……恐伤肾,思胜恐。"

6. 暗示疗法　暗示疗法指医护人员运用语言、情绪、行为、举止等给患者以暗示,从而使患者解除精神负担,相信疾病可以治愈,增强战胜疾病信心的治疗及护理方法。在做暗示护理时,应注意下列三方面:第一,不同患者的暗示效果是不同的,这与患者的个性心理及高级神经活动特点密切相关,也与年龄有关。第二,实施暗示前要取得患者充分的信任与配合。第三,每一次暗示过程应尽量取得成功,如不成功,则会动摇患者的信心,影响患者对施护者的信任,如果再做第二次治疗,就难以奏效。

7. 顺情从欲法　顺情从欲法是指顺从患者的意志、意愿、情绪,满足其心身的需要,以解除患者心理病因的一种情志护理方法。主要适用于由情志意愿不遂所引起的心身疾病。

四、预防七情致病的方法

要预防七情致病,就必须做到保持精神乐观、心境平和,随时调和情绪的变化,避免七情过极。

(一) 清静养神,静心宁神

清静养神是指采取各种措施使精神保持淡泊宁静的状态,不为七情六欲所干扰。精、气、神中神是生命活动的主宰,它统御精气,是生命存亡的根本和关键。而患病之人对于情志刺激尤为敏感,调摄精神就更为重要。因此,要树立清静为本的思想,减少欲望,不过分劳耗心神,做到静神不用,劳神有度,用神不躁。此外,减少外界对神气的不良刺激,创造清静养神的条件也非常重要。

(二) 胸怀坦荡,豁达开朗

乐观能促进人体生理功能,有益于健康。情志乐观,心胸宽广,性格开朗,精神愉快,可使营卫流通,气血条畅,生机旺盛,身心健康。清代名医叶天士更认为"心胸常开阔,年岁活一百"。明代养生学家石天基总结保持心情舒畅的"六常存":常存正觉心、常存善良心、常存欢喜心、常存和悦心、常存安乐心、常存安静心。

(三) 平和七情,避免过极

平和七情是指调节情绪,节制感情,防止七情过激,从而达到心理平衡的方法。喜伤心、怒伤肝、思伤脾、悲伤肺、恐伤肾，调和情志，避免七情过极是护士预防和治疗患者七情内伤的重要方法。

学习测试

 参考答案

一、选择题

1. 七情过极,可采用以情胜情法,若恐伤肾,应（　　）。
   A. 以喜胜之　　　　B. 以怒胜之　　　　C. 以思胜之
   D. 以悲胜之　　　　E. 以惊胜之

2. 以下不属中医七情内容的是（　　）。
   A. 喜　　　　　　　B. 怒　　　　　　　C. 忧
   D. 怨　　　　　　　E. 惊

3. 脾胃病患者不宜（　　）。
   A. 喜乐过度　　　　B. 思虑过度　　　　C. 阅读书报
   D. 与人交往　　　　E. 参与社会活动

4. 采用一定的措施,分散患者对所患疾病的注意力,使其注意力从病转移到其他的人或物上,这种情志护理方法是（　　）。
   A. 顺情从欲　　　　B. 以情胜情　　　　C. 说理开导
   D. 移情易性　　　　E. 释疑解惑

二、问答题

1. 中医情志护理的主要原则有哪些？
2. 情志护理的方法有哪些？你知道哪些典故？并举例说明。

第五节　饮食护理

学习目标

1. 掌握中医饮食护理原则有哪些。
2. 熟悉中医饮食护理的基本方法。
3. 了解食物的四性五味。

情境导入

传说,范蠡因常年协助勾践勤于国事而体弱多病。饲养第一批山羊的那年夏天,范蠡已是十分衰弱。家人怕他等不到秋天山羊长成,于是不顾天气大暑,为范蠡烹制了羊汤尝鲜。谁知范蠡连喝了几天羊汤后,身体日渐好转,加上家人的悉心照料,竟得以寿至耄耋。于是,人们纷纷效仿范蠡在大暑天"喝暑羊",后来渐渐就成了风俗。

孙思邈认为,在伏天吃羊肉对身体是以热制热,排汗排毒,将冬春之毒、湿气驱除,是以食为疗的创举。

请思考:

这段话体现了哪些饮食原则?

饮食护理是在中医理论的指导下,护理人员根据食物的性味、归经及功效,依患者病情需要,给予适宜的饮食,以调治疾病、促进疾病康复的一种护理方法。《金匮要略》指出"所食之味,有与病相宜,有与身相害,若得宜则益体,害则成疾"。历代医家都非常重视饮食调养,并在临床实践的基础上形成了独特的饮食调养理论和原则。

一、饮食护理的特点

(一) 顺应四时

人体的生理活动规律与自然界变化规律相适应,如天气炎热之时,腠理多疏松,汗液排泄增加,以调节维持人体产热和散热的平衡;气候寒冷时,尿量增多,汗液排泄减少。春夏季节,阳气旺盛,身体阴津易耗,膳食应适当偏凉,以生津清热;秋冬季节,阴气偏盛,身体阳气易损,膳食应适宜温热,以壮阳气。正如元·忽思慧《饮膳正要》所云"春气温,宜食麦以凉之……夏气热,宜食菽以寒之……秋气燥,宜食麻以润其燥;冬气寒,宜食黍以热性治其寒"。因此顺应自然,适应天地阴阳变化规律,合理调配膳食,可减少疾病发生的概率。

(二) 性味归经

食物的种类虽然繁多,但它们都有一定的特点可寻,这便是四性五味、归经等学说。《千金要方·食治》明确指出"食能排邪而安脏腑,悦神爽志,以资血气。若能用食平疴释情遣疾者,可谓良工"。说明给予患者正确饮食,能够更快地促进患者的康复。

四性,又称四气,即指食物具有寒、凉、温、热四种不同的性质。此外,还有一种四性性质不甚明显,称为平性。四性之中,寒凉属阴、温热属阳,两者为对立的属性。一般而言,寒凉的食物有清热泻火,甚或解毒的作用,适用于气候炎热的季节和阳热体质之人;温热的食物具有温中祛寒,甚或温补的作用,适用于气候寒冷的季节和阳虚体质之人;而平性食物作用和缓,故一年四季、各种体质之人均可食用。

五味,即指辛、甘、酸、苦、咸五种不同的味。此外,还有一种五味性质不甚明显,称为淡味。淡味具有渗湿、利水的作用。在各类食物中,纯属淡味者极少,一般常是甘淡并存,多具有健脾利湿的作用。食物中五味的不同,其作用也不一样,因此,五味是反映食物效用的一个重要方面。《黄帝内经素问·至真要大论》曰"辛甘发散为阳,酸苦涌泄为阴,咸味涌泄为阴,淡味渗泄为阳"。将五味按阴阳的不同属性归纳为两大类,即辛、甘、淡味属阳,酸、苦、咸味属阴。辛味具有发散、行气、行血的作用；甘味具有补益、和中、缓急的作用；酸味与涩味作用相近，都具有收敛、固涩的作用；咸味有软坚泻下的作用；具有咸味的食物，多为海产及一些肉类，故多用咸味作为补品，以滋补肝肾，益阴补防血。

归经，系指食物对脏腑经络的选择性作用。如同为温补之品，有补心、补肝、补脾、补肺、补肾之不同；同为清热之品，又有清心、清肝、清肺、清胃、清膀胱之异。总之，性味归经学说为揭示食物性能、饮食护理提供了可靠的理论依据（表7-5-1）。

表 7-5-1 常用食物四性、五味归类表

四性五味	食物
寒性食物	甜瓜、香蕉、猪肠、桑椹、马齿苋、苦瓜、苦菜、莲藕、蟹、甘蔗、番茄、柿子、茭白、蕨菜、荸荠、紫菜、海带、竹笋、慈菇、西瓜、蛏肉、柚、冬瓜、黄瓜、田螺
凉性食物	茄子、白萝卜、菱角、冬瓜皮、丝瓜、油菜、菠菜、苋菜、绿豆、豆腐、小麦、芹菜、小米、大麦、柑、苹果、梨、枇杷、橙子、西瓜皮、杧果、橘、茶叶、蘑菇、猪皮、鸭蛋、荞麦
热性食物	辣椒、芥子、鳟鱼、肉桂、花椒
温性食物	韭菜、小茴香、荔枝、栗子、大枣、刀豆、生姜、葱、芥菜、香菜、大蒜、南瓜、高粱、糯米、酒、龙眼肉、杏子、杏仁、桃、樱桃、石榴、胡桃仁、雀肉、鳝鱼、淡菜、虾、蚶、鲢鱼、海参、鸡肉、羊肉、羊奶、狗肉、猪肝、猪肚、火腿、鹅蛋
平性食物	萝卜子、白薯、莲子、黑芝麻、土豆、黄花菜、荠菜、香椿、芋头、豌豆、胡萝卜、白菜、黑大豆、赤小豆、黄豆、粳米、玉米、鲤鱼、猪肺、猪心、白果、榛子、无花果、李子、葡萄、鸡蛋、鸽蛋、木耳、海蜇、黄鱼、泥鳅、青鱼、鹅肉、鳖肉、猪蹄、鹌鹑蛋、蜂蜜、牛奶
酸味食物	椰子瓤、石榴、番茄、马齿苋、醋、荔枝、赤小豆、蜂乳、柑、橄榄、柠檬、杏、梨、枇杷、橙子、桃、山楂、橘、柚、杧果、李子、葡萄、鳟鱼
辛味食物	生姜、葱、芥菜、香菜、大头菜、芋头、芹菜、白萝卜、洋葱、陈皮、佛手、大蒜、青蒿、辣椒、花椒、酒
苦味食物	苦瓜、苦菜、大头菜、茶叶、杏仁、白果、香椿、槐花、慈菇、酒、李子仁、猪肝
甘味食物	柿子、橄榄、柑、莲藕、茄子、大麦、小麦、木耳、白萝卜、丝瓜、洋葱、竹笋、土豆、菠菜、芥菜、黄花菜、南瓜、洋白菜、芋头、豌豆、胡萝卜、冬瓜、黄瓜、豇豆、豆腐、赤小豆、黄豆、蚕豆、刀豆、荞麦、高粱、粳米、糯米、玉米、小米、黑大豆、蘑菇、白薯、蜂蜜、蜂乳、牛奶、羊乳、苹果、杏、百合、梨、白果、西瓜、甜瓜、菱角、香蕉、桃、樱桃、桑椹、荔枝、黑芝麻、榛子、柚、栗子、大枣、无花果、莲子、葡萄、龙眼肉、鲫鱼、猪肺、猪皮、猪肚、羊肉、鸡肉、鹌鹑
咸味食物	食盐、苋菜、大酱、猪蹄、猪血、猪心、小米、大麦、紫菜、海蜇、海带、蟹、海参、田螺、猪肉、猪髓、猪肾、淡菜、火腿、鸭肉、狗肉、鸽蛋

二、饮食护理的原则

（一）饮食宜调

1. **种类全面，荤素结合** 膳食的种类繁多，其中所含的营养成分包括蛋白质、脂肪、糖类、维生素、矿物质等，《黄帝内经素问·脏气法时论》所言"五谷为养，五果为助，五畜为益，五菜

为充"。合理的膳食结构,是我们健康饮食的基础。

2. 谨和五味　食物的酸、苦、甘、辛、咸滋味不同,对人体的营养作用也不同。《灵枢经·五味》曰"五味入于口也,各有所走,各有所病。酸走筋,多食之,令人癃;咸走血,多食之,令人渴;辛走气,多食之,令人洞心;苦走骨,多食之,令人变呕;甘走肉,多食之,令人悦心"。五味对五脏有特定的亲和性,只有五味调和才可使五脏的功能平衡协调。

(二) 饮食有节

1. 适量　《黄帝内经素问·痹论》说"饮食自倍,肠胃乃伤"。指出吃得太多,会损伤脾胃功能。一日三餐,早午饭可饱,午后即宜少食,至晚更必空虚。所以中国饮食传统遵循"早吃好,午吃饱,晚吃少"的原则。

2. 定时　《灵枢经·五味》曰"故谷不入,半日则气衰,一日则气少矣"。若饮食过饥,会使化源不足,精气匮乏;若饮食过饱,使胃肠负担过重,影响乃至损伤运化功能。我们一般情况下,早餐安排在 6:30—8:30,中餐 11:30—13:30,晚餐 18:00—20:00。

3. 按需　陶弘景指出"不渴强饮则胃胀,不饥强食则脾劳"。意思是说,人若不渴而勉强饮水,会使胃部胀满,若不饿而勉强进食,则会影响脾的消化吸收,使脾胃功能受损。按需进食,指根据工作性质、心情、食欲等情况自行调整饮食。但不是绝对地"随心所欲",也不是毫无规律地随意进食,而是于外适应环境,于内适应需要,使饮食活动更符合内在规律。

(三) 饮食有洁

饮食宜新鲜,以熟食为主,不食腐败过期食物,讲究膳食卫生,进食者也遵守进餐卫生原则。

(四) 饮食得法

脾胃是气血生化之源,饮食方法得当,则能护脾健胃。进食时宜细嚼慢咽,饮食宜温、熟、软,勿食或少食生冷,以"热不灸唇、冷不振齿"为宜,进食时要精神专注,心情愉悦;不可食后即卧,饭后宜摩腹慢走,以助脾胃运化;临睡前不宜进食过饱。

(五) 饮食宜忌

饮食宜忌指护理人员要根据病人的体质、季节、气候、病情、服药等诸方面进行综合考虑,使饮食与治疗相配合,这样才能有利于健康和疾病的康复。孙思邈在《千金要方·食治》中说"不知食宜者,不足以存生也"。

1. 饮食之宜

(1) 辨证施食:是在辨证的基础上,结合食物性味,给予病人补虚泻实、调整阴阳的饮食护理。如寒证宜温热,宜食用温热性食物;热证宜寒凉,宜食寒凉和平性食物;虚证宜补虚益损,食补益类食物,其中阳虚者宜温补,阴虚者宜清补,气血虚者可随病证的不同辨证施食;实证宜疏利,应根据病情之表里寒热和轻重缓急辨证施食,一般不宜施补。同病不同证,饮食原则也不同,如泄泻病,属湿热内蕴,宜食马齿苋;证属食积中焦,宜食山楂、萝卜;证属脾胃虚弱,宜食山药、大枣、芡实、薏苡仁等；证属肾阳虚衰，宜食羊肉、狗肉等血肉有情之品。

(2) 辨药施食：是根据病人的用药情况，选择与其所服药物的性味一致的食物进行饮食调护。药与食性味相合，有利于提高药物疗效；反之，则会造成药与食在性能上产生拮抗而降低药效，不利于疾病的康复。

(3) 辨病施食：不同病证往往具有特定的病因、病机和证候特点，食物所含有的物质成分，往往对某一种或几种疾病具有特异性作用，故饮食调护时也要辨病施食。如消渴病患者，宜多食富含南瓜多糖的南瓜；瘿瘤病患者，宜多食富含碘元素的紫菜、海带。以辨病施食来指导实践，具有非常重要的意义。

(4) "三因"施食：是根据病人的年龄、体质、性别的差异和四时气候的变化合理选择相应的食物进行饮食调护。如小儿脏腑娇嫩，脾胃运化功能较成人薄弱，故有"脾常不足"之说，因此，供给小儿的各种营养物质，既要保证质和量的需要，又必须与其消化功能相适应，不宜过饱。体胖者多痰湿，宜食清淡、化痰之品；体瘦者多阴虚，宜多食滋阴生津养血之品；春季宜食清润平淡之品；夏季宜食甘寒之品，秋季宜食滋润收敛之品；冬季宜食温补之品等。我国地域辽阔，不同的地理环境形成不同的体质人群，如四川盆地湿气重，饮食喜辛辣，宜食祛湿之品。

2. 饮食之忌　又称"忌口"，是依据病证的寒热虚实、阴阳偏胜，并结合食物的四性五味、升降浮沉和归经等特性确定的。一般而言，服药期间应忌食生冷、油腻、辛辣、腥膻、黏滑及有刺激性的食物。如寒证应忌生冷瓜果等凉性食物，宜食温性暖性食物；热证应忌辛辣等热性食物，宜食凉性食物；此外，还有被认为是能引起旧病复发，新病加重的"发物"，如香菇、蘑菇、豆芽、鸡头、鸭头、猪头、鹅肉、驴肉、虾蟹等，为哮喘、皮肤病、动风患者所忌食。有些食物不宜在一起配合食用。据文献记载，柿子忌螃蟹，葱忌蜂蜜，蟹鱼忌苋菜。还有些食物可以提高药物的效力，如赤小豆配鲤鱼可增强利水作用；黄芪加薏苡仁可加强渗湿利水的作用。有些食物则会降低药效或增强其毒性，人参忌萝卜；黄连、桔梗、乌梅忌猪肉；白术忌桃、李、大蒜；茯苓忌醋；地黄、何首乌忌葱、蒜、萝卜；薄荷忌鳖肉。

三、饮食护理的基本方法

在长期与疾病作斗争的过程中，我国人民创造的用饮食治疗疾病和调养身体的方法有许多，根据汗、和、下、消、吐、清、温、补的治病八法，现将常用的饮食护理方法归纳为以下六种。

1. 汗法　是用有发汗功效的食物以疏散表邪、解除表证的方法，主要适用于外感表证。辛温解表类食物常用姜、葱等；辛凉解表类食物常用薄荷、西瓜、芦根等。

2. 下法　是用有通便功效的食物通泻大便或清热通便的方法。主要适用于虚证便秘。常用蜂蜜、香蕉、植物果仁等。

3. 清法　是用性质寒凉，有清泄里热、泻火解毒功效的食物清除内热的方法。主要适用于实热证、肝火偏旺及素体阳热亢盛者。常用绿豆、香瓜、西瓜等。

4. 温法　是用性质温热,有温里祛寒功效的食物温散内寒的方法。主要适用于里寒证及素体阳虚者。常用肉桂、韭菜、栗子等。

5. 消食法　是用消食化积,促进消化的食物开胃消食或兼健脾的方法。主要适用于食滞证及消化不良等。常用山楂、茶叶、醋等。

6. 补法　是用有补益正气、增强体质功效的食物补身强体的方法。可分为平补、清补、温补三种。平补食物适用于气虚、血虚证,常用鸡蛋、猪蹄、牛奶等;清补食物性偏寒凉,适用于阴虚证,常用木耳、阿胶、银耳、甲鱼、猪皮等;温补食物性偏温热,适用于阳虚证或为普通人冬令进补之用。常用鸡肉、鹿肉、羊肉等(表7-5-2)。

表7-5-2　常用食物治疗作用归纳表

类别	食物	适应病证
发散风寒	生姜、芥菜、葱、芫荽	风寒感冒
疏散风热	豆豉、阳桃、茶叶	风热感冒
清热泻火	茭白、苦瓜、蕨菜、松花蛋、百合、苦菜、西瓜	内火
清热生津	甘蔗、番茄、甜瓜、甜橙、柑、柠檬、苹果、荸荠	燥热伤津
清热燥湿	香椿、荞麦	湿热
清热凉血	藕、茄子、蕹菜、向日葵子、黑木耳、芹菜、丝瓜	血热
清热解毒	绿豆、赤小豆、蓟菜、南瓜、豌豆、苦瓜、马齿苋	热毒
清热利咽	橄榄、罗汉果、鸡蛋清、荸荠	咽喉肿痛
清热解暑	西瓜、绿豆、绿茶、赤小豆、椰汁	暑热
清化热痰	白萝卜、冬瓜子、海藻、海带、荸荠、紫菜、海蜇	热痰
温化寒痰	洋葱、杏、香橼、桂花、芥子、生姜、橘皮	寒痰
止咳平喘	白果、百合、梨、枇杷、花生、小白菜	咳嗽喘息
健脾和胃	南瓜、包心菜、芋头、无花果、胡萝卜、猪肚、牛奶、柚、栗子、大枣、粳米、糯米、玉米、白鸭肉	脾胃不和
健脾化湿	薏苡仁、香椿、蚕豆、大头菜	湿阻脾胃
消食导滞	萝卜、山楂、茶叶、麦芽、薄荷叶	食积
温里	辣椒、胡椒、桂花、羊肉、蒜、葱、韭菜、刀豆、鸡肉	里寒
祛风湿	鹌鹑、黄鳝、樱桃、薏苡仁、鸡血	风湿
利尿	冬瓜、玉米、赤小豆、白鸭肉、西瓜、葫芦、鲤鱼、鲫鱼	小便不利、水肿
通便	香蕉、菠菜、竹笋、番茄、蜂蜜	便秘

续表

类别	食物	适应病证
安神	莲子、百合、龙眼肉、蘑菇、猪心、酸枣仁、小麦、小米	神经衰弱、失眠
行气	橙子、蒜、柑、荞麦、高粱、刀豆、菠菜、白萝卜、韭菜	气滞
活血	桃仁、油菜、酒、慈菇、茄子、山楂	血瘀
止血	藕、槐花、黄花菜、栗子、黑木耳、茄子、香蕉、莴苣、枇杷、猪肠	出血
补气	粳米、糯米、小米、大麦、马铃薯、大枣、胡萝卜、香菇、豆腐、鸡肉、鹅肉、鹌鹑、牛肉、兔肉、狗肉、青鱼、鲢鱼	气虚
补血	桑椹、荔枝、松子、黑木耳、菠菜、胡萝卜、猪肉、羊肉、牛肝、羊肝、甲鱼、海参	血虚
助阳	枸杞菜、核桃仁、豇豆、韭菜、刀豆、羊乳、羊肉、狗肉、鸽蛋、雀肉、鳝鱼、海虾	阳虚
滋阴	银耳、木耳、大白菜、梨、葡萄、桑椹、牛奶、鸡蛋黄、甲鱼、乌贼、猪皮	阴虚

学习测试

 参考答案

一、选择题

1. 饮食护理的基本原则除（　　）外。
   A. 饮食调和　　　　B. 饮食有节　　　　C. 饮食有方
   D. 饮食清洁　　　　E. 饮食宜忌

2. 脾胃虚寒腹泻患者主要忌食（　　）。
   A. 生冷　　　　　　B. 甘甜　　　　　　C. 黏滑
   D. 辛辣　　　　　　E. 腥膻

3. 秋季食宜（　　）。
   A. 清淡　　　　　　B. 甘寒　　　　　　C. 平淡
   D. 苦温　　　　　　E. 温补

4. 具有渗湿利水作用的是（　　）。
   A. 辛味药　　　　　B. 甘味药　　　　　C. 苦味药
   D. 酸味药　　　　　E. 淡味药

5. 进补的最好时机是（　　）。
   A. 立春　　　　　　B. 惊蛰　　　　　　C. 立秋
   D. 冬至　　　　　　E. 夏至

二、问答题

1. 患热证的病人如何进行饮食护理？
2. 中医饮食护理的原则有哪些？

第六节 用药护理

学习目标

1. 熟悉中药汤剂煎煮的方法。
2. 掌握中药内服法的给药时间、方法、服药温度及护理要点。
3. 了解常用中药外用法的操作方法及注意事项。

情境导入

刀斩陆矜

三国时候,有一个庸医名叫陆矜,因久混江湖,收集了一些医家的验方,随即到处行医卖药。有一年,陆矜听说曹操患偏头痛,正到处访查名医,认为这是天赐给他依附权贵、升官发财的良机,便日夜兼程赶到军营,许下了"包治"的诺言。他为曹操粗略切脉之后,便开出处方,取来一铜器煎药。药熬好后,他亲自捧给曹操,不料曹操服药后病情反而更加严重。这时,随军医告诉曹操:"铜器煎药乃医家大忌。"曹操听罢,连呼:"庸医害我也!"盛怒之下,下令将陆矜推出斩首。

请思考:

(1) 为什么铜器煎药乃医家大忌?
(2) 我们应用什么锅煎药最好?

一、中药汤剂煎煮法

中药汤剂煎煮法是指根据不同药性和治疗需要配伍后,将切细、打碎或炮制过的药物加水煎煮,滤取其药液的一种操作方法。由于药物的性能和患者的病情需要不同,通过中药的合理煎煮能充分发挥药物的作用,对疗效有重要意义。古代医家对煎煮法亦很重视,如明代医药学家李时珍指出"凡服汤药,虽品物专精,修治如法,而煎药者鲁莽造次,水火不良,火候失度,则药亦无功"。清代医家徐大椿在《医学源流论》中亦云"煎药之法,最宜深讲,药之效不效,全在乎此"。

(一) 煎药器具

以砂锅、瓦罐煎药为佳,因其材质稳定,不易与药物中所含成分发生化学反应,导热均匀,热力缓和,保温性强,水分蒸发少,且价格低廉,这也是自古沿用至今的原因。也可用不锈钢锅具、搪瓷锅、玻璃器皿,忌用铁、铜、铝等金属容器,以免发生化学反应,产生毒副作用或影响药效。

(二) 煎药用水

1. 水质 多用饮用水，以洁净、含矿物质及杂质少为原则，忌用沸水煎药。

2. 水量 煎煮水量应根据药物的性质、药量大小、药物吸水性、煎煮时间长短来决定。中药通常煎两煎，传统的加水方法是将药物均匀放入药锅内，看准药物表面的位置，第一煎可加水淹过药物 3~4 cm，第二煎加水淹过药物 2~3 cm。另一种加水方法是按平均每 1 g 药加水约 10 mL，计算出该方总的需水量，一般第一煎将总水量的 70% 加入，第二煎加入剩余的 30%。如果煎煮花、叶、全草类等吸水性好的药物，加水量适当多一些；煎煮种子类、果实类等吸水性差的药物时，加水量可稍减。水宜一次性加足，避免在煎药过程中频频加水。如确实需要加水时，应加开水，以防药液温度骤降，影响药物有效成分析出。如不慎将药煎糊，应弃去，不可加水再煎后服用。

(三) 药物浸泡

药物浸泡有利于有效成分的溶出，也有利于缩短煎煮时间。煎药前，先用冷水将药物浸泡 30~60 分钟，果实或种子为主的中药可浸泡 1 小时以上；夏季室温高时，浸泡时间不宜过长，以免腐败变质。另外，煎药前不可用水洗药，因为某些中药成分中含有糖和苷类等易溶于水的物质；还有些中药是经过炮制的，如添加蜜、醋和酒等，若用水洗，会降低药效。

(四) 煎药火候及时间

火候以先武火后文火为原则，即在煎药开始用武火（大火），至水沸后用文火（小火）保持微沸状态。煎药过程中不宜频频打开锅盖观察，以免药效挥发。

煎药时间主要根据药物和疾病的性质决定。治疗一般疾病的中药煎煮以两次为宜，用武火煮沸后计算煎煮时间，一般头煎为 20~30 分钟，二煎为 10~20 分钟。解表药、芳香药或清热药宜用武火，时间宜短，煮沸时间为 10~20 分钟即可。用于治疗体虚的滋补中药以 3 次为宜，头煎为 40~50 分钟，二煎为 20~30 分钟，三煎为 10~20 分钟。有效成分不易煎出的矿物类、骨角类、贝壳类及补益药，一般宜文火久煎，使有效成分充分溶出。

(五) 榨渣取汁

煎煮好的中药要趁热榨渣取汁，以免有效成分沉淀在药渣上。如药渣不经压榨取汁就抛弃，会造成有效成分损失，尤其是一些不宜久煎的药物，药渣中有效成分所占比例更大，榨渣取汁更为必要。一般在最后一次煎煮时，趁热将药液滤出后，将药渣用双层纱布包好，绞取药渣内剩余药液。

(六) 特殊煎法

1. 先煎 目的是为了增加药物的溶解度，降低药物毒性，充分发挥疗效。

(1) 质地坚硬、有效成分不易煎出的矿石类、贝壳类及角、骨、甲类药物等，应先煎 30 分钟左右，再与其他药物同煎。如矿石类药物有生石膏、寒水石、磁石、代赭石、海浮石、紫石英等；贝壳类药物有海蛤壳、牡蛎、珍珠母等；角、骨、甲类药物有水牛角、龟甲、鳖甲、穿山甲、龙骨、鹿角等。

(2) 有毒的药物,至少先煎 30 分钟以上才能够达到减毒或去毒的目的,如乌头、附子等。

(3) 芦根、竹茹、糯稻根须、玉米须等,应先将此类药加水煎煮,去渣后,再用此水煎其他药物,称为"煎汤代水"。

2. 后下　目的是为了避免有些药物的有效成分在煎煮时间较长时挥发或被破坏。后下药物在其他药物煎煮结束前的 5~10 分钟放入为宜。如芳香气薄、有效成分不耐高温的药物有薄荷、藿香、砂仁、钩藤、沉香、木香、佩兰等。

3. 包煎　包煎药物应将药物装进纱布袋内再与其他药物同煎。

(1) 含淀粉黏液质多,易糊化或焦化的药物,如蒲黄、海金沙等。

(2) 易成糊状的药物,如葶苈子、车前子、紫苏子等药物。

(3) 质地较轻较细,煎煮时容易漂浮在液面上的药物,如旋覆花、辛夷花、枇杷叶等。

(4) 含绒毛的药物,因易刺激咽喉引起咳嗽、恶心、呕吐应包煎。

4. 另煎　目的是避免贵重药物的有效成分被其他药渣吸附而造成浪费,应单独煎服,如人参、西洋参、鹿茸、羚羊角等药物。

5. 烊化　胶质、黏性大和易溶的药物容易粘附于其他药渣及锅底,导致药材熬焦并造成浪费,应单独烊化后再与其他药汁兑服,或单独服用,如阿胶、龟甲胶、鹿角胶等药物。

6. 冲服　入水即溶化的固体药物或不宜水煎的粉末状药物,用煎好的药液冲服,如芒硝、珍珠粉、琥珀粉、三七粉等药物。

7. 泡服　某些挥发性较强、易出味的药物不宜煎煮,泡服即可。如番泻叶、胖大海、菊花、金银花等药物。

8. 兑服　一些液体药物在服用时可以与其他药物的煎汁兑入服用。如竹沥、姜汁、鲜藕汁等药物。

(七) 机器煎药

又称"中药代煎",是目前临床上较为常用的煎药方法。根据处方将药物混合装入以特殊布料制成的煎药袋中,用冷水浸泡 30~60 分钟,加入适量的水;将水和浸泡好的中药连袋投入煎药机内,当温度和时间达到设定的标准时,中药即煎好,机器则自动停止加温。煎好的药汁直接进入包装机被灌注到专用的塑料袋内,密封好后发给病人服用,具有携带方便,贮存时间长,每剂药中的浓度、成分分布均匀的特点。

二、中药内服法

中药内服法是临床最主要的给药方法和途径,具有作用直接、见效快、剂量易于控制、给药方便的优点。中药的服药方法是否恰当,对疗效亦有一定影响。护理人员掌握中药内服法有助于临床整体护理和辨证施护的开展,在中药内服给药时,要根据患者的体质、病情及药物的性能等具体情况,给予患者个性化的给药指导,达到提高药物疗效和患者早日康复的目的。

(一) 给药时间

中医学的子午流注理论集中反映了人体气血盛衰变化规律,它认为人体内部活动有很强的时间节律性。如心脏功能午时最强,子时最弱;肾功能酉时最强,卯时最弱等。根据不同药性选择最佳的给药时间,阳药用于阳长之时,阴药用于阴长之时,升药用于升时,降药用于降时。如凡是需要借助人体阳气祛邪、采用扶正祛邪治则的疾病,在选用扶阳益气、温中散寒、行气活血、消肿散结等治法与方药时,药宜在早晨或上午服用,凭天时阳旺、人体阳气随之充盛之势,扶阳抑阴,祛病除邪;同理,凡需借助阴气祛邪的疾病,在选用清热解毒、滋阴补血、重镇安神、定惊息风等治法与方药时,宜于傍晚或午后服用。例如中午之前是阳气旺盛之时,可以顺应阳气升浮,助药力祛邪,因此发汗解表药宜午前服。滋补药中补阳药宜清晨服(阳药用于阳长时);益气升阳药宜午前服(升药用于升时);滋阴养血药宜入夜服(阴药用于阴长时);润肠通便药、安神药,宜睡前服(降药用于降时)。开胃药,宜饭前服;对胃肠有刺激性的药、消食导滞药,宜饭后服,以达开胃、不伤胃、消食导滞之效;调经药,宜在经前或经期服用,有利于调理月经周期。

(二) 给药方法

中药汤剂一般每日 1 剂,分 2 次服,每次服 150~200 mL;高热、急症和危重患者可酌情每日服药 2~3 剂,或遵医嘱服用丸、散、片、酒、膏等中成药,按说明书定时服用,通常每日 2~3 次,宜用白开水送服。祛风湿药可用黄酒送服,以助药力;祛寒药可用姜汤送服;呕吐患者在服药前,可先嚼少许生姜片、橘皮或服少量姜汁,以预防呕吐;番泻叶、胖大海等药物可用沸水浸泡后代茶饮;病在口腔、咽喉者可随时含服或缓慢小量频服;神昏吞咽困难的患者可鼻饲给药。总之,应根据病情的需要和药性特点来决定和调整具体的给药方法。

(三) 服药温度

1. 温服　将煎好的汤剂放温后服用,或将中成药用温开水、酒、药汁等液体送服的方法,称为温服。一般中药多采用温服。中医学认为凉者属阴,阴盛损阳,脾胃之气属阳,患者脾胃之气虚弱时再进凉汤,势必更伤阳气,对病情不利。温服亦可减轻某些药物的不良反应,如服用瓜蒌、乳香、没药等对胃肠道产生刺激作用的药物,易出现恶心、呕吐等不良反应,温服后能缓解上述症状。

若汤剂放凉后应先加热煮沸,再放温服用,不应只加热到温热不凉就服用,服药不能只服上面澄清部分,应搅拌均匀后服用。

2. 热服　将煎好的汤剂趁热服下或将中成药用热开水送服的方法,称为热服。解表药须热服以助药力,增强发汗效果;寒证用热药,应热服,属"寒者热之"之法;真热假寒用寒药,应热服,属"寒药热服""治热以寒,温而行之"之法,以减少患者服药格拒。一般理气、活血、解表、补益药宜热服。

3. 凉服　将煎好的汤剂放凉后服下或将中成药用凉开水送服的方法,称为凉服。热证用寒药,应凉服,属"热者寒之"之法；真寒假热用热药,应凉服,属"热药凉服""治寒以热药,凉而行之"之法。一般止血、收敛、清热、解毒、祛暑剂均应凉服。

(四) 服药后的观察及护理

严密观察服药后的反应,尤其是服用有毒副作用的药物和药性峻烈的药物。服药后患者宜休息一段时间,以利于药物更好地吸收。全面观察服药后的全身反应。如服用泻下药后除了要观察大便的次数以外,还要观察大便的性质、颜色、形状、气味,以及是否伴有腹痛,腹痛的性质、发作时间及程度,是否有脱水症状等。

严格掌握常用药物的性能和应用剂量,避免滥用,纠正服用中草药不会中毒的错误观念。中药中毒时常见的症状有：咽干,唇舌发麻,面部及全身发红,伴有皮肤丘疹,头晕,烦躁,呕吐,腹痛,腹泻。中毒严重者可出现语言及肢体运动障碍,呼吸急促,随即出现意识模糊,呼吸暂停；心血管系统表现为心音低、脉细弱、心律不齐、血压下降等。如临床出现上述症状,应立即停止使用中药,并立即报告医生协助进行救治抢救。

(五) 不同功效药物的服药护理要点

1. 解表药　宜温服,服后宜卧床覆被进热水或热稀粥,以利发汗。发汗以遍身微汗为佳,不可过量损伤正气。服药发汗后,注意避风邪、禁冷敷。饮食宜清淡,忌酸凉。

2. 泻下药　宜空腹服,一般应得泻即止。服后要注意观察患者排泄物的质、量、次数等变化,对药后腹泻较重者,应及时向医生汇报病情。患者服药期间,饮食宜清淡、易消化,应多食蔬菜和水果。

3. 温里药　宜温服,服药期间应注意保暖,尤其是腹部。服后出现咽喉疼痛、咽干、舌红等症状,为虚火上炎,应立即停药。饮食忌生冷寒凉。危重患者服用回阳救逆药时,应密切观察药后反应。

4. 清热药　多苦寒,易伤脾胃和阳气,宜饭后服,并应中病即止。饮食宜清凉,忌油腻辛辣。孕妇禁用,平素阳虚者慎用。

5. 补益药　宜饭前空腹服,因易致胃气壅滞,故服药期间忌油腻、生冷、辛辣及不易消化食物。补益药长期服用才能见效,要鼓励患者坚持服药。

6. 安神药　宜睡前半小时服,晚饭不宜过饱,病室应保持安静。消除患者在睡前的紧张激动情绪,做好情志护理；饮食宜清淡,忌酒、茶、辛辣等刺激性食物。

7. 祛湿药　宜饭后服用。若长期服用抗风湿药时,应注意观察病人是否出现唇舌麻木、心悸、头晕等中毒现象；服用芳香化湿药应注意观察是否有舌苔渐退的疾病向愈的征象；服淡渗利湿药要注意观察尿量变化及水肿消退的情况等。病室应注意通风、干燥、阳光充足,饮食忌生冷油腻。

8. 理气药　服法各异,但不宜过量,应中病即止。如服用通阳宣痹之剂,可加服少量白酒,以助药力。饮食宜温通,忌生冷寒凉。

9. 消导药　宜饭后服用,服后应注意观察腹痛及大便形状等变化和情志调护,以防因忧思引起气滞,加重病情。饮食应以平补类的膳食为佳,忌食生冷硬物、肥甘厚味。

10. 活血化瘀药　宜饭后服用,服后要注意患者疼痛的程度、肿块的软硬度及大小的变化,对用此药的肿瘤及疼痛较重的患者应做好精神安慰工作,饮食宜温通,忌滋腻。

11. 止血药　包括凉血止血药和收敛止血药,服用应中病即止,服后应注意观察出血情况的变化,定时测量血压、呼吸、脉搏等,及时记录及汇报。要解除患者的紧张、恐惧的心理。饮食易消化,忌辛辣刺激。

12. 平肝息风药　宜饭后服用,眩晕患者服药后应嘱咐其静卧、闭目养神;对惊痫、痉厥的患者应注意观察血压、神志、瞳孔等的变化,出现异常及时报告医生,进行妥善处理。

13. 化痰止咳平喘药　宜饭后温服,平喘药宜在哮喘发作前1~2小时服用,服药后应注意观察痰的性状及咳喘的变化,对痰多咳出无力者,应予以翻身拍背,帮助排痰,患者宜多饮水,饮食宜清淡,忌生冷、过甜、过咸及辛辣刺激。

14. 驱虫药　宜清晨空腹或晚上睡前服用,因其易伤脾胃,应中病即止,饮食忌油腻。

三、中药外用法

中药外用法是指将药物直接作用于患者体表某部位以达到治疗目的的一种治疗方法。外用中药制剂使用方法简便,可根据疾病需要选用合适剂型,敷贴或涂抹局部皮肤,主要通过皮肤、黏膜吸收发挥疗效。下面重点介绍熏洗法、药熨法、贴药法、敷药法和吹药法。

(一)熏洗法

熏洗法是将药物煎汤,趁热在患处熏蒸、淋洗或浸浴的一种治疗方法。临床常用于风寒痹痛、跌仆损伤、风寒感冒、目赤肿痛、痔疮、痛经、带下病及各种皮肤病等。

1. 用物准备　治疗盘、药液、熏洗盆(根据熏洗部位的不同,也可备坐浴椅、有孔木盖浴盆及治疗碗等)、水温计,必要时备屏风及换药用品。

2. 护理操作方法　操作前做好解释,以取得患者的配合,或指导患者自行熏洗。根据熏洗部位选用不同的容器,安排患者选择合适的体位,暴露熏洗部位,必要时屏风遮挡。眼部熏洗时,将药液趁热倒入治疗碗,眼部对准碗口进行熏蒸,应用纱布蘸药液淋洗眼部,稍凉即换,每次15~30分钟。四肢熏洗时,将药液趁热倒入盆中,患肢架在盆上,用浴巾或布单围盖后熏洗,待温度适宜时,将患肢浸泡在药液中泡洗。坐浴时,将药液趁热倒入盆中,上置带孔木盖,协助患者脱去内裤,坐在木盖上熏蒸,待药液温度适宜时(38~43℃),拿去木盖,坐入盆中泡洗或用纱布淋洗。药液偏凉时,更换药液,每次熏洗20~30分钟,每天1次。

3. 注意事项

(1) 所用物品需清洁消毒,每人1份或专用,避免交叉感染。

(2) 冬季要注意保暖,暴露部位尽量加盖衣被,防止受凉。

（3）面部熏洗30分钟后，患者方可外出，以防感冒。

（4）在伤口部位熏洗时，要按无菌技术操作，以防感染。

（5）包扎部位熏洗时，应先揭去敷料，熏洗完毕，重新更换无菌敷料。

（6）妇女经期、孕妇禁止坐浴。

（二）药熨法

药熨法是将中药用白酒或食用醋搅拌后炒热，装入布袋中，在施术部位上来回滚熨的一种方法。临床常用于脾胃虚寒、跌打损伤及寒痹等证。

1. 用物准备　治疗盘、治疗碗、竹铲或竹筷、棉签、凡士林、双层纱布袋，另备大毛巾、炒锅、电炉、药物、白酒或食用醋。

2. 护理操作方法　药熨前先嘱患者排空小便。将药物加白酒或食用醋→放入锅中混匀→文火炒至60~70℃→装袋→大毛巾保温（用时50~60℃）。根据病情取合适体位，暴露药熨部位。必要时屏风遮挡。患处涂一层凡士林，将药袋放到患处或相应穴位用力来回推熨，力量要均匀，开始时用力要轻，速度可稍快，随着药袋温度的降低，力量可增大，同时速度减慢。药袋温度过低时，及时更换药袋。操作时间为每次15~30分钟，每日1~2次。

3. 注意事项

（1）药熨温度不宜超过70℃，老年人、婴幼儿不宜超过50℃；操作过程中应保持药袋温度，凉后应及时更换或加热。药熨过程中要注意观察局部皮肤，防止烫伤。如感到疼痛或皮肤出现水疱，应停止操作，按烫伤处理。

（2）布袋用后清洗消毒备用，中药可连续使用一周。

（3）各种实热证或麻醉未清醒者禁用；腹部包块性质不明及孕妇腹部忌用；身体大血管处、皮肤有破损处及局部无知觉处忌用。

（三）贴药法

贴药法是药物贴敷于患处或穴位的一种治疗方法。常用的剂型有膏贴、饼贴、皮贴、花贴、药膜贴等，临床上以膏贴最常用。

1. 用物准备　治疗盘、药物、75%乙醇、生理盐水、棉签、剪刀，必要时备酒精灯、火柴、消毒纱布、剃刀、胶布、绷带等。

2. 护理操作方法　贴药部位备皮，用75%乙醇或生理盐水清洁皮肤，如有贴药、胶布粘贴遗留污痕可先用松节油清洁。再根据贴敷范围选择大小适宜的膏药，剪去膏药周边四角，置文火上加温，使之软化后揭开。然后根据病情掺入合适药粉，并慢慢挤捏，使掺药与膏药均匀混合。膏药外缘用棉签转上一围，趁热贴上患处，必要时用胶布或绷带固定。如贴植物叶（如苦瓜叶、玉簪叶），要在临用时取鲜叶洗净贴患处，用纱布包裹，胶布固定。

3. 注意事项

（1）贴药时间视病情而定，筋骨疼痛、扭挫伤2~3天换药1次，疮疡1~2天换药1次。

(2) 烘烤膏药不宜过热,以柔软能揭开为度,防止粘贴时烫伤皮肤及膏药外溢,贴敷之前可先用膏药背面接触被施术者皮肤,感觉不烫时再贴敷;掺有麝香药末时,不宜久烤,以免香气散失。

(3) 皮肤过敏者禁用;贴药后应注意观察,如出现皮肤发红、发痒、起疹子或水疱,应立即取下。

(4) 取下膏药后,用松节油或汽油擦拭干净,以免沾污衣服。

(四) 敷药法

敷药法是将药物敷布于患处或穴位的一种治疗方法。临床常用于跌仆损伤、体表疮疡及慢性咳喘、腹泻等。

1. 用物准备　治疗盘、弯盘、药物、生理盐水棉球、油膏刀、胶布、绷带、无菌纱布、棉纸。如需临时配制药物,还应备治疗碗、药物、调和剂,若敷新鲜中草药,备乳钵。

2. 护理操作方法　先将药末倒入治疗碗中,根据病情需要选用合适的调和剂如水或蜂蜜、麻油、饴糖、凡士林等调制成糊状;若敷新鲜中草药,则应洗净后置乳钵中捣烂,贴敷时加入少许食盐拌匀。再根据敷药部位安排合适体位,暴露敷药部位,必要时屏风遮挡。然后根据敷药范围,选择适宜大小的棉纸,用油膏刀将药物均匀地平摊于棉纸上,厚度要适中,以 0.2~0.5 cm 厚为宜,肿疡患者,敷药范围要超出肿块 2 cm 左右;通常 2~3 天换药 1 次。换药时,取下原所敷药物,用生理盐水棉球清洁皮肤。将摊好药物的棉纸四边向里折叠整齐贴敷于施术部位,加盖敷料或棉垫,以胶布或绷带固定。

3. 注意事项

(1) 用水或药汁、醋调配的敷药,容易干燥,须经常加原调的液体湿润,以免降低药效和引起不适。用饴糖、蜂蜜调敷的药,热天容易发酵变质,可加适量苯扎溴铵溶液防腐。

(2) 疮疡成脓期,以中间留有空隙,四周围敷为宜,以免影响脓毒外泄;特殊部位如乳痈,敷药时可在敷料上剪一缺口让乳头露出来,以免乳汁溢出污染敷料。

(3) 敷药后应注意观察,如出现皮肤发红、瘙痒明显、起疹子或水疱,应立即洗去敷料,并报告医生对症处理。

(4) 皮肤过敏者禁用。

(五) 吹药法

吹药法是将药末均匀地吹到病变部位,以达到治疗目的的一种方法。临床常用于口腔、咽喉、耳、鼻等部位的疾病。

1. 用物准备　治疗盘、药粉、吹药器、清洗溶液、弯盘、压舌板、电筒、棉签、纱布、治疗碗,必要时备开口器、鼻窥镜、耳镜、额镜、弯曲管钳、镊子。

2. 护理操作方法　患者取坐位或半卧位。吹口腔、咽喉时,协助患者用清洗溶液洗漱口腔后,嘱患者头向后仰并张开口或用开口器辅助开口,用电筒和额镜查清病位,操作者左手用压舌板压住舌根,右手持加入适量药物的吹药器,将药物迅速均匀吹入病变部位。吹耳、鼻时,先用清洗溶液清洗、拭净耳道或鼻腔,用电筒耳镜或鼻窥镜观察病变部位,用吹药器将药粉吹入病变部位。

3. 注意事项

(1) 吹药动作要轻柔敏捷,将药粉准确均匀撒布于整个病变部位。

(2) 吹口腔、咽喉时嘱患者暂时屏住呼吸,吹药气流压力不宜过猛、过大以免药入气管,引起呛咳。

(3) 口腔、咽喉吹药后半小时不得喝水、进食和吞咽,以提高治疗疗效。

(4) 神志不清者及婴幼儿禁用。饮食忌油腻。

四、中药其他用药法

中药用药方法除常用的内服和外用法外,尚有其他一些用药法,这些用法在中医文献中记载十分丰富,且近年来在临床实践中又有诸多新的用药方法不断出现。如超声雾化吸入、中药离子导入、中药保留灌肠等,均在临床广为应用,并取得了较好的疗效。

学习测试

一、选择题

1. 需要后下的中药是(　　)。

A. 沉香　　　　　　　B. 滑石　　　　　　　C. 龟板胶

D. 人参　　　　　　　E. 乌头

参考答案

2. 为防止中药变性,影响疗效,煎药用具不宜选(　　)。

A. 砂锅　　　　　　　　　　　　　　B. 瓦罐

C. 铁锅　　　　　　　　　　　　　　D. 玻璃器皿

3. 患者,男性,30岁,于1天前受凉后,出现自感恶寒,头身疼痛,有鼻塞、流清涕、喷嚏、咽喉痒痛等症状,舌苔薄白,遂就诊。服药时的注意事项是(　　)。

A. 凉服

B. 少饮水

C. 温服,服药后加盖衣被,使微汗出

D. 出汗后立即洗浴

E. 服药后可进冷饮

二、问答题

1. 中药汤剂的煎煮法有哪些内容?
2. 中药内服的要点有哪些?

第八章 经络腧穴概要

学习目标

1. 掌握经络的概念、组成和生理功能。
2. 熟悉十二经脉的名称、走向、交接、分布规律。
3. 了解奇经八脉的循行与生理功能。
4. 掌握腧穴的概念、分类、作用。
5. 熟悉常用腧穴的定位及主治。

第一节 经络概论

情境导入

张先生最近经常加班到深夜才回家,昨天天气降温,他到家之后出现鼻塞流清涕,喝点热水就睡觉了。第二天晨起,鼻塞加重,只能张口呼吸,遂去医院就诊。医生于合谷、列缺、迎香穴处针刺,之后张先生发现鼻子通了,呼吸顺畅了。

请思考:

(1) 案例中合谷、列缺、迎香穴能治疗鼻塞的原理。
(2) 说出上述三个穴位所在经脉的名称。

经络,是人体组织结构的重要部分,是人体气血津液的运行通路。各脏腑组织的功能活动,以及相互之间的联系与协调,必须通过经络系统的传导、联络、调节的功能来实现。经络将人体构成一个有机的整体。

经络学说,是研究人体经络系统的组织结构、生理功能、病理变化及其与脏腑形体官窍、气血津液相互关系的一门学说,在中医理论和治疗中占有重要地位,如针灸、推拿、气功等学科都是以经络学说作为理论基础。

一、经络的概念和经络系统的组成

(一) 经络的概念

经络,是经脉和络脉的总称。经,又称经脉,有路径之意。经脉贯通上下,沟通内外,是经络系统中纵行的主干。经脉大多循行于人体的深部,且有一定的循行部位。络,又称络脉,有网络之意。络脉是经脉别出的分支,较经脉细小。络脉纵横交错,网络全身,无处不至。《灵枢经·脉度》曰"经脉为里,支而横者为络"。经络相贯,遍布全身,形成一个纵横交错的联络网,通过有规律的循行和复杂的联络交会,组成了经络系统,把人体五脏六腑、肢体官窍及皮肉筋骨等组织紧密地联结成统一的有机整体,从而保证了人体生命活动的正常进行。

(二) 经络系统的组成

经络系统是由经脉、络脉及其连属部分组成。经脉包括十二正经和奇经八脉,以及附属于十二经脉的十二经别。络脉则可分为十五别络、孙络、浮络(图 8-1-1)。

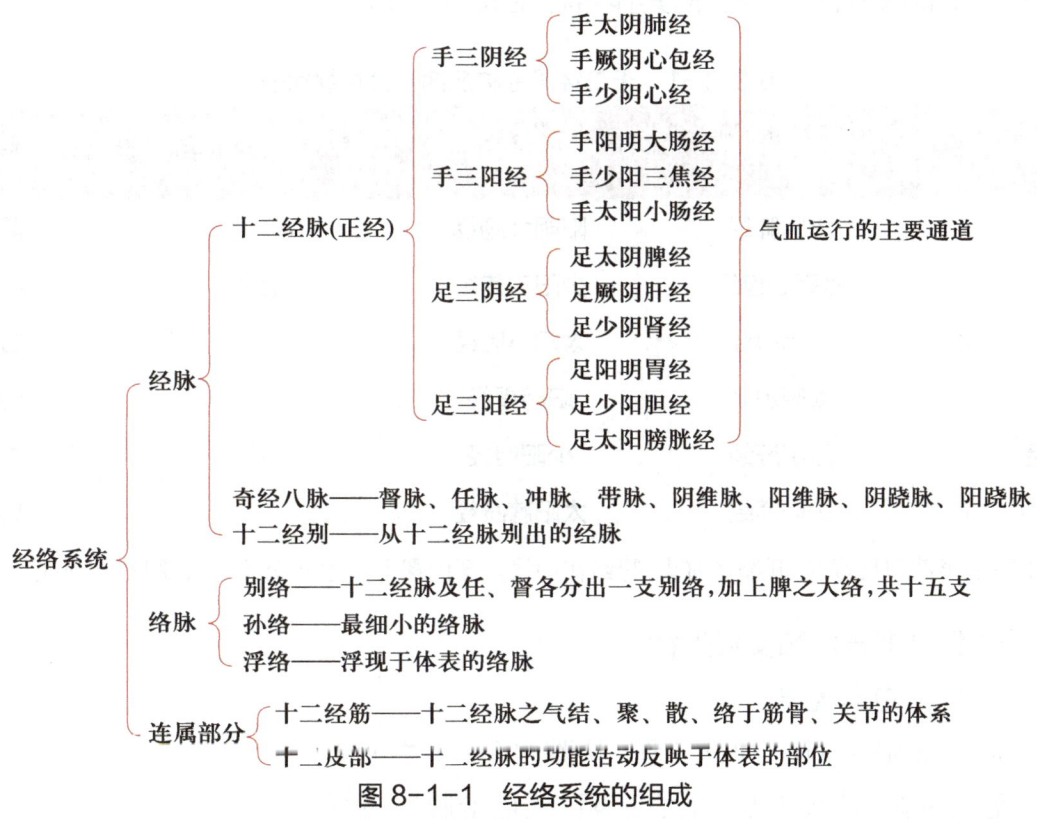

图 8-1-1 经络系统的组成

二、十二经脉

十二经脉是经络系统中的核心和重点内容,又称十二正经。十二经脉即手三阴经(手太阴肺经、手厥阴心包经、手少阴心经)、手三阳经(手阳明大肠经、手少阳三焦经、手太阳小肠经)、足三阳经(足阳明胃经、足少阳胆经、足太阳膀胱经)、足三阴经(足太阴脾经、足厥阴肝经、足少阴肾经)的总称。

(一) 十二经脉的命名

十二经脉的命名是以所属脏腑的名称和循行的主要部位而定,每一条经脉的名称均包括手足、阴阳与脏腑三个部分。

1. 手足　上为手,下为足,分布于上肢的经脉,在经脉名称之前冠以"手"字;分布于下肢的经脉,在经脉名称之前冠以"足"字。

2. 阴阳　内为阴,外为阳。阴阳理论贯穿于整个中医理论,经络系统亦以阴、阳来命名。其分布于肢体内侧面的经脉为阴经,分布于肢体外侧面的经脉为阳经。一阴一阳衍化为三阴三阳,相互之间具有相对应的表里相合关系,即肢体内侧面的前、中、后,分别称为太阴、厥阴、少阴;肢体外侧面的前、中、后分别称为阳明、少阳、太阳。

3. 脏腑　脏为阴,腑为阳,每一阴经分别隶属于一脏,每一阳经分别隶属于一腑,各经都以脏腑命名。

依据上述命名原则,十二经脉的具体名称见表8-1-1。

表8-1-1　十二经脉名称及四肢分布规律表

名称	阴经(属脏)	阳经(属腑)	主要循行部位（阴经行于内侧,阳经行于外侧）	
手	太阴肺经	阳明大肠经	上肢	前线
	厥阴心包经	少阳三焦经		中线
	少阴心经	太阳小肠经		后线
足	太阴脾经	阳明胃经	下肢	前线
	厥阴肝经	少阳胆经		中线
	少阴肾经	太阳膀胱经		后线

注:在小腿下半部和足背部,肝经在前线,脾经在中线。至内踝上8寸处交叉之后,脾经在前线,肝经在中线。

(二) 十二经脉的走向和交接规律

1. 十二经脉的走向规律

《灵枢经·逆顺肥瘦》说"手之三阴,从脏走手;手之三阳,从手走头;足之三阳,从头走足;足之三阴,从足走腹"。这是对十二经脉走向规律的高度概括(图8-1-2)。

2. 十二经脉的交接规律　阴经与阳经在四肢部相交接,阳经与阳经在头面相交接,阴经与阴经在胸腹相交接。

走向与交接规律之间有密切联系,两者结合起来,构成一个"阴阳相贯,如环无端"的循行径路(图8-1-3)。

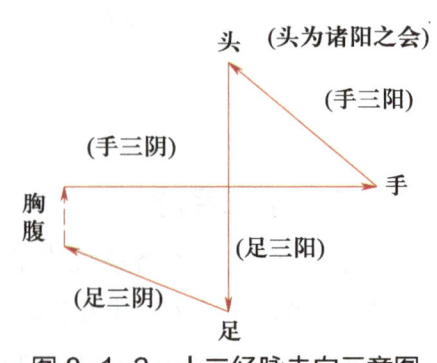

图8-1-2　十二经脉走向示意图

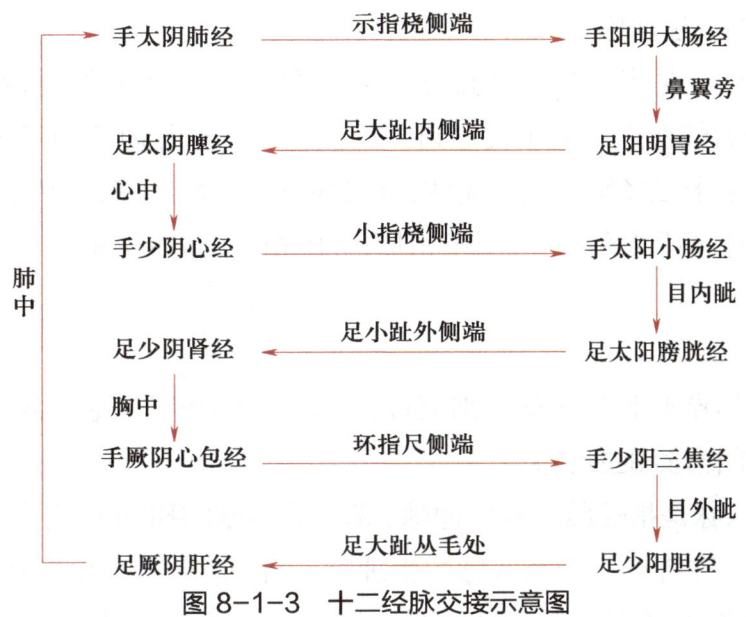

图 8-1-3 十二经脉交接示意图

(三) 十二经脉的分布和表里关系

1. 十二经脉的分布规律

(1) 头面部：手足阳明经分布于面额部；手太阳经分布于面颊部；足太阳经分布于头顶、枕项部；手足少阳经分布于耳颞部；另外，足厥阴经也循行至颠顶部。十二经脉在头面部的分布规律是：阳明在前，少阳在侧，太阳在后。

(2) 躯干部：手三阳经行于肩胛部；手三阴经均出于腋下；足阳明经行于胸腹部，足少阳经行于身体两侧面，足太阳经行于背部；足三阴经均行于胸腹部。行于胸腹部的 4 条经脉，自内向外的次序分别为：足少阴经、足阳明经、足太阴经、足厥阴经。

(3) 四肢部：手足三阴经分布在四肢的内侧面，手足三阳经分布在四肢的外侧面。内侧面经脉的分布为：太阴经在前，厥阴经居中，少阴经在后。其中足三阴经在足内踝上 8 寸以下的排列顺序为厥阴经在前，太阴经居中，少阴经在后。外侧面经脉的分布为：阳明经在前，少阳经居中，太阳经在后。

2. 十二经脉的表里关系　阴经属脏络腑主里，阳经属腑络脏主表，一脏一腑，一阴一阳，一里一表，构成了十二经脉的六对表里络属关系。即手太阳小肠经与手少阴心经相表里；手少阳三焦经与手厥阴心包经相表里；手阳明大肠经与手太阴肺经相表里；足太阳膀胱经与足少阴肾经相表里；足少阳胆经与足厥阴肝经相表里；足阳明胃经与足太阴脾经相表里。十二经脉通过各自的经别和别络相互沟通，凡有表里关系的两条经脉，都在四肢末端相交接，分别循行于四肢内外两侧面的相对应位置，并通过络脉的衔接加强了表里两经之间的联系，又促进了互为表里的脏腑在生理功能上的相互协调配合。病理上，表里两经也可相互影响。治疗上，表里两经可相互为用。

(四) 十二经脉的流注次序

流注,即流动输注。是指人身气血流动不息,向各处输注的意思。经络是人体气血运行的通道,而十二经脉则为气血运行的主要通道。气血在十二经脉内流动不息,循环灌注,分布于全身内外上下,构成了十二经脉的气血流注,其流注有一定的次序,即从手太阴肺经开始,依次流至足厥阴肝经,再流至手太阴肺经,阴阳相贯,首尾相接,循环往复。

三、奇经八脉

奇者,异也。因其异于十二正经,"别道奇行",故称"奇经"。奇经共有八条,称奇经八脉。

(一) 奇经八脉的概念和生理特点

1. 概念　奇经八脉是指任脉、督脉、冲脉、带脉、阴跷脉、阳跷脉、阴维脉、阳维脉。

2. 奇经八脉的生理特点　奇经八脉的生理特点有三：奇经八脉与脏腑无直接络属关系；奇经八脉之间无表里配合关系；奇经八脉的分布不像十二经脉遍及全身,人体的上肢无奇经八脉的分布；其走向也与十二经脉不同,除带脉外,余者皆由下而上循行。

3. 奇经八脉的总功能

(1) 加强十二经脉之间的联系：奇经八脉纵横交错于十二经脉之间,加强了十二经脉间的联系。如督脉能总督一身之阳经；任脉联系总任一身之阴经；带脉约束纵行诸脉；阴阳跷脉主宰一身左右的阴阳；阴阳维脉维络一身表里的阴阳。即奇经八脉进一步加强了机体各部分的联系。

(2) 调节十二经脉的气血：十二经脉气有余时,则蓄藏于奇经八脉；十二经脉气血不足时,则由奇经"溢出"及时给予补充。

(3) 奇经八脉与某些脏及奇恒之腑关系密切：奇经八脉与肝、肾等脏及女子胞、脑、髓等奇恒之腑有十分密切的关系,在生理上相互联系,病理上相互影响。如冲、任、带三脉与肝经相通,故女子经、带、胎、产的生理病理,均与肝脏关系密切。

(二) 奇经八脉的循行及其生理功能

1. 督脉　起于胞中,下出会阴,沿人体后正中线上行至头面,能总督一身阳经,称为"阳脉之海"。其生理功能是：调节阳经气血,主生殖,反映脑、肾及脊髓的功能。

2. 任脉　起于胞中,下出会阴,沿人体前正中线上行,抵颏部,能总任一身阴经,称为"阴脉之海"。其生理功能是：调节阴经气血,调节月经,主妊养胞胎,故又有"任主胞胎"的之说。

3. 冲脉　起于胞中,下出会阴,并足少阴肾经夹脐上行,贯穿全身,为诸经气血要冲,能调节十二经气血,故称为"十二经脉之海""血海"；其生理功能是调节十二经气血,主生殖功能,调节气机升降。

任、督、冲三脉均起于胞中,同出会阴,分为三岔,别道而行,称为"一源三歧"。

4. 带脉　起于季肋，斜向下行至带脉穴，绕身一周，状如束带，能约束纵行的诸脉，又主司妇女带下。

5. 阴跷脉、阳跷脉　阴跷脉起于内踝，经下肢内侧、腹、胸上行，至目内眦与阳跷脉会合；阳跷脉起于足外踝下，经下肢外侧、腹、胸、肩、颈外侧上行，至目内眦与阴跷脉会合。阴阳跷脉共同调节下肢运动和司眼睑开合。

6. 阴维脉、阳维脉　阴维脉起于下肢内侧，沿下肢内侧、腰、胸上行，至咽喉与任脉会合；阳维脉起于外踝下，经下肢外侧，躯干外侧上行，至颈后与督脉会合。阴阳维脉有联络和维系全身阳经、阴经的作用。

四、经络的生理功能及经络学说的临床应用

(一) 经络的生理功能

经络内属于脏腑，外络于肢节，是人体气血运行的通道，其生理功能主要体现在以下五个方面。

1. 沟通、联络作用　人体具有五脏六腑、五官九窍、四肢百骸、皮肉筋骨等组织器官，各自有着不同的生理功能，却能相互联系和配合，共同进行着整体活动，使机体上下、内外保持协调统一，构成一个有机整体。这些都离不开经络的沟通、联络作用。

2. 运输、灌渗作用　气血是人体生命活动的物质基础，人体各脏腑组织器官都需要气血的濡养和温煦，而经络正是气血运行的主要通道。气血必须通过经络的传注输送，才能通达全身，濡润各脏腑组织器官，保证其正常的生理功能。正如《灵枢经·本脏》说"经脉者，所以行血气而营阴阳，濡筋骨，利关节者也"。

3. 保卫、防御作用　经络抗御外邪的作用主要是通过经络和卫气完成的。经络分布极广，卫气通过经络密布于肌肤腠理间，加强了机体的防御能力。当外邪侵袭人体时，经络就会发挥抗御外邪、保卫机体的作用。

4. 感应、传导作用　经络系统对于体内外各种信息有感受、接应，并能将信息沿经络循行部位进行传导的作用。脏腑的功能活动可以通过经络反映于体表，另外，当体表的特定部位受到刺激时，刺激会沿着经络传导至体内脏腑，使该脏腑的功能发生变化，从而达到疏通气血、调整脏腑的作用。针刺中的"得气"与"行气"现象，就是经络传导感应的具体表现。另外，药物治疗作用的发挥也是通过经络的传导作用来实现的，由此产生了"药物归经""引经报使"等理论。

5. 调节、平衡作用　经络系统对人体气血、阴阳、脏腑功能等有调节作用，以维护其正常的生理功能。如奇经八脉具有调节灌渗气血的作用。此外，经络的调节作用还体现在疾病治疗的过程中。当人体发生疾病时，针对气血失和及阴阳盛衰的证候，采用针灸、推拿等方法，激发经络的调节作用，补虚泻实，平衡阴阳，恢复正常的生理功能。

(二) 经络学说的应用

经络学说不仅可以说明人体的生理功能,临床应用时,还可以阐释病理变化、在指导辨证归经、疾病治疗及养生保健等方面,具有极为重要的应用价值。

1. **阐释病理变化** 在正常生理情况下,经络有运行气血、感应传导的作用。所以在发生病变时,经络就可能成为传递病邪和反映病变的途径。《黄帝内经素问·皮部论》说"邪客于皮,则腠理开,开则邪入客于络脉,络脉满,则注于经脉,经脉满,则入舍于腑脏也"。经络是外邪从皮毛腠理内传于五脏六腑的途径。由于脏腑之间有经脉沟通联系,所以经络还可成为脏腑之间病变相互影响的途径。如足厥阴肝经夹胃、注肺中,所以肝病可犯胃、犯肺;足少阴肾经入肺、络心,所以肾虚水泛可凌心、射肺。至于相为表里的两经,更因络属于相同的脏腑,因而使相为表里的一脏一腑在病理上常相互影响,如心火可下移小肠;大肠实热,腑气不通,可使肺气不利而出现喘咳胸满等。

经络是外邪由表入里和脏腑之间病变相互影响的途径。通过经络的传导,内脏的病变可以反映于外,表现于某些特定的部位或与其相应的官窍。如肝气郁结常见两胁、少腹胀痛,这是因为足厥阴肝经抵小腹、布胁肋;真心痛不仅表现为心前区疼痛,且常引及上肢内侧尺侧缘,这是因为手少阴心经行于上肢内侧后缘。其他如胃火炽盛见牙龈出血,肝火上炎见目赤肿痛等。

2. **指导疾病诊断** 由于经络有一定的循行部位和络属脏腑,它可以反映所属经络脏腑的病证,因而在临床上,就可根据疾病所出现的症状,结合经络循行的部位及所联系的脏腑,作为诊断疾病的依据。例如:两胁疼痛,多为肝胆疾病。又如头痛一证,痛在前额者,多与阳明经有关;痛在两侧者,多与少阳经有关;痛在后头部及项部者,多与太阳经有关;痛在巅顶者,多与厥阴经有关。《伤寒论》的六经辨证,也是在经络学说基础上发展起来的辨证体系。在临床实践中,在经络循行的通路上,或在经气聚集的某些穴位处,有明显的压痛或有结节状、条索状的反应物,或局部皮肤的形态变化,也常有助于疾病的诊断。如肺有病时可在肺俞穴出现结节或中府穴有压痛;肠痈可在阑尾穴有压痛;长期消化不良的病人可在脾俞穴见到异常变化等。《灵枢经·官能》说"察其所痛,左右上下,知其寒温,何经所在"。明确指出了经络对于指导临床诊断的意义和作用。

3. **指导临床治疗** 经络学说被广泛地用以指导临床各科的治疗。特别是对针灸、按摩和药物治疗,更具有重要指导意义。

针灸与按摩疗法,主要是根据某一经或某一脏腑的病变,而在病变的邻近部位或循行的远隔部位上取穴,通过针灸或按摩,以调整经络气血的功能活动,从而达到治疗目的。而穴位的选取,就必须按经络学说进行辨证,断定疾病属于何经后,根据经络的循行分布路线和联系范围来选穴,这就是"循经取穴"。

药物治疗也要以经络为渠道,通过经络的传导转输,才能使药到病所,发挥其治疗作用。在长期临床实践的基础上,根据某些药物对某一脏腑经络有特殊作用,确定了"药物归经"理论。金元时期的医家,发展了这方面的理论,张洁古、李东垣按照经络学说,提出"引经报使"药,如治头痛,属太阳经的可用羌活,属阳明经的可用白芷,属少阳经的可用柴胡。羌活、白芷、柴胡不仅分别归手足太阳、阳明、少阳经,且能引他药归入上述各经而发挥治疗作用。

4. 指导养生保健　临床上可以通过调理经络达到调理脏腑气血、预防疾病的目的。如保健灸法就是自古以来的防病治病之术。《针灸聚英·戒逆针灸》说"无病而先针灸曰逆,逆,未至而迎之也"。使用灸法保健称为"逆灸"。如临床上常灸足三里可强壮身体,延年益寿;常压睛明、翳风可耳聪目明等。

经络系统遍布全身,气、血、津液主要靠经络为其运行途径,才能输布人体各部,发挥其濡养、温煦作用。脏腑之间,脏腑与人体各部分之间,也是通过经络维持其密切联系,使其各自发挥正常的功能。所以经络的生理功能,主要表现在沟通内外,联络上下,将人体各部组织器官联结成为一个有机的整体,通过经络的调节作用,保持着人体正常生理活动的平衡协调。经络又能将气血津液等维持生命活动的必要物质运送到全身,使机体获得充足的营养,从而进行正常的生命活动。此外,经络又是人体的信息传导网,它能够接受和输出各种信息。

知识链接

十二经脉的走向交接规律

手之三阴胸内手,交于手三阳;手之三阳手外头,交于足三阳;
足之三阳头外足,交于足三阴;足之三阴足内腹,交于手三阴。

十二经脉流注次序

肺经大肠胃,脾心小肠合,膀胱肾心包,三焦胆肝回,肝经复入肺,循行不休止。

学习测试

一、选择题

1. 手三阳经与足三阳经交接在（　　）。
   A. 四肢部　　B. 头面部　　C. 胸部　　D. 背部
2. 少阳经在头部经过的部位是（　　）。
   A. 头后部　　B. 头侧部　　C. 头顶部　　D. 前额部
3. 手厥阴经的终点与（　　）的起点相接。
   A. 手少阳经　　B. 手阳明经　　C. 手太阳经　　D. 手太阴经

二、名词解释

1. 经络
2. 奇经八脉

参考答案

3. 一源三歧

三、问答题
1. 经络系统是如何组成的？
2. 十二经脉走向和交接规律如何？
3. 经脉的生理功能有哪些？

第二节 腧穴概论

情境导入

《史记·扁鹊仓公列传》载："扁鹊过虢。虢太子死……闻太子不幸而死，臣能生之……扁鹊乃使弟子子阳厉针砥石，以取外三阳五会。有间，太子苏。"扁鹊起死回生之法，是针刺三阳五会穴，也就是百会穴。百会穴是手足三阳经与督脉阳气交汇之处，是诸阳之会。

请思考：
(1) 百会穴能起死回生的原理。
(2) 请说出还有哪些急救穴。

腧穴与经络是密切相连的，人体的腧穴归属于各经络，而经络又多隶属于一定的脏腑，因此腧穴—经络—脏腑三者成为不可分割的整体。

一、腧穴的概念

"腧"通"输"，简作"俞"，有转输、输注的含义，"穴"即孔隙的意思，是经气所居之处。《黄帝内经》称为"节""会""气穴""气府"等；《针灸甲乙经》中则称为"孔穴"；《铜人腧穴针灸图经》通称为"腧穴"。

腧穴是指人体脏腑经络之气血输注于体表的特殊部位。腧穴通过经络，内连脏腑，外连肌肉、皮肤。脏腑的病变可通过经络反映到体表的腧穴上；也可以通过对体表腧穴的刺激，调节人体的脏腑、经络、气血，从而达到防病治病的目的。

二、腧穴的分类

腧穴通常分为十四经穴、奇穴、阿是穴三类。

(一) 十四经穴

简称"经穴"，即分布在十二经脉和任督二脉上的腧穴，共有361穴，它们有名称、有固定的位置、有经脉的归属，具有主治本经病的共同作用，是腧穴中的主要部分。

(二) 奇穴

指既有一定的穴名，又有明确的位置，但尚未列入十四经系统的腧穴。又称"经外奇穴"。

奇穴的分布比较分散，对某些病证有一定的特异性治疗作用，如四缝穴治小儿疳积，阑尾穴治阑尾炎等。奇穴有名称、有固定的位置，但是没有经脉的归属，随着经络学说的不断完善发展，奇穴大多逐渐归入正经。

（三）阿是穴

是指以压痛点为穴，又叫"不定穴""天应穴"，古代叫作"以痛为腧"。这些穴位既无具体名称，又无固定位置，也没有经脉的归属，而是以压痛点或其他反应点作为腧穴的，多位于病变部位的附近。

三、腧穴的作用

腧穴的作用包括诊断作用和治疗作用。

（一）诊断作用

人体的腧穴通过经络与五脏六腑、四肢百骸紧密地联系在一起。当人体的内部发生病理改变时，可以通过经络在体表的某些腧穴上有所反映。如可在有胃肠不适者的足三里、上巨虚等穴处找到敏感的压痛点，也可在患有肺疾病者的中府、肺俞等穴处发现压痛点和（或）皮下结节。因此在临床上可以通过判断腧穴及其周围部位是否有压痛、肿胀、结节、皮肤脱屑、丘疹及瘀点等病理反应来协助疾病诊断。

（二）治疗作用

1. **近治作用**　近治作用是一切腧穴主治作用所具有的共同特点，所有腧穴均能治疗该穴所在部位及邻近组织、器官的局部病证，又称为"局部作用"。如眼部及其周围的睛明、攒竹、承泣、四白等腧穴皆能治疗眼病；耳部周围的耳门、听会、听宫、翳风等穴均可用来治疗耳病；而胃脘部的中脘、建里、梁门等穴均能治疗胃部不适；肩部的肩髃、肩髎等穴均能治肩臂挛痛不遂。

2. **远治作用**　远治作用是十四经腧穴主治作用的基本规律。在十四经穴中，尤其是十二经脉在四肢肘、膝关节以下的腧穴，不仅能治疗局部病证，还可以治疗本经循行所及的远隔部位的组织器官脏腑的病证，有的甚至可影响全身的功能，又称为"循经作用"。如"合谷穴"不仅可治上肢病，还可治颈部及头面部疾患，同时还可治疗外感发热病；"足三里"不仅可治下肢病，而且可调整消化系统功能，甚至对人体的防御、免疫反应等都具有一定的作用。

3. **特殊作用**　腧穴的特殊作用包括腧穴的双向良性调整作用和腧穴治疗作用的相对特异性两个方面。临床实践证明，针刺某些腧穴，依机体所处的不同病理状态而具有双向良性调整作用，如便秘时，针刺天枢穴可以通便；泄泻时，针刺天枢穴又可止泻。又如刺激内关穴在心动过缓时可提高心率，心动过速时又可减慢心率。腧穴治疗作用的相对特异性是指某些腧穴对于某种病证具有相对特异性的治疗作用。如针刺水沟穴可以开窍醒神，艾灸至阴穴可矫正胎位等。

四、特定穴

特定穴是指十四经腧穴中具有特定称号、特殊治疗作用的腧穴,其主治规律强,运用范围广,在临床选穴方面具有重要的指导意义。包括五输穴、原穴、络穴、郄穴、八脉交会穴、下合穴、背俞穴、募穴、八会穴、交会穴十类。

(一) 五输穴

十二经脉在四肢肘、膝关节以下各有五个特定腧穴,即"井、荥、输、经、合",合称"五输穴"。五输穴按照井、荥、输、经、合的顺序,从四肢末端向肘、膝方向依次排列,并以水流大小的不同名称命名,比喻各经脉的脉气自四肢末端向上,像水流一样由小到大、由浅入深。"井",意为谷井,喻作山谷之泉,是水之源头,即"所出为井",井穴分布在指或趾末端,是经气所出的部位;"荥",意为小水,喻作刚出的水流尚微,萦迂未成大流,即"所溜为荥",荥穴分布于掌指或跖趾关节之前,是经气开始流动的部位;"输",有输注之意,喻作水流由小到大,由浅渐深,即"所注为输",输穴分布于掌指或跖趾关节之后,是经气渐盛,由此注彼的部位;"经",意为水流宽大,畅通无阻,即"所行为经",经穴多位于腕、踝关节以上,是经气正盛运行经过的部位;"合",有汇合之意,喻作江河之水汇合入湖海,即"所入为合",合穴位于肘膝关节附近,是经气由此深入,进而汇合于脏腑的部位。五输穴与五行相配,故又有"五行输"之称(表8-2-1)。

表 8-2-1 五 输 穴 表

	六阴经	井(木)	荥(火)	输(土)	经(金)	合(水)
	肺经	少商	鱼际	太渊	经渠	尺泽
手三阴经	心包经	中冲	劳宫	大陵	间使	曲泽
	心经	少冲	少府	神门	灵道	少海
	脾经	隐白	大都	太白	商丘	阴陵泉
足三阴经	肝经	大敦	行间	太冲	中封	曲泉
	肾经	涌泉	然谷	太溪	复溜	阴谷
	六阳经	井(金)	荥(水)	输(木)	经(火)	合(土)
	大肠经	商阳	二间	三间	阳溪	曲池
手三阳经	三焦经	关冲	液门	中渚	支沟	天井
	小肠经	少泽	前谷	后溪	阳谷	小海
	胃经	厉兑	内庭	陷谷	解溪	足三里
足三阳经	胆经	足窍阴	侠溪	足临泣	阳辅	阳陵泉
	膀胱经	至阴	足通谷	束骨	昆仑	委中

近代对五输穴的应用,井穴多用于各种急救,如昏迷患者取十二井穴点刺出血;荥穴多用于各种热病,如胃火牙痛取胃经的荥穴内庭;输穴多用于肢节酸痛,如腰痛取后溪;经穴多用于气喘咳嗽,如外感风寒的恶寒发热、咳嗽取肺经的经渠;合穴多用于腑病,如胃腑病证,可选大肠经的合穴曲泽。

(二)原穴

原穴是脏腑原气经过和留止的部位。十二经脉在腕、踝关节附近各有一个原穴,共有十二个,称为"十二原"。"原"含本原、原气之意,是人体生命活动的原动力,为十二经之根本。阴经之原穴与五输穴中的输穴同穴名、同部位,实为一穴,即所谓"阴经以输为原""阴经之输并于原"。阳经之原穴位于五输穴中的输穴之后,即另置一原。原穴可以直接反映脏腑原气的变化情况,因此在临床上可用于帮助诊断和治疗脏腑疾病。如《灵枢经·九针十二原》中说:"五脏有疾,当取之十二原。"(表8-2-2)。

表8-2-2 十二经原穴表

经脉	经脉—穴位	经脉—穴位	经脉—穴位
手三阴经	肺经—太渊	心经—神门	心包经—大陵
手三阳经	大肠经—合谷	小肠经—腕骨	三焦经—阳池
足三阴经	脾经—太白	肾经—太溪	肝经—太冲
足三阳经	胃经—冲阳	膀胱经—京骨	胆经—丘墟

(三)络穴

十五络脉从经脉分出的部位各有一个腧穴,称为络穴。十二经脉的络穴多位于四肢肘、膝关节以下,加上任脉络穴鸠尾位于上腹部、督脉络穴长强位于尾骶部,脾之大络大包穴位于胸胁部,共十五穴,故又称"十五络穴"。络穴主治各自所属络脉的病证,同时也主治本经及表里经循行所过部位及其归属脏腑的疾患。络穴可单独使用,也可与其相表里经脉的原穴相配,称为原络配穴法(表8-2-3)。

表8-2-3 十五络穴表

经脉	经脉—穴位	经脉—穴位	经脉—穴位
手三阴经	肺经—列缺	心经—通里	心包经—内关
手三阳经	大肠经—偏历	小肠经—支正	三焦经—外关
足三阴经	脾经—公孙	肾经—大钟	肝经—蠡沟
足三阳经	胃经—丰隆	膀胱经—飞扬	胆经—光明
任、督、脾大络	任脉—鸠尾	督脉—长强	脾之大络—大包

(四)郄穴

郄穴是各经脉在四肢部经气深聚的部位。十二经脉加上奇经八脉中的阴跷、阳跷、阴维、阳维脉各有一郄穴,合为十六郄穴,除胃经的梁丘之外,都分布于四肢肘、膝关节以下。郄穴主要用于治疗本经循行所过部位及所属脏腑的急性病证。阴经的郄穴常用来治疗血证,如咯血取肺经郄穴孔最,崩漏取脾经郄穴地机等;阳经的郄穴多用来治疗气形两伤的急性肿痛,如下牙痛取大肠经郄穴温溜,胃痛取胃经郄穴梁丘等(表8-2-4)。

表8-2-4 十六郄穴表

经脉	郄穴	经脉	郄穴
肺经	孔最	大肠经	温溜
心包经	郄门	三焦经	会宗
心经	阴郄	小肠经	养老
脾经	地机	胃经	梁丘
肝经	中都	胆经	外丘
肾经	水泉	膀胱经	金门
阴跷脉	交信	阳跷脉	附阳
阴维脉	筑宾	阳维脉	阳交

(五)八脉交会穴

八脉交会穴是奇经八脉与十二经脉之气相通的八个腧穴,又称"交经八穴""流注八穴",均分布于肘膝关节以下、腕踝关节上下。八脉交会穴既可以治疗各自所属经脉的病证,也可以治疗所相通奇经八脉的病证。如公孙通于冲脉,既可以治疗足太阴脾经病证,也可以治疗冲脉病证;内关通于阴维脉,既可以治疗手厥阴病证,也可以治疗阴维脉病证(表8-2-5)。

表8-2-5 八脉交会穴表

经属	八穴	通八脉	会合部位
足太阴	公孙	冲脉	胃、心、胸
手厥阴	内关	阴维	
手少阳	外关	阳维	目外眦、颊、颈、耳后、肩
足少阳	足临泣	带脉	
手太阳	后溪	督脉	目内眦、项、耳、肩胛
足太阳	申脉	阳跷	
手太阴	列缺	任脉	胸、肺、膈、喉咙
足少阴	照海	阴跷	

(六) 下合穴

下合穴是六腑之气下合于足三阳经的六个腧穴，又称"六腑下合穴"，主要分布于下肢膝关节附近。下合穴共有六个，胃的下合穴是足三里；大肠的下合穴是上巨虚，小肠的下合穴是下巨虚，三焦的下合穴是委阳，膀胱的下合穴是委中，胆的下合穴是阳陵泉。下合穴以治疗腑病为主，如胃脘痛取胃经的下合穴足三里；肠痈取大肠经的下合穴上巨虚；脐以下痛取小肠经的下合穴下巨虚等。

(七) 背俞穴

背俞穴是脏腑之气输注于背腰部的腧穴。背俞穴分别以脏腑名称来命名，如心俞、肺俞、肝俞、胆俞等，六脏(五脏和心包)六腑各有一个相应的背俞穴，共十二个。背俞穴均位于足太阳膀胱经的第一侧线上，按脏腑位置的高低从上至下排列，分别是肺俞、厥阴俞、心俞、肝俞、胆俞、脾俞、胃俞、三焦俞、肾俞、大肠俞、小肠俞、膀胱俞。背俞穴能治疗相应的脏腑疾病及与脏腑有关的神志病和相关的器官病。如肝俞穴可治疗肝病、目疾、筋脉挛急等；肾俞穴可用于治疗肾病、耳疾等。此外，背俞穴还能反映脏腑功能的盛衰，可以诊查相应脏腑的病变，当脏腑功能出现异常时，在背俞穴局部可能会出现敏感、压痛、结节、出血点等异常反应。

(八) 募穴

募穴是脏腑之气汇聚于胸腹部的腧穴，又称"腹募穴"。六脏六腑各有一个相应的募穴，共十二个。募穴均位于胸腹部有关经脉上，其位置大体与脏腑所在部位相对应。募穴多用于治疗六腑病证，如胃病多取中脘，大肠病多取天枢等。募穴可以单独使用，也可与背俞穴配合使用，加强治疗相关脏腑疾病的作用，称为"募俞配穴法"(表8-2-6)。

表8-2-6 募穴表

两侧募穴	正中募穴
肺—中府	心包—膻中
肝—期门	心—巨阙
胆—日月	胃—中脘
脾—章门	三焦—石门
肾—京门	小肠—关元
大肠—天枢	膀胱—中极

(九) 八会穴

八会穴是脏、腑、气、血、筋、脉、骨、髓之气会聚的八个腧穴，分别是章门、中脘、膻中、膈俞、阳陵泉、太渊、大杼、悬钟。其中脏、腑、气、血、骨之会穴位于躯干部；筋、脉、髓之会穴位于四肢部。八会穴能分别治疗相应脏、腑、气、血、筋、脉、骨、髓等方面的病证。如气机方面的疾病可取气会膻中；咯血、崩漏等血证取血会膈俞等。

（十）交会穴

交会穴是指两经或两条以上经脉相交会合的腧穴。其多分布于头面及躯干部，一般阳经多与阳经相交，阴经与阴经相交。交会穴不仅能治本经及脏腑病证，还能兼治所交会经脉及脏腑病证。如关元、中极是任脉的经穴，但因其与足三阴经相交会，故既可治任脉的疾患，又可治三阴经的疾患。

知识链接

腧穴的命名

古人常采用取类比象的方法对腧穴进行命名，其命名主要包括以下情形。

（1）从天象地理的角度来命名：如上星、璇玑、太白、太乙等是以日月星辰来命名，承山、合谷、梁丘、大陵等以山谷、丘陵来命名，而后溪、曲池、经渠、太渊等则是以河流来命名。

（2）从人事物象的角度来命名：如鸠尾、伏兔、攒竹等是以动植物的名称来命名，玉堂、巨阙、紫宫等是以建筑居处的名称来命名，而天鼎、悬钟、人迎和归来等则是以生活用具及人事活动的名称来命名的。

（3）从形态功能的角度来命名：如大椎、腕骨等是以解剖部位来命名，魂门、意舍、志室等是以脏腑的功能来命名，而听会、迎香、光明等则是以穴位的作用来命名。

学习测试

一、选择题

1. 阿是穴又称为（　　）。
   A. 不定穴　　　　　B. 井穴　　　　　C. 奇穴
   D. 经穴　　　　　　E. 以上均非

2. 腧穴作用的共同特点是（　　）。
   A. 诊断作用　　　　B. 近治作用　　　C. 远治作用
   D. 特殊作用　　　　E. 以上均非

3. 治疗肩关节疼痛选肩髃，属于（　　）。
   A. 近部取穴　　　　B. 远部取穴　　　C. 辨证取穴
   D. 循经取穴　　　　E. 对症取穴

 参考答案

二、名词解释

1. 腧穴
2. 十四经穴
3. 奇穴

三、问答题

1. 腧穴的分类是怎样的？
2. 腧穴的作用有哪些？

第三节 腧穴定位方法

情境导入

阿 是 穴

唐代伟大的医者孙思邈在著作《千金要方》中说道："吴蜀多行灸法，有阿是之法，言人有病痛，即令捏其上，若里当其处，不问孔穴，即得或便快，成痛处即云阿是，灸刺皆验，故曰阿是穴也。"

请思考：

（1）为什么会出现阿是穴现象？
（2）阿是穴的位置是不是固定不变的？

一、体表解剖标志定位法

又称自然标志定位法，是以人体体表的解剖标志为依据来确定腧穴位置的方法，可分为固定标志定位法和活动标志定位法两种。

（一）固定标志定位法

指以不受人体活动影响而位置固定不移的体表解剖标志进行腧穴定位的方法。如五官、毛发、指（趾）甲、乳头、肚脐及各种骨节突起和凹陷部，这些自然标志固定不移，有利于腧穴的定位，如两眉之间取印堂、肚脐正中取神阙等。

（二）活动标志定位法

指利用皮肤、肌肉、关节随活动而出现的皱褶、凹陷及间隙等活动体表解剖标志来取穴的方法；如张口于耳屏前方凹陷处取听宫，屈肘时出现的肘横纹头处取曲池，上臂外展时在肩峰外侧缘呈现的两个凹陷处取肩髎和肩髃，下颌角前上方约1横指当咀嚼时咬肌隆起、按之凹陷处取颊车。

> **知识链接**
>
> 国礼——针灸铜人
>
> 2017年1月18日，国家主席习近平向世界卫生组织赠送了一座针灸铜人雕塑。习主席为什么要把针灸铜人作为国礼呢？因为针灸铜人是中国传统医学的象征，拥有深厚的历史渊源。

针灸铜人是中国古代医者学习针灸所使用的教学工具,是由铜打造的人体模型,也是中国古代医学珍贵的艺术品。

宋天圣针灸铜人是我国历史上最早的针灸铜人。宋天圣四年(公元1023年),宋仁宗诏令"翰林医官院"编撰针灸专著并绘制针灸图谱,王惟一接到任务后经过3年的努力,完成了《铜人腧穴针灸图经》的写作。该书对宋代以前的针灸学成就进行了一次总结。宋仁宗认为"传心当如会目,著辞不如案形",于是再次命王惟一铸造针灸铜人。公元1027年,王惟一终于铸成了两具一模一样的针灸铜人,因时年正是宋代天圣年,因此,这两具铜人被称为天圣针灸铜人。

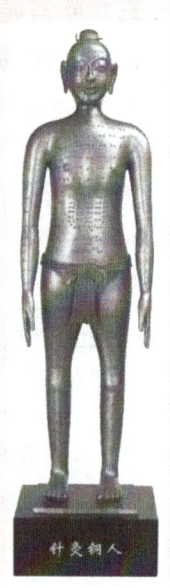

二、骨度分寸法

骨度分寸法是以骨节为主要标志来测量全身各部的长度和宽度,定出分寸,用以确定腧穴位置的方法,古称"骨度法"。不论男女老幼、高矮胖瘦,只要部位相同,其尺寸就相同(表8-3-1、图8-3-1)。

表8-3-1 常用骨度分寸表

部位	起止点	长度	度量法	说明
头面部	前发际正中→后发际正中	12寸	直量	用于确定头部经穴的纵向距离,如前后发际不明,从眉心量至第七颈椎棘突下作18寸。眉间至前发际3寸,第七颈椎棘突下至后发际3寸
胸腹胁部	胸剑联合中点→脐中	8寸	直量	用于确定上腹部经穴的纵向距离
	脐中→耻骨联合上缘	5寸	直量	用于确定下腹部经穴的纵向距离
	两乳头之间	8寸	横量	用于确定胸腹部经穴的横向距离,妇女可用锁骨中线代替
背腰部	肩胛骨内缘→后正中线	3寸	横量	用于确定背腰部经穴的横向距离
	第七颈椎棘突下→骶尾联合	21寸	直量	背部直寸根据脊椎定穴,肩胛骨下角相当于第七胸椎,髂嵴相当于第四腰椎棘突
上肢部	腋前纹头→肘横纹	9寸	直量	用于确定臂部经穴的纵向距离
	肘横纹→腕横纹	12寸	直量	

续表

部位	起止点	长度	度量法	说明
下肢部	耻骨联合上缘→股骨内上髁上缘	18寸	直量	用于确定下肢内侧足三阴经穴的纵向距离
	胫骨内侧髁下方→内踝尖	13寸	直量	
	臀横纹→腘横纹	14寸	直量	通用于足三阴、足三阳经
	股骨大转子→膝中	19寸	直量	用于确定下肢外后侧足三阳经穴的纵向距离
	膝中→外踝尖	16寸	直量	
	外踝尖→足底	3寸	直量	

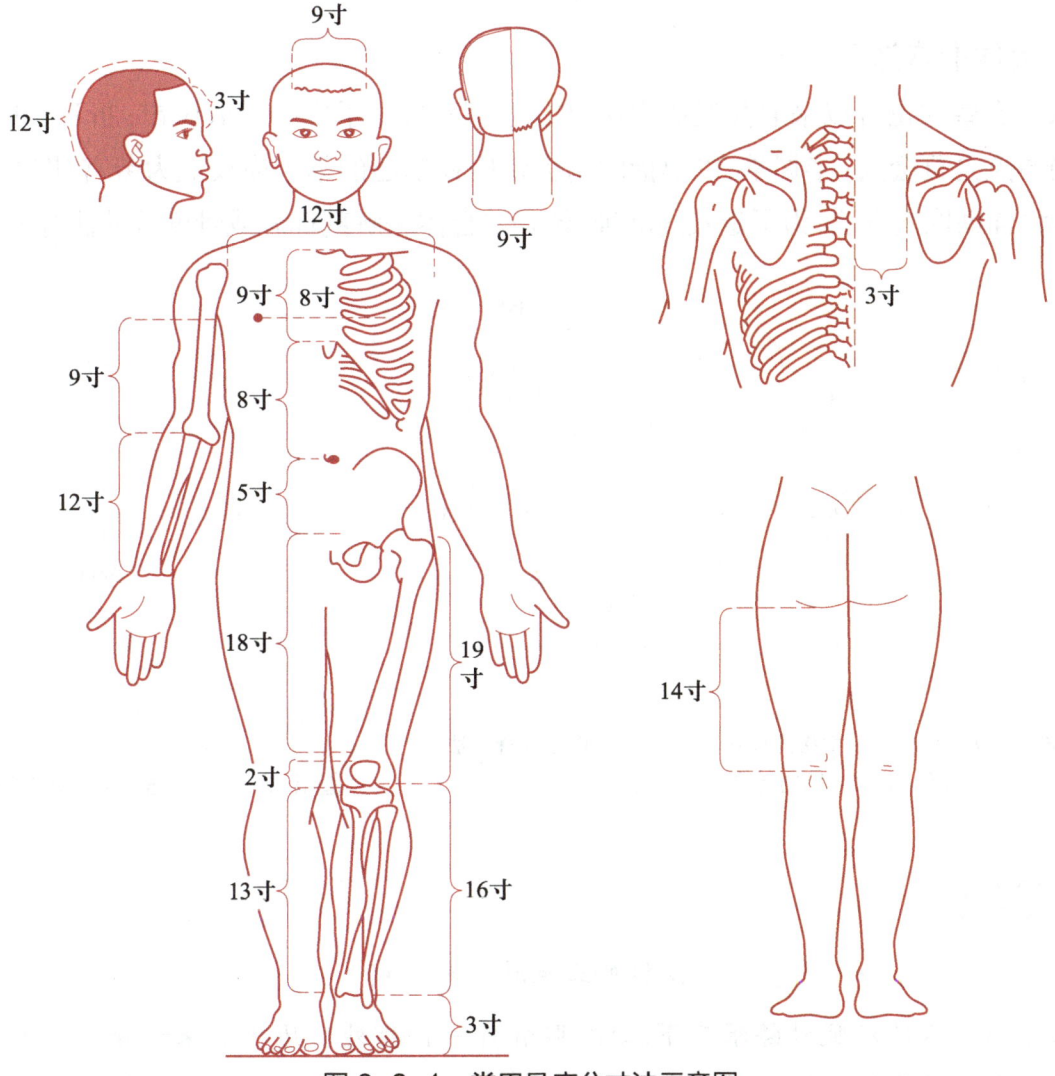

图 8-3-1 常用骨度分寸法示意图

三、指寸定位法

指寸定位法是指以被取穴者本人手指所规定的分寸来量取腧穴的方法,临床常用以下3种(图8-3-2)。

(一)中指同身寸: 是指当被取穴者拇指与中指屈曲成环形时,中指中节两横纹之间的距离作为1寸。

(二)拇指同身寸: 是以被取穴者拇指指间关节的宽度作为1寸。

(三)横指同身寸: 是指当被取穴者食指、中指、无名指和小指并拢时,中指近端指间关节横纹水平的四指宽度作为3寸,又称"一夫法"。

四、简便取穴法

临床上有些穴位可以采取简便取穴法,如立正姿势,垂手中指端取风市;折耳郭向前,两耳尖连线的中点是百会穴;半握拳,以中指的指尖切压在掌心的第1横纹上为劳宫(图8-3-3)等。此法是一种辅助取穴方法,为了定穴的准确,最好结合体表解剖标志或骨度分寸法等方法取穴。

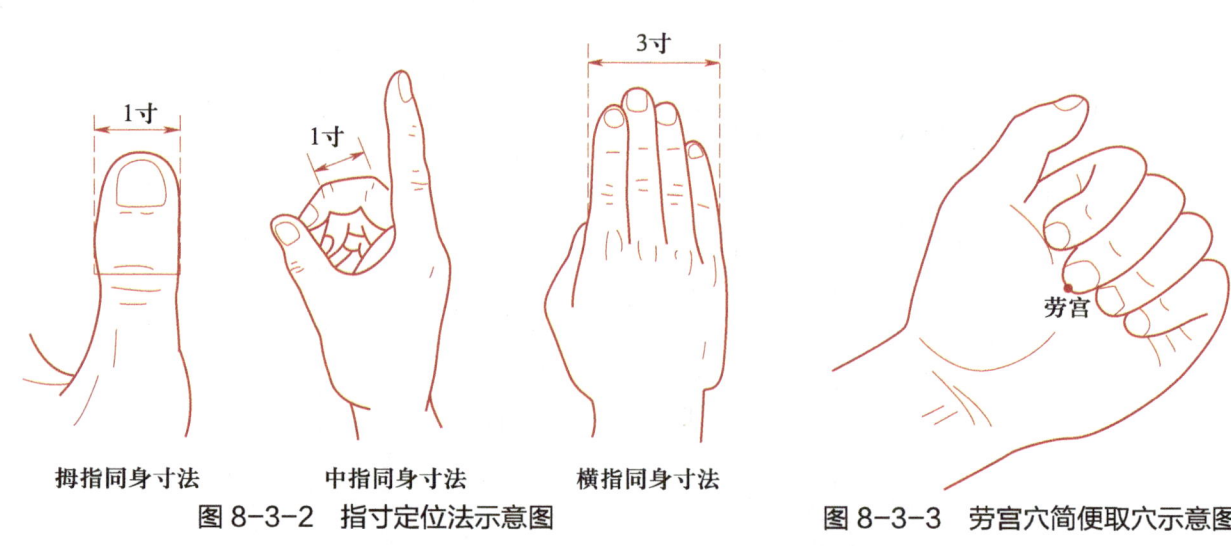

拇指同身寸法　　中指同身寸法　　横指同身寸法

图8-3-2　指寸定位法示意图　　　　图8-3-3　劳宫穴简便取穴示意图

> **知识链接**
>
> **拍打足三里胜吃老母鸡**
>
> 足三里位于人的双腿外膝眼直下三寸、胫骨外一横指处。历代医家十分推崇足三里穴,认为这是一个滋补强壮穴位。经常拍打、按压足三里,不仅具有延年益寿的作用,还能够治疗胃痛、腹痛、腹胀、腹泻、食欲不振、痛经、痹证、耳鸣、高血压、虚弱、贫血、下肢瘫痪、膝关节炎等多种疾病;此外,还可以使手指和足趾的微血管扩张,增加血液循环,改善手脚冰凉的症状。

学习测试

一、选择题

1. 肘横纹与腕横纹的骨度分寸是（　　）。
   A. 8寸　　B. 9寸　　C. 12寸　　D. 16寸　　E. 18寸
2. 两乳之间的骨度分寸为（　　）。
   A. 3寸　　B. 5寸　　C. 6寸　　D. 9寸　　E. 8寸
3. 中指同身寸是指（　　）。
   A. 中指远端横径
   B. 中指远节长度
   C. 中指中节横径
   D. 中指中节侧缘两横纹之间的距离
   E. 中指掌指关节与指关节两横纹间的距离

二、问答题

常用的腧穴定位方法有哪些？并举例说明。

第四节　常用腧穴

情境导入

腧穴命名及其奥义

清代程知的《医经理解》对腧穴命名意义有如下概括："《经》曰：肉之大会为谷，小会为溪，谓经气会于孔穴，如水流之行而会于溪谷也。海，言其所归也。渊、泉，言其深也。狭者为沟、渎，浅者为池、渚也。市、府，言其所聚也。道、里言其所由也。室、舍言其所居也。门、户言其所出入也……"

请思考：

血海穴命名的奥义及其作用。

一、十四经穴

（一）手太阴肺经

手太阴肺经从胸走手，起于中府，止于少商（表8-4-1、图8-4-1）。隶属于肺而联络大肠，在体表主要循行于上肢内侧，止于拇指桡侧端（少商）。本经共11穴，主治喉、胸、肺及循行部位的其他病证。

表 8-4-1　手太阴肺经常用腧穴

穴名	定位	主治
中府	胸前壁外上方,前正中线旁开6寸,平第一肋间隙处	咳嗽、气喘、胸痛、肩背痛
尺泽	肘横纹中,肱二头肌腱桡侧凹陷中	咳嗽、咳血、气喘、咽喉肿痛、小儿惊风、乳痛、肘臂挛痛
列缺	桡骨茎突上方,腕横纹上1.5寸。简便取穴法:两手虎口交叉,一手食指按在桡骨茎突上,指尖下凹陷中是穴	头痛项强、咳喘、咽痛、手腕无力、齿痛、口眼㖞斜
太渊	掌后腕横纹桡侧端,桡动脉桡侧凹陷中	咳喘、咳血、咽痛、腕臂痛
少商	拇指桡侧指甲角旁约0.1寸	咽喉肿痛、咳嗽、鼻衄、发热、昏迷、癫狂

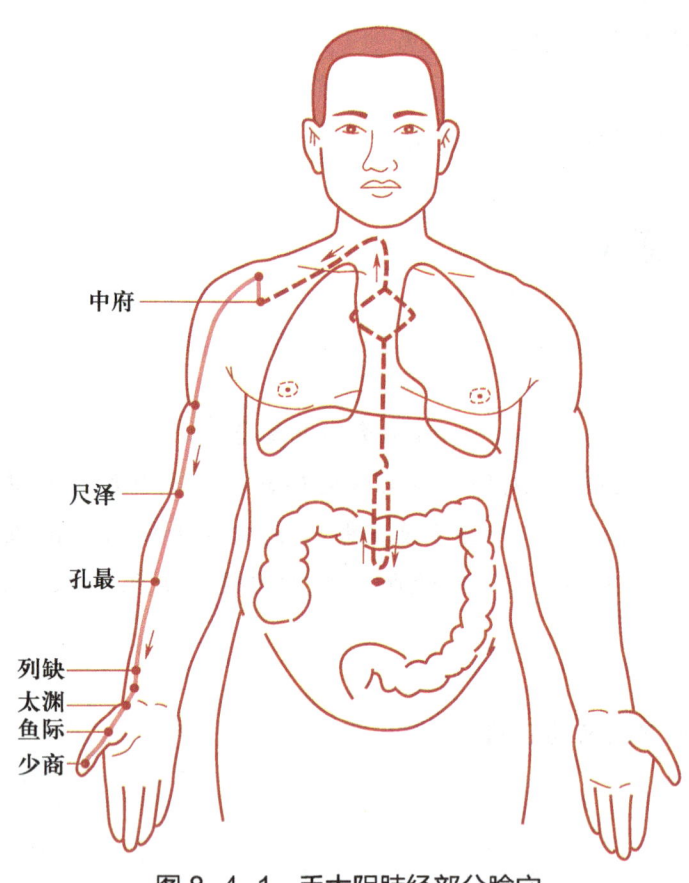

图 8-4-1　手太阴肺经部分腧穴

(二) 手少阴心经

手少阴心经从胸走手,起于极泉,止于少冲(表 8-4-2、图 8-4-2)。隶属于心而联络小肠,在体表主要循行于上肢内侧,止于小指末端(少冲)。本经共9穴,主治心、胸、神志病及经脉循行部位的其他病证。

表 8-4-2　手少阴心经常用腧穴

穴名	定位	主治
少海	屈肘,当肘横纹内端与肱骨内上髁连线的中点	心痛、头项痛、腋胁痛、瘰疬、肘臂挛痛
通里	在前臂前区,腕掌侧远端横纹上1寸,尺侧腕屈肌腱的桡侧缘	心悸、怔忡、舌强、暴喑、腕臂痛
神门	腕横纹尺侧端,尺侧腕屈肌腱的桡侧凹陷中	心痛、心烦、惊悸、怔忡、健忘、失眠、癫狂痫、胸胁痛
少冲	小指桡侧端指甲角旁约0.1寸	心悸、心痛、癫狂、热病、昏迷

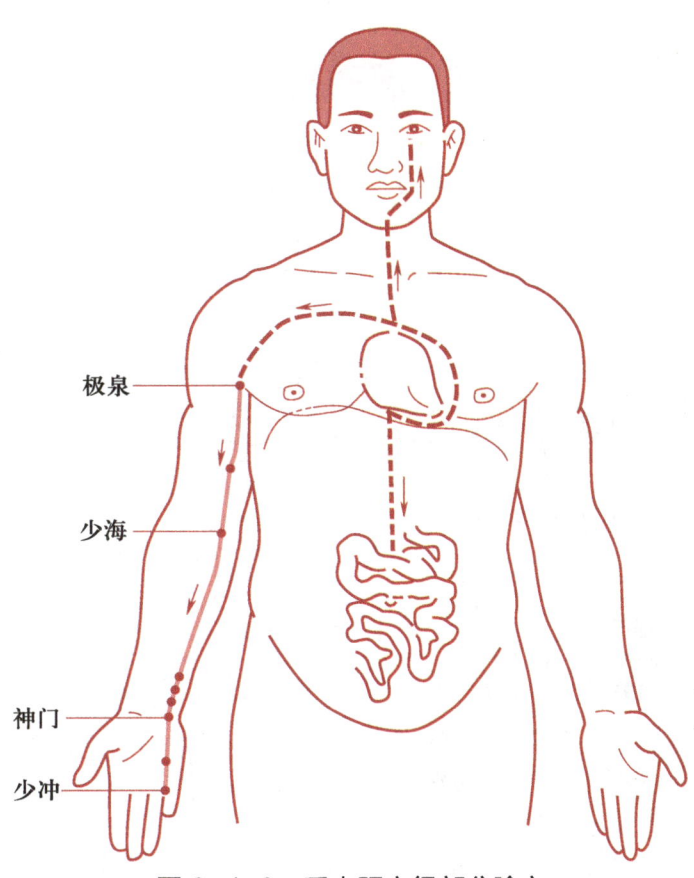

图 8-4-2　手少阴心经部分腧穴

(三) 手厥阴心包经

手厥阴心包经从胸走手,起于天池,止于中冲(表8-4-3、图8-4-3)。隶属心包络而联络三焦,在体表主要循行于胸胁、上肢内侧,止于中指指端(中冲)。本经共9穴,主治心、胸、胃、神志病及经脉循行部位的其他病证。

第八章　经络腧穴概要

表 8-4-3　手厥阴心包经常用腧穴

穴名	定位	主治
曲泽	肘横纹中，肱二头肌腱尺侧凹陷中	心痛、心烦、胃痛、呕吐、泄泻、热病、肘臂挛痛
间使	腕横纹上3寸，掌长肌腱与桡侧腕屈肌腱之间	心痛、心悸、胃痛、呕吐、疟疾、热病、癫狂痫
内关	腕横纹上2寸，掌长肌腱与桡侧腕屈肌腱之间	心痛、心悸、胸闷、胃痛、呕吐、癫痫、热病、上肢痹痛、偏瘫、失眠、眩晕、偏头痛
中冲	中指尖端中央	心痛、昏迷、舌强肿痛、热病、小儿夜啼、中暑、昏厥

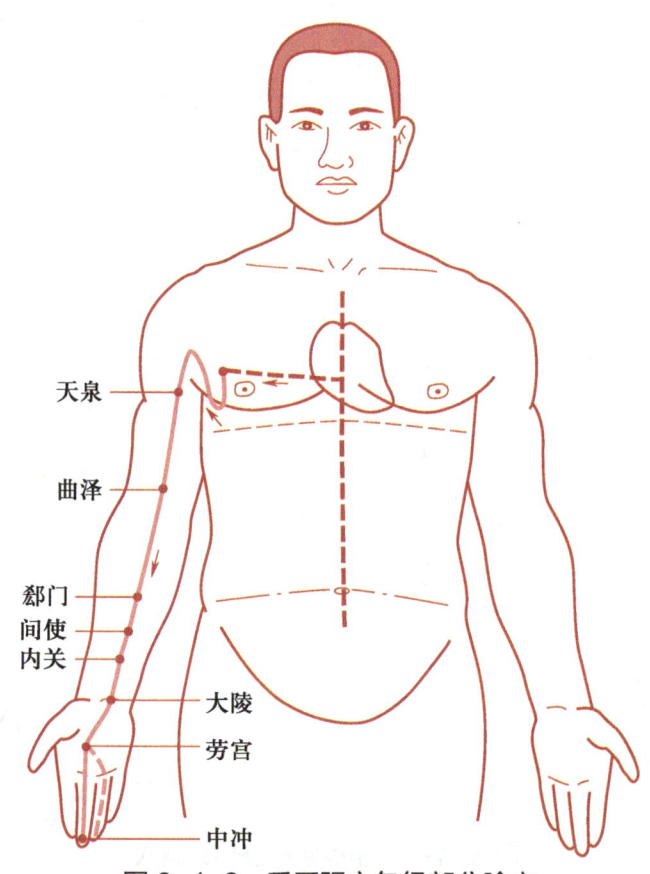

图 8-4-3　手厥阴心包经部分腧穴

（四）手阳明大肠经

手阳明大肠经从手走头，起于商阳，止于迎香（表 8-4-4、图 8-4-4）。隶属于大肠而联络肺，在体表主要循行于上肢外侧、肩及面部，止于鼻翼两侧（迎香）。本经共20穴，主治头面、五官、咽喉病、热病及经脉循行部位的其他病证。

表 8-4-4 手阳明大肠经常用腧穴

穴名	定位	主治
商阳	食指桡侧指甲角旁约 0.1 寸	耳聋、齿痛、咽喉肿痛、热病、昏迷、手指麻木
合谷	手背第一、二掌骨之间,约平第二掌骨中点处。简便取法:以一手的拇指指骨关节横纹,放在另一手的拇、食指之间的指蹼缘上,当拇指尖下即为该穴	头痛、目赤肿痛、牙痛、鼻衄、牙关紧闭、口眼㖞斜、耳聋、热病无汗、多汗、腹痛、经闭、滞产等
曲池	屈肘成直角,当肘横纹外端与肱骨外上髁连线的中点	咽喉肿痛、齿痛、目赤痛、瘰疬、瘾疹、热病、上肢不遂
臂臑	在曲池穴与肩髃穴连线上,曲池穴上 7 寸处,当三角肌下端	肩臂痛、项颈拘挛、瘰疬、目疾
肩髃	肩峰端下缘,当肩峰与肱骨大结节之间,三角肌上部中央。上臂外展时,肩部出现两个凹陷,前方的凹陷即是本穴	肩臂挛痛不遂、瘰疬、瘾疹
迎香	鼻翼外缘中点,旁开 0.5 寸,当鼻唇沟中	鼻塞、鼻衄、口㖞

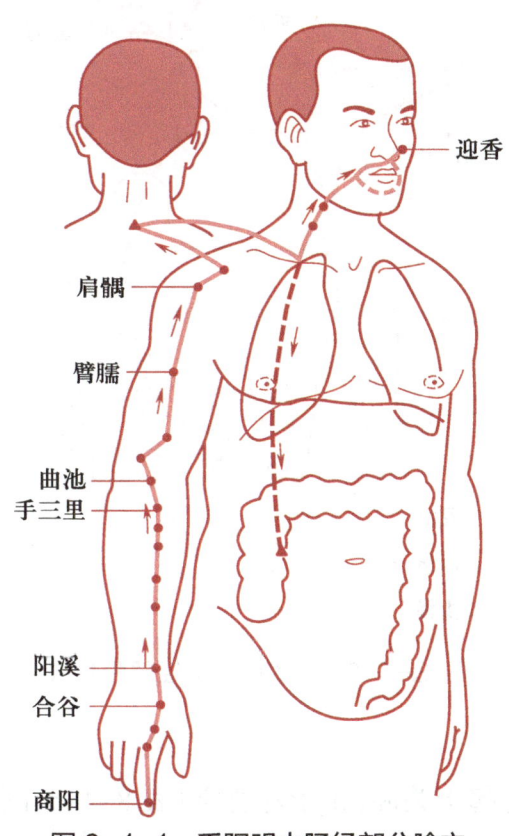

图 8-4-4 手阳明大肠经部分腧穴

(五)手太阳小肠经

手太阳小肠经从手走头,起于少泽,止于听宫(表 8-4-5、图 8-4-5)。隶属于小肠而联络心,在体表主要循行于上肢外侧、肩胛、面部,止于目外眦,转入耳中(听宫)。本经共 19 穴,主治头、项、耳、目、咽喉病、热病、神志病及经脉循行部位的其他病证。

表 8-4-5　手太阳小肠经常用腧穴

穴名	定位	主治
少泽	小指尺侧指甲角旁约 0.1 寸	头痛、目翳、咽喉肿痛、乳痈、乳汁少、昏迷、热病
后溪	握拳,第五掌指关节后尺侧,赤白肉际处	头项强痛、目赤耳聋、咽喉肿痛、腰背痛、癫痫狂、手指及肘臂挛痛
小海	屈肘,当尺骨鹰嘴与肱骨内上髁之间凹陷中	肘臂挛痛、癫痫
天宗	肩胛骨冈下窝的中央	肩胛痛、气喘、乳房痛
听宫	耳屏前,下颌骨髁状突的后缘,张口呈凹陷处	耳鸣、耳聋、聤耳、齿痛、癫狂病

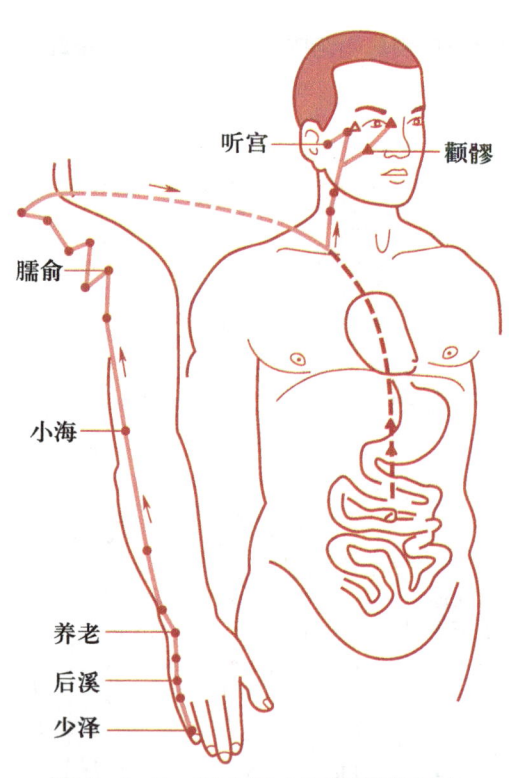

图 8-4-5　手太阳小肠经部分腧穴

(六) 手少阳三焦经

手少阳三焦经从手走头,起于关冲,止于丝竹空(表 8-4-6、图 8-4-6)。隶属于三焦而联络心包,在体表主要循行于上肢外侧、肩、项,止于眉梢处(丝竹空)。本经共 32 穴,主治侧头、耳、目、胸胁、咽喉病,热病及经脉循行部位的其他病证。

表 8-4-6 手少阳三焦经常用腧穴

穴名	定位	主治
关冲	无名指尺侧端、距指甲角约 0.1 寸	发热、头痛、目赤、耳聋、喉痹、昏厥
液门	握掌,第四、五指间,掌指关节前凹陷中	头痛目赤、耳聋、咽喉肿痛、疟疾
中渚	握掌,第四、五掌骨小头后缘之间凹陷中,液门穴后 1 寸	头痛目赤、耳鸣耳聋、咽喉肿痛、热病、手指不能屈伸
外关	腕背横纹上 2 寸,桡尺骨之间	热病、头痛、目赤肿痛、耳鸣耳聋、瘰疬、胁肋痛、上肢痹痛
肩髎	肩峰后上方,上臂外展,当肩髃穴后寸许的凹陷中	肩臂挛痛不遂
翳风	乳突前下方,平耳垂后下缘的凹陷中	耳鸣耳聋、口眼㖞斜、牙关紧闭、齿痛、颊肿、瘰疬
耳门	耳屏上切迹前,下颌骨髁状突后缘凹陷中	耳鸣、耳聋、聤耳、齿痛
丝竹空	眉毛外端凹陷中	头痛,面瘫,斜视,目赤肿痛

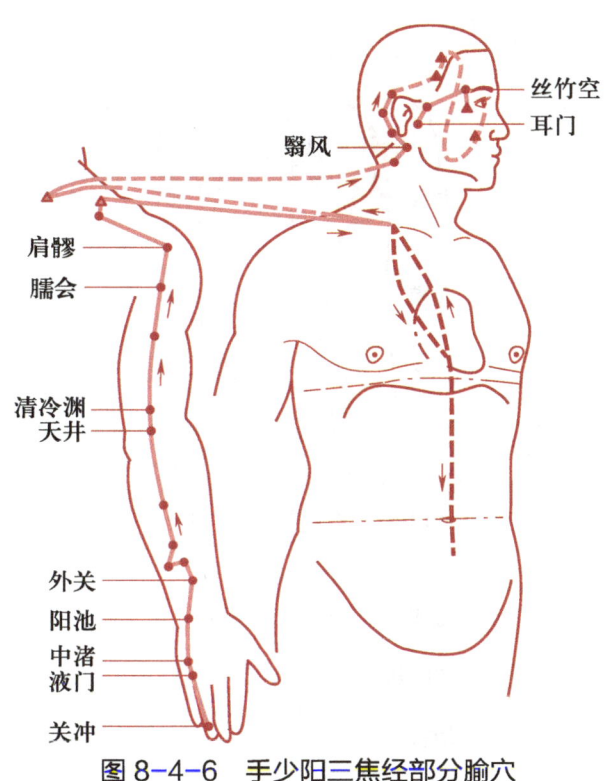

图 8-4-6 手少阳三焦经部分腧穴

(七) 足太阴脾经

足太阴脾经从足走腹,起于隐白,止于大包(表 8-4-7、图 8-4-7)。隶属于脾而联络胃,在体表主要循行于足大趾、下肢内侧及腹胸部,止于大包。本经共 21 穴,主治脾胃病,妇科病、前阴病及经脉循行部位的其他病证。

表 8-4-7 足太阴脾经常用腧穴

穴名	定位	主治
隐白	足大趾内侧,距趾甲角旁约 0.1 寸	腹胀、便血、尿血、月经过多、崩漏、癫狂、多梦、惊风
三阴交	内踝高点上 3 寸,胫骨内侧面后缘	腹胀肠鸣、泄泻、月经不调、带下、阴挺、不孕、滞产、遗精、阳痿、遗尿、疝气、失眠、下肢痿痹、脚气
阴陵泉	胫骨内侧髁下缘凹陷中	腹胀、泄泻、水肿、黄疸、小便不利或尿失禁、膝痛
血海	髌骨内上缘上 2 寸。简便取法：患者屈膝,医者以左手掌心按于患者右膝髌骨上缘,二至五指向上伸直,拇指约成 45°斜置,拇指尖下是穴	月经不调、崩漏、经闭、瘾疹、湿疹、丹毒
大包	腋中线上,第 6 肋间隙中	气喘、胸胁痛、全身疼痛、四肢无力

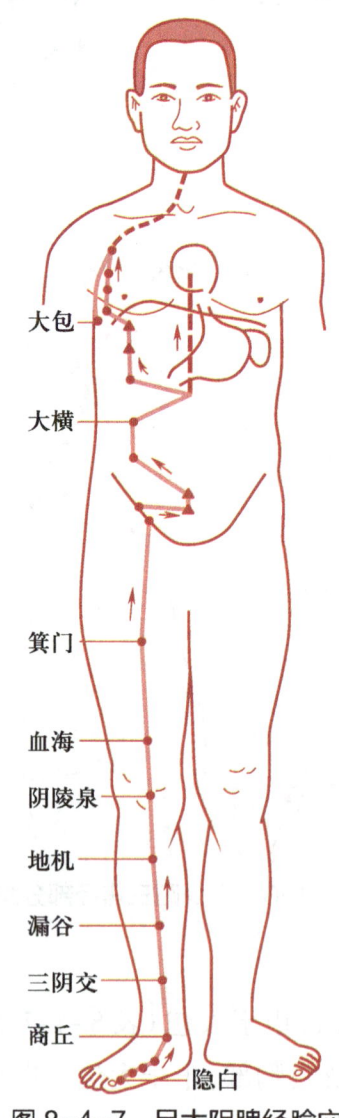

图 8-4-7 足太阴脾经腧穴

（八）足少阴肾经

足少阴肾经从足走腹，起于涌泉，止于俞府（表8-4-8、图8-4-8）。隶属于肾脏而联络膀胱，在体表主要循行于下肢内侧、腹胸部，止于俞府。本经共27穴，主治妇科病、前阴病、肾病、肺病、咽喉病及经脉循行部位的其他病证。

表8-4-8 足少阴肾经常用腧穴

穴名	定位	主治
涌泉	足底，卷足时足前部凹陷处，约当足底第2、3趾缝纹头端与足跟连线的前1/3与后2/3交点上	头痛、头昏、失眠、目眩、失音、便秘、小便不利、小儿惊风、癫狂、昏厥
太溪	内踝高点与跟腱之间凹陷处	月经不调、遗精、阳痿、小便频数、便秘、消渴、咳血、气喘、失眠、腰痛、耳鸣、耳聋及足跟痛
照海	内踝下缘凹陷中	月经不调、带下、阴挺、尿频、癃闭、便秘、癫痫、失眠
复溜	小腿内侧，太溪直上2寸，跟腱的前方	水肿、腹胀、泄泻、肠鸣、足痿、盗汗、自汗、热病汗不出

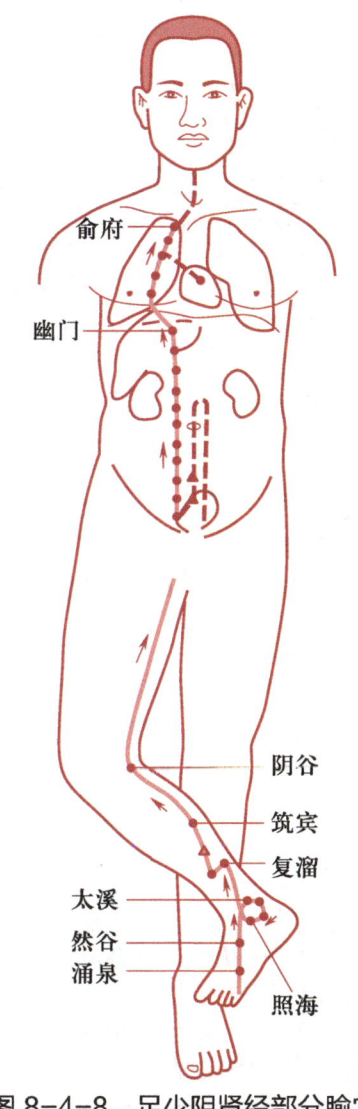

图8-4-8 足少阴肾经部分腧穴

(九)足厥阴肝经

足厥阴肝经从足走腹,起于大敦,止于期门(表8-4-9、图8-4-9)。隶属于肝而联络胆,在体表主要循行于下肢内侧、少腹、胁肋,止于期门。本经共14穴,主治肝病、妇科病、前阴病及经脉循行部位的其他病证。

表8-4-9 足厥阴肝经常用腧穴

穴名	定位	主治
大敦	足大趾末节外侧,距趾甲角旁0.1寸	疝气、遗尿、经闭、崩漏、癫痫
行间	足背、第1、2趾间缝纹端	头痛、目眩、目赤肿痛、青盲、口㖞、胁痛、疝气、小便不利、崩漏、癫痫、月经不调、痛经带下、中风
期门	乳头之下,第6肋间隙	胸胁胀痛、腹胀、呕吐、乳痈
太冲	足背,第1、2跖骨结合部前的凹陷中	头痛、眩晕、目赤肿痛、口㖞、胁痛、遗尿、疝气、崩漏、月经不调、癫痫、呕逆、小儿惊风、下肢痿痹

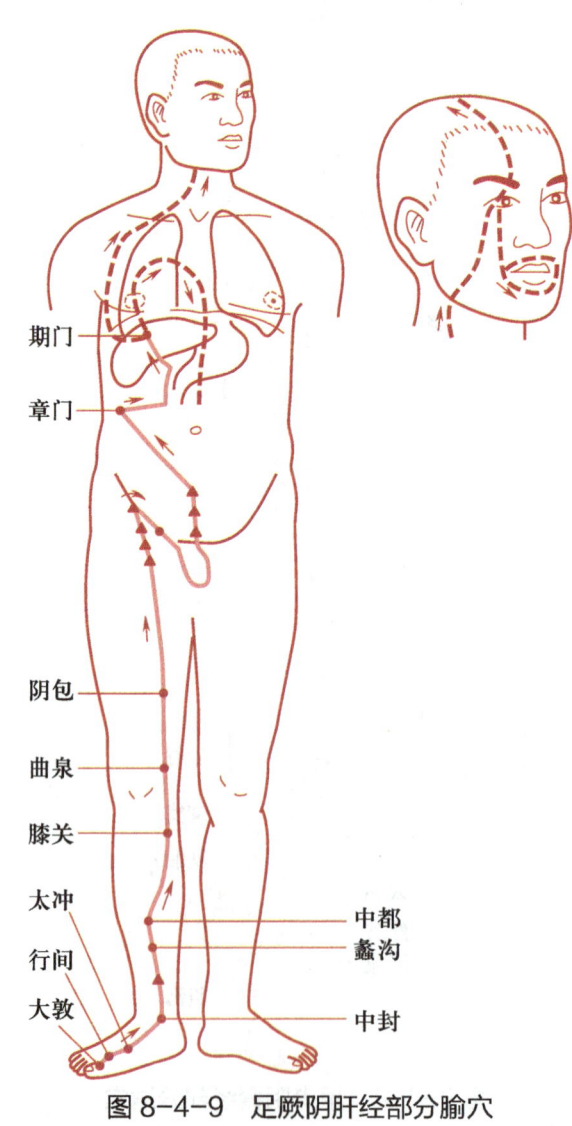

图8-4-9 足厥阴肝经部分腧穴

（十）足阳明胃经

足阳明胃经从头走足，起于迎香，止于厉兑（表8-4-10、图8-4-10）。隶属于胃而联络脾；在体表主要循行于头面部、胸腹及下肢外侧，止于第二足趾外侧端（厉兑）。本经共45穴，主治胃肠病、头面病证、目鼻病证、口齿痛、神志病及经脉循行部位的其他病证。

表8-4-10 足阳明胃经常用腧穴

穴名	定位	主治
承泣	目正视，瞳孔直下，当眼眶与眼球之间	流泪、夜盲、目赤肿痛、口眼㖞斜
四白	目正视，瞳孔直下，当眶下孔凹陷中	目赤痛痒、目翳、眼睑𥆧动、口眼㖞斜、头痛眩晕
地仓	口角旁0.4寸，瞳孔直下	口㖞、流涎、眼睑𥆧动
颊车	下颌角前上方一横指凹陷中，咀嚼时咬肌隆起最高点处	口㖞、齿痛、颊肿、口噤不语
下关	颧弓与下颌切迹之间的凹陷中。合口有孔，张口即闭	耳聋、耳鸣、聤耳、齿痛、口噤、口眼㖞斜
天枢	脐旁2寸	腹胀肠鸣、绕脐痛、便秘、泄泻、痢疾、月经不调，癥瘕
犊鼻	髌骨下缘，髌韧带外侧凹陷中	膝痛，下肢麻痹、屈伸不利，脚气
足三里	犊鼻穴下3寸，胫骨前嵴外一横指处	胃痛呕吐、噎膈、泄泻、痢疾、便秘、乳痈、水肿、癫狂、下肢痿痹、虚劳羸瘦。本穴有强壮作用，为保健要穴
丰隆	外踝高点上8寸，胫骨前嵴外二横指处	头痛眩晕、痰多咳嗽、呕吐、便秘、水肿、癫狂病、下肢痿痹
内庭	足背第2、3趾间缝纹端	齿痛、咽喉肿痛、口㖞、鼻衄、胃痛吐酸、腹胀、泄泻、便秘、热病、足背肿痛

（十一）足太阳膀胱经

足太阳膀胱经从头走足，起于睛明，止于至阴（表8-4-11、图8-4-11）。隶属于膀胱而联络肾，主要循行于头项、腰背脊柱旁、下肢外侧，止于小趾外侧端（至阴）。本经共67穴，主治头、项、目、背、腰、下肢病证，以及神志病；背部第一侧线的背俞穴及第二侧线相平的腧穴主治与其相关的脏腑病证和有关的组织器官病证。

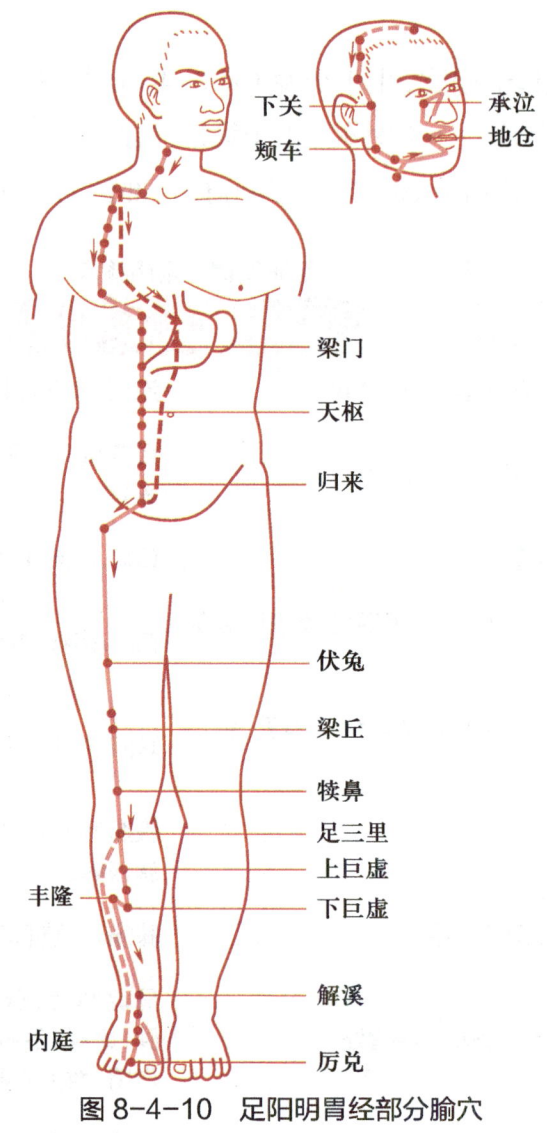

图 8-4-10 足阳明胃经部分腧穴

表 8-4-11 足太阳膀胱经常用腧穴

穴名	定位	主治
睛明	目内眦向鼻侧旁开 0.1 寸处	目赤肿痛、流泪、视物不清、近视、夜盲、色盲
攒竹	面部,当眉毛内侧端,眶上切迹处	头痛、口眼㖞斜、目视不明、流泪、目赤肿痛、眼睑瞤动、眼睑下垂
肺俞	第三胸椎棘突下,旁开 1.5 寸	咳嗽、气喘、吐血、骨蒸潮热、盗汗、鼻塞
心俞	第五胸椎棘突下,旁开 1.5 寸	心痛、惊悸、咳嗽、吐血、失眠、健忘、盗汗、梦遗、癫痫
肝俞	第九胸椎棘突下,旁开 1.5 寸	黄疸、胁痛、吐血、目赤、目眩、雀目、乳腺病、癫狂病、脊背痛
脾俞	第十一胸椎棘突下,旁开 1.5 寸	腹胀、黄疸、呕吐、泄泻、痢疾、便血、水肿、背痛
肾俞	第二腰椎棘突下,旁开 1.5 寸	遗尿、遗精、阳痿、月经不调、白带、水肿、耳鸣、耳聋、腰痛
承扶	臀横纹中央	腰、骶、臀股部疼痛,痔疮

续表

穴名	定位	主治
委中	腘横纹中央	腰痛、背痛、下肢痿痹、腹痛、吐泻、小便不利、遗尿、丹毒
承山	腓肠肌两肌腹之间凹陷的顶端	痔疾、便秘、腰腿拘急挛痛等
昆仑	外踝高点与跟腱的凹陷中	头痛、项强、目眩、鼻衄、癫痫、难产、腰骶疼痛、脚跟肿痛
至阴	足小趾外侧趾甲角旁约0.1寸	头痛、目痛、鼻塞、鼻衄、胎位不正、难产

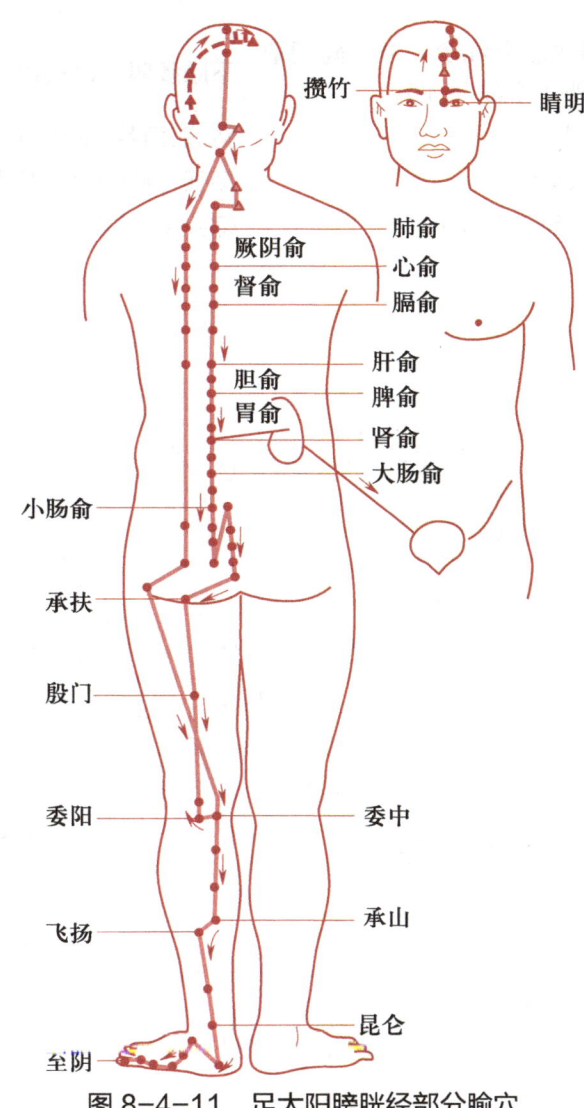

图 8-4-11　足太阳膀胱经部分腧穴

（十二）足少阳胆经

足少阳胆经从头走足，起于瞳子髎，止于足窍阴（表 8-4-12、图 8-4-12）。隶属于胆而联络肝脏，在体表主要循行于额角、耳、肩、胁肋、下肢外侧，止于足第 4 趾外侧端（足窍阴）。本经共 44 穴，主治侧头、目、耳、咽喉病，神志病、热病及经脉循行部位的其他病证。

表 8-4-12　足少阳胆经常用腧穴

穴名	定位	主治
听会	耳屏间切迹前，下颌骨髁状突后缘，张口呈凹陷处	耳鸣耳聋、齿痛、口㖞
阳白	目正视，瞳孔直上，眉上 1 寸	头痛、目痛、视物模糊、眼睑瞤动
风池	胸锁乳突肌与斜方肌之间凹陷中，平风府穴处	头痛、眩晕、目赤肿痛、鼻渊、鼻衄、耳鸣、颈强项痛、感冒、癫痫、中风、热病、瘿气
肩井	大椎穴（督脉）与肩峰连线的中点	头项强痛、上肢不遂、乳房病、难产、瘰疬
环跳	股骨大转子高点与骶管裂孔连线的外 1/3 与内 2/3 交界处	下肢痿痹、腰痛
风市	大腿外侧正中，腘横纹水平线上 7 寸。简便取法：患者以手贴于腿外，中指尖下是穴	下肢痿痹、遍身瘙痒、脚气
阳陵泉	腓骨小头前下方凹陷中	胁痛、口苦、呕吐、下肢痿痹、黄疸、脚气、小儿惊风
悬钟	外踝高点上 3 寸，腓骨前缘	项强、胸胁胀痛、下肢痿痹
足窍阴	足第 4 趾末节外侧，距趾甲角 0.1 寸	偏头痛、耳聋、耳鸣、目痛、多梦、热病

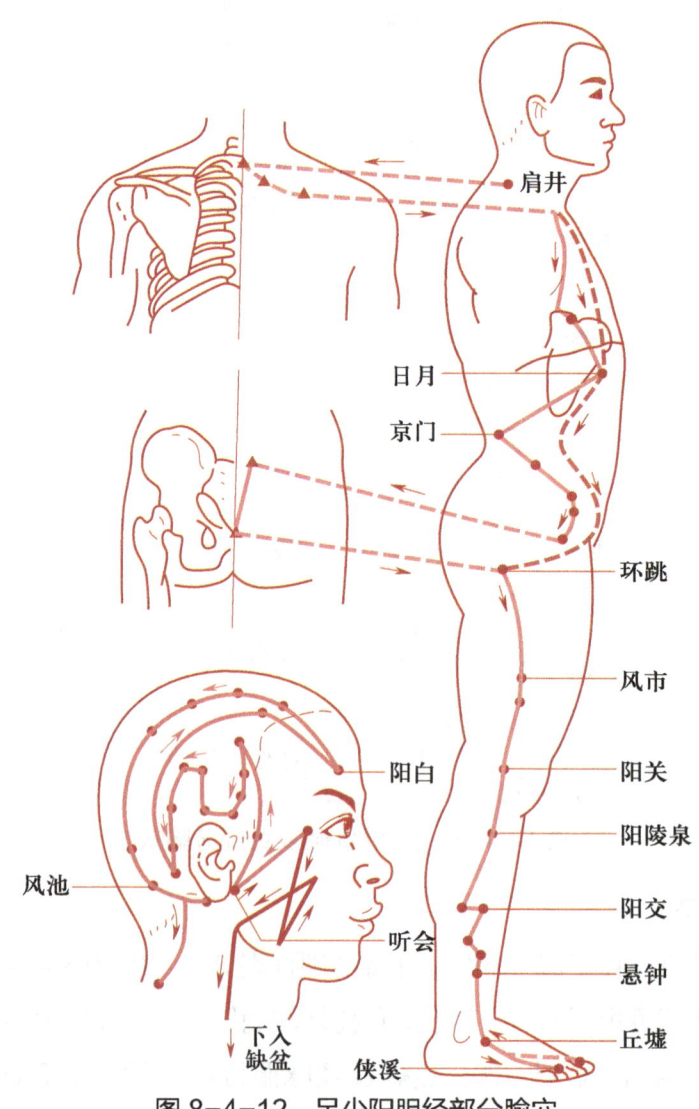

图 8-4-12　足少阳胆经部分腧穴

(十三) 督脉

督脉起于长强,止于龈交(表8-4-13、图8-4-13)。本经起于小腹内,下出于会阴部,向后行于脊柱的内部,上达项后风府,进入脑内,上行巅顶,沿前额下行鼻柱。本经共28穴,主治神志病、热病,腰骶、背、头项局部病证及相应的内脏疾病。

表8-4-13 督脉常用腧穴

穴名	定位	主治
长强	尾骨尖下0.5寸,约当尾骨尖端与肛门的中点	泄泻、便血、便秘、痔疮、脱肛、癫痫狂
命门	第二腰椎棘突下	阳痿、遗精、带下病、月经不调、泄泻、腰脊强痛等
大椎	第七颈椎棘突下	热病、疟疾、喘咳、骨蒸、盗汗、癫痫、头痛项强、风疹
风府	颈后部,枕外隆凸直下,两侧斜方肌之间的凹陷处	眩晕、头痛、颈项强直、中风、癫痫狂、咽喉肿痛
百会	后发际正中直上7寸 简便取法:耳尖直上,头项正中	头痛眩晕、中风失语、癫狂、脱肛、阴挺、不寐
水沟	在人中沟的上1/3与中1/3交界处	癫狂病、小儿惊风、昏迷、口眼㖞斜、腰脊强痛

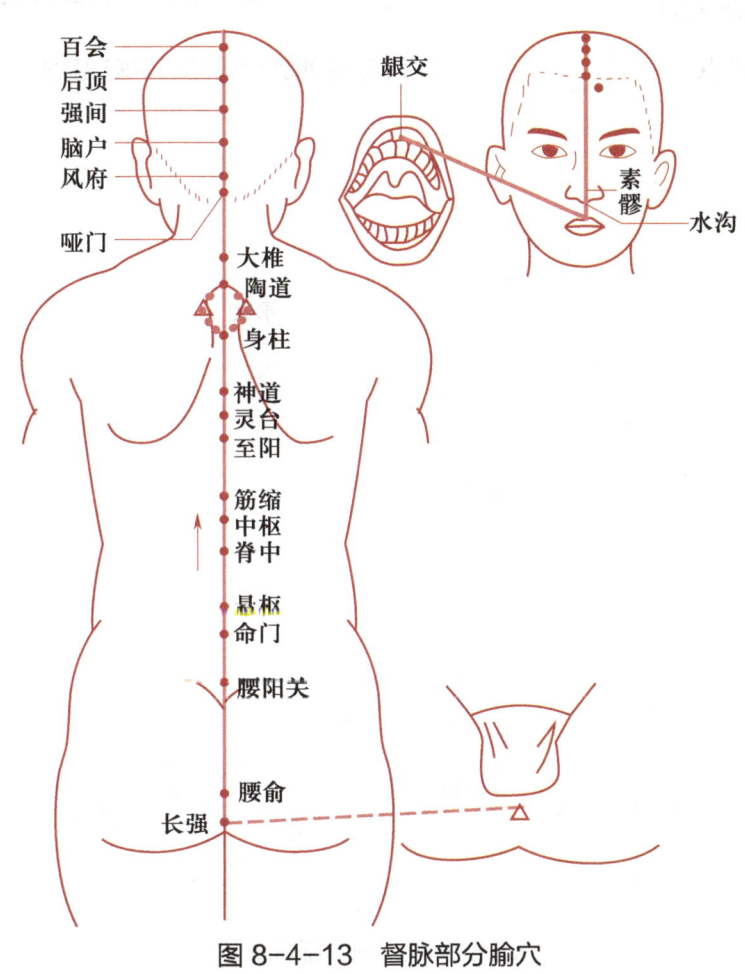

图8-4-13 督脉部分腧穴

（十四）任脉

任脉起于会阴，止于承浆（表 8-4-14、图 8-4-14）。起于小腹内，下出会阴部，向上行于阴毛部，沿腹内向上经前正中线到达咽喉部，再向上环绕口唇，经面部入目眶下。本经共 24 穴，主治腹、胸、颈头面的局部病证及相应的内脏器官疾病。少数腧穴有强壮作用或可治神志病。

表 8-4-14　任脉常用腧穴

穴名	定位	主治
中极	前正中线上，脐下 4 寸	遗尿、尿频、尿闭、泄泻、腹痛、遗精、阳痿、疝气、月经不调、带下病、不孕、虚劳羸瘦。本穴有强壮作用，为保健要穴
关元	前正中线上，脐下 3 寸	遗尿、尿频、尿闭、泄泻、腹痛、遗精、阳痿、疝气、月经不调、带下病、不孕、虚劳羸瘦。本穴有强壮作用，为保健要穴
气海	前正中线上，脐下 1.5 寸	腹痛、泄泻、便秘、遗尿、疝气、遗精、月经不调、经闭、虚脱。本穴有强壮作用，为保健要穴
神阙	脐的中间	腹痛肠鸣、腹胀水肿、久痢脱肛、溺水及中风等各种脱证
中脘	前正中线上，脐上 4 寸	胃痛、呕吐、吞酸、泄泻、黄疸、癫狂
膻中	胸部，当前正中线上，平第四肋间，两乳头连线的中点	气喘、胸痛、胸闷、心悸、乳汁少、呃逆、噎膈
承浆	颏唇沟的中点	口㖞、齿龈肿痛、流涎、暴喑、癫狂

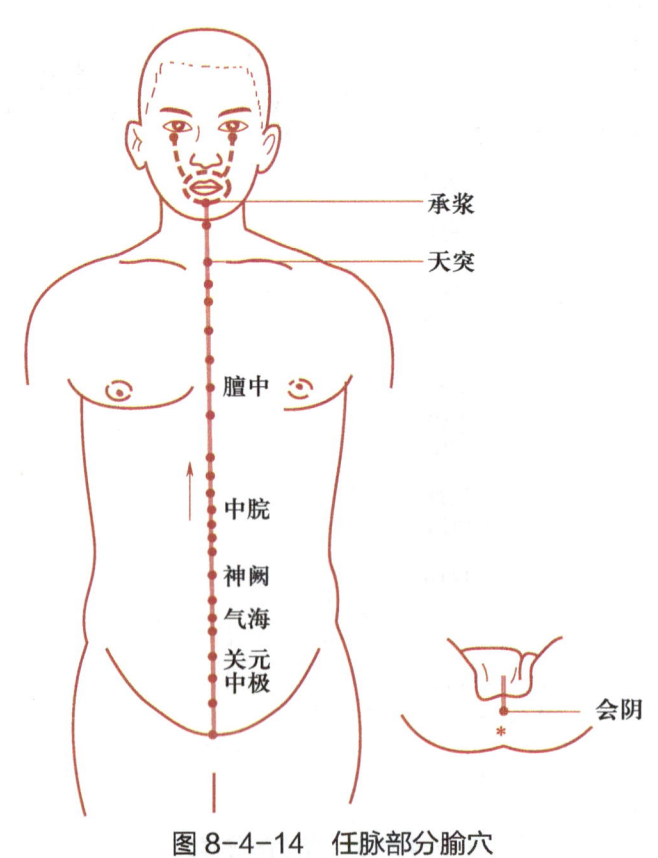

图 8-4-14　任脉部分腧穴

二、经外奇穴（表8-4-15、图8-4-15、图8-4-16、图8-4-17、图8-4-18）

表8-4-15 常用经外奇穴

穴名	定位	主治
四神聪	百会穴前后左右各1寸处	头痛、眩晕、失眠、健忘、癫痫
印堂	两眉头连线的中点	头痛、眩晕、鼻衄、鼻渊、小儿惊风、失眠
太阳	眉梢与目外眦之间向后约1寸处凹陷中	头痛、目疾
十宣	手十指尖端，距指甲0.1寸（图8-4-15）	昏迷、癫痫、高热、咽喉肿痛
四缝	第2、3、4、5掌指面，第1、2指关节横纹中点（图8-4-15）	小儿疳积、百日咳
八邪	在手背侧，微握拳，第1~5指间纹头端。左右共8穴（图8-4-16）	烦热、手指麻木、手指拘挛、手背红肿
落枕	在手背侧，当第2、3掌骨间，掌指关节后约0.5寸处（图8-4-17）	落枕、手臂痛、胃痛
八风	在足背侧，第1~5趾缝纹头端。左右共8穴	脚气、趾痛、足背肿痛
鹤顶	髌骨上缘正中凹陷中（图8-4-18）	膝痛、足胫无力、瘫痪
阑尾穴	足三里穴下约2寸处（图8-4-18）	急慢性阑尾炎、消化不良、下肢瘫痪
胆囊穴	阳陵泉穴下1~2寸处	急慢性胆囊炎、胆石症、胆道蛔虫症、下肢痿痹

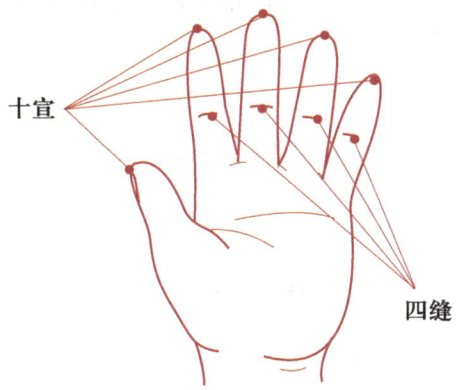

图8-4-15 四缝穴、十宣穴

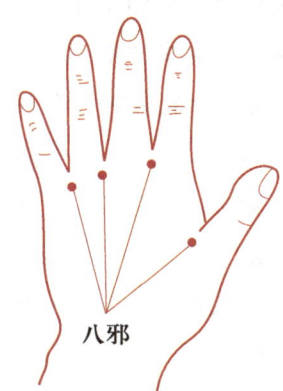

图8-4-16 八邪穴

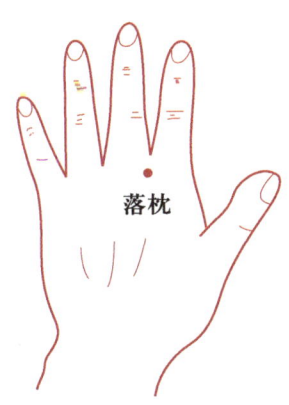

图8-4-17 落枕穴

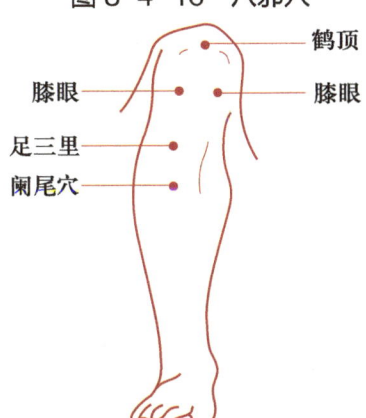

图8-4-18 鹤顶穴、阑尾穴

> **知识链接**
>
> ### 四总穴歌
>
> 肚腹三里留,腰背委中求,
> 头项寻列缺,面口合谷收。

学习测试

参考答案

选择题

1. 属于足少阴肾经,在内踝尖与跟腱之间的穴位是( )。
   A. 申脉 B. 照海 C. 太溪
   D. 昆仑 E. 商丘

2. 在手背第一、第二掌骨之间,当第二掌骨中点的穴位是( )。
   A. 中渚 B. 劳宫 C. 鱼际
   D. 合谷 E. 后溪

3. 大椎穴位于( )。
   A. 第七颈椎棘突下凹陷中
   B. 第一胸椎棘突下凹陷中
   C. 第二胸椎棘突下凹陷中
   D. 第三胸椎棘突下凹陷中
   E. 第四胸椎棘突下凹陷中

4. 足太阳经属络的脏腑为( )。
   A. 心 小肠 B. 肝 胆 C. 三焦 心包
   D. 膀胱 肾 E. 大肠 肺

5. 四缝主治( )。
   A. 失眠、健忘、癫痫 B. 偏正头痛 C. 咳嗽气喘
   D. 痔疾脱肛 E. 以上均非

第九章 常用中医护理技术

学习目标

1. 掌握常用中医护理技术的含义和操作方法。
2. 熟悉常用中医护理技术的适应证、操作及注意事项。

第一节 推拿

情境导入

推拿典故

推拿起源于生活及劳动,我国文艺作品中对推拿有较多记载,如蒲松龄《聊斋志异·梅女》曾记载一故事,少解按摩之术的梅女为报答封生的恩情,梅女"叠掌为之轻按,自顶及踵皆遍;手所经,骨若醉。既而握指细擂,如以团絮相触状,体畅舒不可言。擂至腰,口月皆慵;至股,则沉沉睡过矣。及醒,觉骨节轻和,殊于往日"。

请思考:

(1) 上述治疗方法的名称是什么?
(2) 该治疗方法的作用有哪些?

推拿,又称按摩,是在中医理论指导下,施术者运用各种手法作用于人体的一定部位或经络腧穴上,以调节机体功能,从而达到防治疾病的一种方法。

知识链接

推拿与按摩的区别

按摩原本是推拿的另一个称呼,《黄帝内经素问·血气形志篇》和《灵枢经·九针论》载有"治之以按摩醪药"的说法,唐代我国已设立专门的"按摩科",随着社会的发展,两者的分工逐步细化。

推拿以治病为主,手法较多,且有一些复位和正骨的手法,其服务的对象是患者,目的是治疗患者的疾病,有很强的针对性,其属于医疗性质。

按摩以保健放松为主,被称为保健按摩,用的是推拿的基础手法,其技能性要求较低。服务的对象是健康和亚健康人群,属社会服务性质,其主要目的是解除人机体和精神上的疲劳,以强身健体、延年益寿。

推拿疗法以中医基础理论为指导,通过辨病和辨证相结合的方法,选择相应的部位和手法进行治疗,具有调和气血、疏通经络、滑利关节、散寒止痛、健脾和胃、消积导滞、强筋壮骨等作用,应用范围广泛,不仅对于骨伤、外、内、妇、儿、五官科等多种疾病有较好疗效,而且在保健强身、预防疾病、祛病延年方面发挥着重要的作用。

一、推拿前准备

推拿前要做好物品的准备和被施术者体位的选择。

(一) 物品准备

清洁的按摩巾,舒适的按摩椅或按摩床,必要时可准备滑石粉、红花油、麻油、葱姜水、冬青膏等介质。

(二) 选择体位

取舒适体位,嘱患者松开衣物,全身放松,将按摩巾铺在需按摩部位的皮肤上,注意保暖。

二、常用推拿手法

推拿手法指用手或肢体的其他部分,按各种特定的规范动作,在体表操作的方法。其优劣和熟练程度及如何适当地运用,对治疗效果有直接的影响。持久、有力、均匀、柔和且达到深透是推拿手法的基本动作要求。① 持久:是指手法要持续运用一定的时间。② 有力:是指手法必须具备一定的力量。③ 均匀:是指手法动作要有节奏性,用力具有平稳性,即速度不要时快时慢,压力不要时轻时重。④ 柔和:是指手法要轻而不浮,重而不滞,用力不可生硬粗暴。⑤ 深透:是指手法在应用中必须使力量达到病变部位。依据手法的动作形态特点,常用的推拿手法主要有以下六类。

(一) 摆动类手法

术者以指、掌或腕关节在前臂主动摆动的带动下,做协调的连续摆动,称为摆动类手法。

1. 一指禅推法　术者用拇指指端、罗纹面或偏峰着力于特定部位或经络穴位上,沉肩、垂肘、悬腕,运用腕部的摆动带动拇指关节做屈伸运动,使之产生的功力轻重交替,持续不断地作用于治疗部位,称为一指禅推法。要求压力、频率、摆动幅度要均匀,动作要灵活,手法频率

120~160次/分。本法由于接触面积小,压强大,因而渗透度大,可适用于全身各部穴位,具有舒筋活络、调和营卫、祛瘀消积、健脾和胃的功能(图9-1-1)。

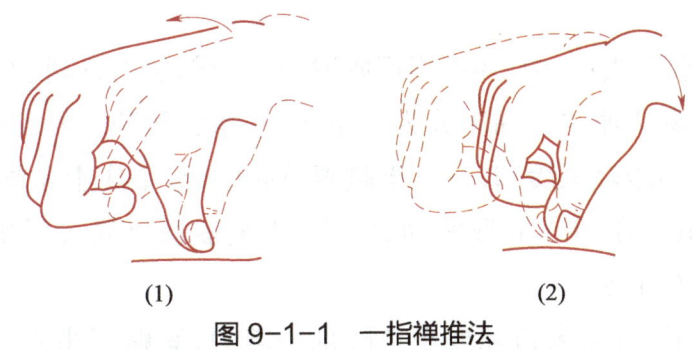

图 9-1-1 一指禅推法

2. 𢱕法 由腕关节的屈伸运动和前臂的旋内旋外运动复合而成的一种手法。术者手指微曲,以手背指掌关节处接触施术部位,以肘部为支点,沉肩、垂肘、松腕,前臂做主动摆动,带动前臂旋转和腕关节屈伸的复合运动,使指掌关节在施术部位做来回滚动,称为𢱕法。要求压力、频率、摆幅度要均匀,动作要协调而有节律,手法频率120~160次/分。本法接触面较广,压力较大,掌背尺侧面着力柔和而舒适,故适用于肩背腰臀及四肢等肌肉较丰厚的部位,具有舒筋活血、滑利关节、缓解肌肉与韧带痉挛、增强肌肉与韧带活动功能(图9-1-2)。

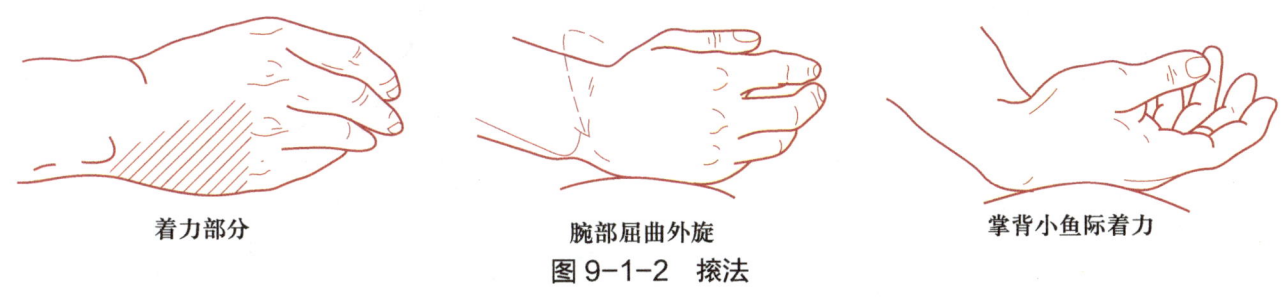

图 9-1-2 𢱕法

3. 揉法 术者用手掌大鱼际、掌根或手指罗纹面部分,着力吸定于穴位或一定部位上,做轻柔缓和的环旋转动,带动该处的皮下组织,称为揉法。要求压力轻柔,动作协调而有节律,频率120~160次/分。本法轻柔缓和,刺激量小,适用于全身各部,老幼皆宜。有宽胸理气、消积导滞、活血祛瘀、消肿止痛等作用(图9-1-3、图9-1-4)。

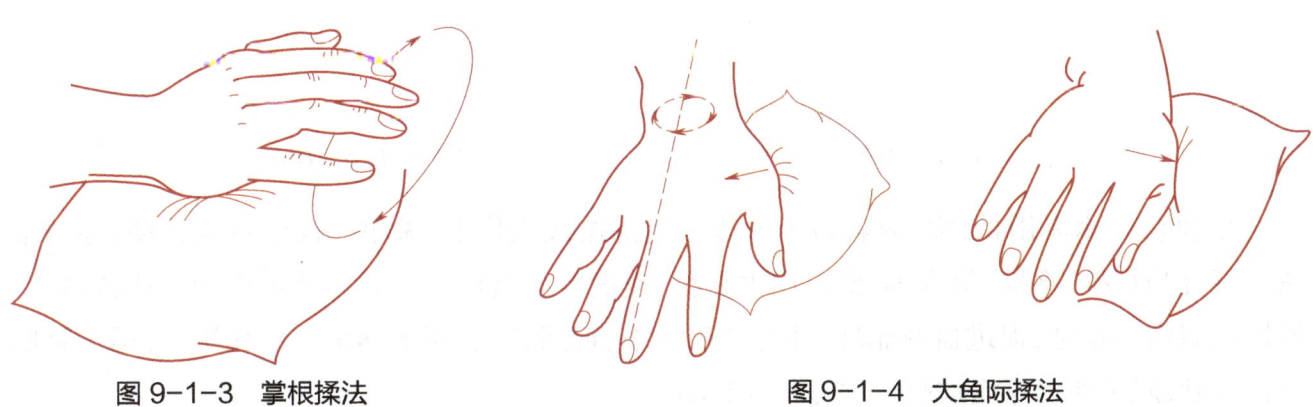

图 9-1-3 掌根揉法　　　　　图 9-1-4 大鱼际揉法

（二）摩擦类手法

以手的掌面或指面及肘臂等部位贴附在体表，做直线或环旋移动的一类手法，称为摩擦类手法。

1. 摩法　术者用掌面或示、中、环指指面附着于一定部位上，以腕部连同前臂做环形而有节奏的盘旋抚摩活动，称为摩法。临床分为指摩法、掌摩法两种。要求动作缓和而协调，频率120次／分左右。本法刺激轻柔缓和，适宜于胸腹及胁肋部，临床上常配合揉法、推法、按法等使用，有和中理气、消积导滞、调节胃肠蠕动等的作用，对脘腹疼痛、食积胀满、气滞及胸胁疼痛等症常用本法治疗（图9-1-5）。

2. 擦法　术者用手掌面、大鱼际或小鱼际部分着力，紧贴于患者一定部位上，稍用力下压，进行直线往返摩擦移动，使之产生一定的热量，称为擦法。术者腕关节伸直，肩部放松，肘关节自然下垂并内收，手指自然伸开，整个掌指贴在治疗部位，以肩关节为支点，上臂带动手掌做前后或上下移动，要求掌下压力适中，用力要稳，动作要均匀连续，往返距离要拉长，频率100~120次／分。本法是一种柔和温热的刺激，具有温经通络、行气活血、消肿止痛、健脾和胃等的作用，临床常用于治疗内脏虚损及气血功能失常的病证（图9-1-6）。

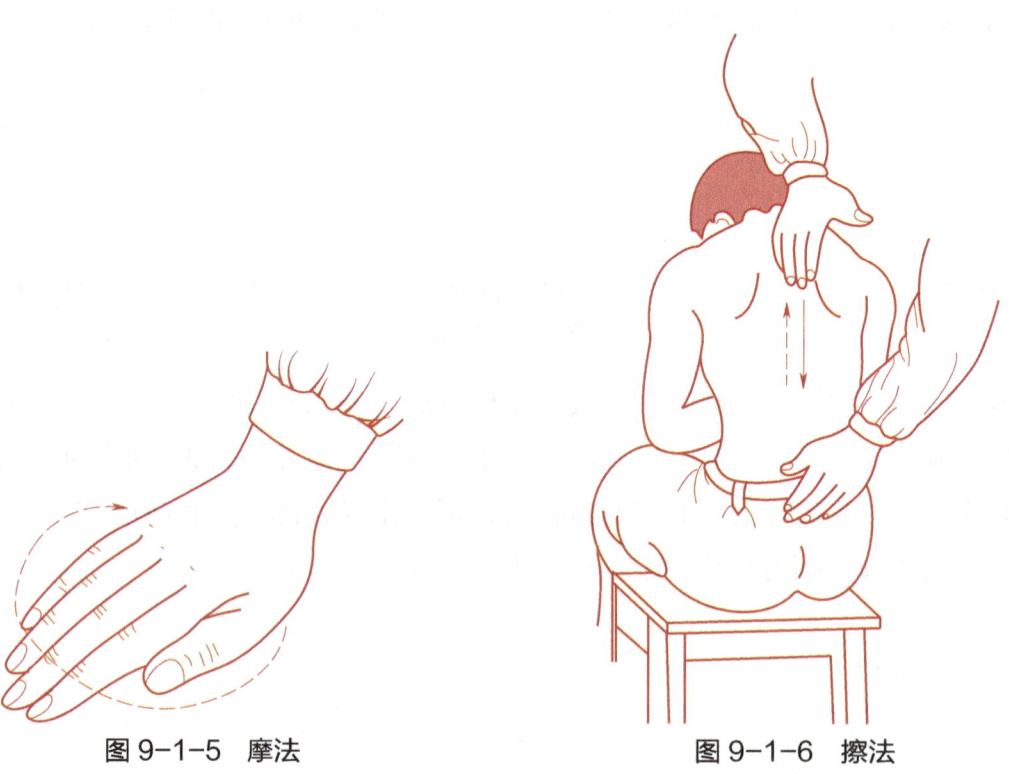

图9-1-5　摩法　　　　　图9-1-6　擦法

3. 推法　术者用指、掌、肘着力于人体一定部位或穴位上，做单方向的直线移动，称为推法。可分为指推、掌推、拳推等，要求用力要稳，速度要缓慢而均匀。本法可用于人体各部位，能增加肌肉兴奋性，促进血液循环，并有舒筋活络、理筋整复、缓解痉挛等的作用，常用于腰肌劳损、四肢肌肉酸痛等症（图9-1-7、图9-1-8）。

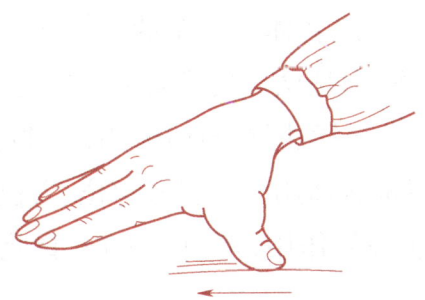
图 9-1-7 拇指推法

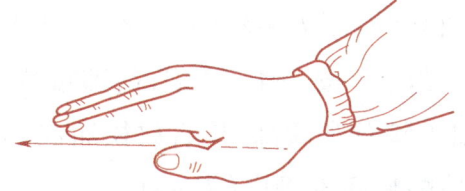
图 9-1-8 掌推法

(三) 捏拿类手法

以双手挤压提捏肌肤的方法作用于机体的一类手法，称为捏拿类手法。

1. **捏法** 术者用拇指与其余手指的指面相对，夹持住一定治疗部位，相对用力做一紧一松的挤捏动作，并逐渐移动，称为捏法，有三指捏和五指捏法。要求在做相对挤压动作时，要循序而下，均匀而有节律。本法主要用于头部、颈项部、四肢脊背等，具有舒筋通络、行气活血的作用（图 9-1-9）。

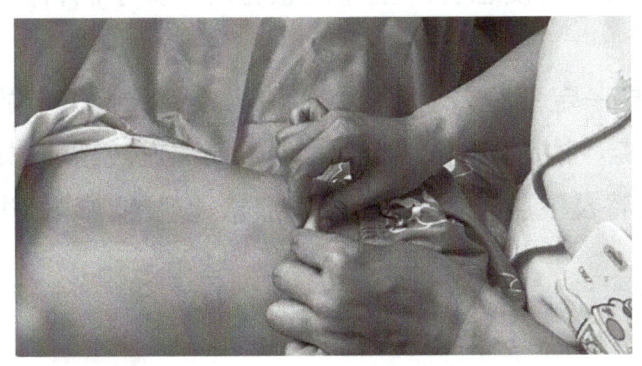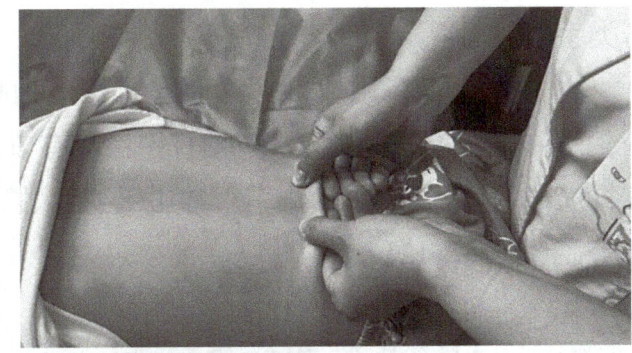

图 9-1-9 捏法

2. **拿法** 捏而提起谓之拿，术者用拇指与其他四指指面着力，做对称性相对用力，在一定穴位或部位上进行一紧一松的提捏动作，称为拿法。要求用劲应由轻到重，不可突然用力，动作要缓和而有连贯性。拿法的刺激较强，常配合其他手法应用于颈项、肩部和四肢部位，具有祛风散寒、开窍止痛、舒筋通络等的作用。常用于治疗头痛、项强、四肢关节及肌肉酸痛等症。临床上，应用拿法后常继以揉摩等手法，以缓和刺激（图 9-1-10）。

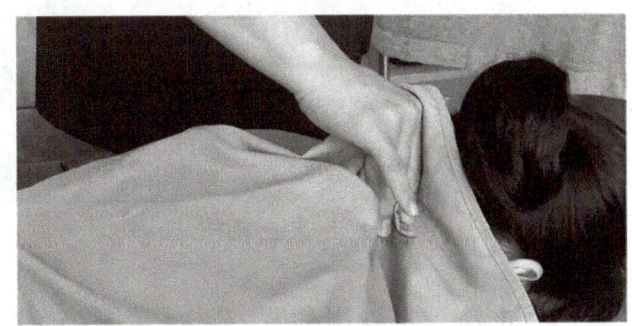

图 9-1-10 拿法

(四) 按压类手法

用指、掌或肢体其他部位以按压的方式作用于机体的一类手法，称为按压类手法。

1. 按法　术者用指、掌、肘或肢体其他部位着力,按压在患者体表一定的部位或穴位上,逐渐用力下压,按而留之,称为按法。可分为指按法、掌按法、肘按法。要求着力部位要紧贴体表,不可移动,用力由轻到重,不可用暴力猛然按压。本法常与揉法结合使用,组成"按揉"复合手法,故有"按一揉三"之说,即重按一下,轻揉三下。指按法适用于全身各部位、穴位,掌按法常用于腰背和腹部,具有放松肌肉、开通闭塞、活血止痛等的作用,常用于头痛、胃脘痛、腰痛、肢体酸痛麻木等症(图9-1-11)。

2. 点法　以指端为着力点,直压于穴位或特定部位,使治疗点产生酸胀感,称为点法。点法分拇指点和屈指点。动作要领：点法与按法的区别是点法的接触面积更小,用力更集中,刺激量更大。常用于骨缝处的穴位,能开通闭塞、活血止痛、调节脏腑功能。

3. 掐法　用拇指指端或指甲缘着力,切取一定的部位或穴位,持续或间断用力,称为掐法。动作要领：以拇指掐法常用,操作时垂直用力按压,每一次操作次数为4~5次,不宜反复长时间使用,常用于头面部及手足穴位,类似针刺急救,能缓解痉挛、开窍醒脑。

(五) 叩击类手法

用手掌、拳背、手指、掌侧面或桑枝棒等叩打体表,使患者产生叩击感觉的一类手法,称叩击类手法。

1. 拍法　术者用虚掌平稳而有节奏地拍打一定部位或穴位,称为拍法。要求腕关节放松,手指自然并拢成空心,掌声拍打平稳而有节奏。拍后能使局部充血,促进局部血液循环,具有舒筋通络、行气活血的作用。常用于肩背、腰臀及下肢外侧部,治疗局部感觉迟钝、麻木、疼痛等症(图9-1-12)。

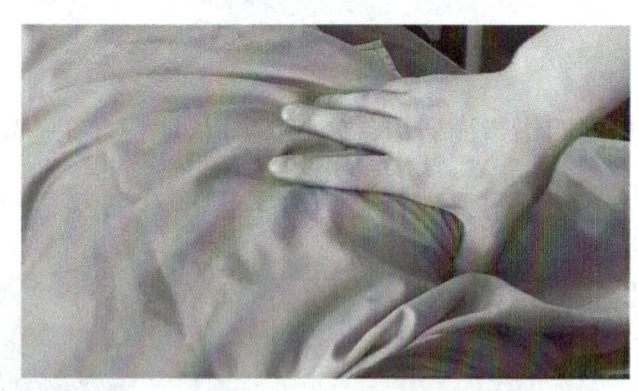

图9-1-11　指按法

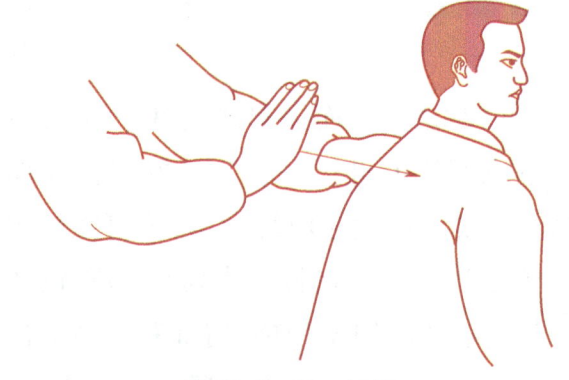

图9-1-12　拍法

2. 击法　术者用拳背、掌根、掌侧小鱼际、指尖或用桑枝棒叩击一定部位或穴位,称为击法。要求用力快速而短暂,垂直叩击体表,在叩击时不能有抽拖动作,速度应均匀而有节奏。击法与拍法治疗作用相似,但击法比拍法刺激量大,还有增进血液循环、促进新陈代谢、消除疲劳等的作用(图9-1-13、图9-1-14)。

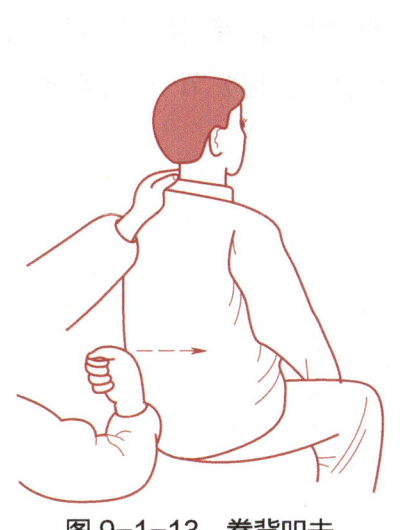
图 9-1-13 拳背叩击

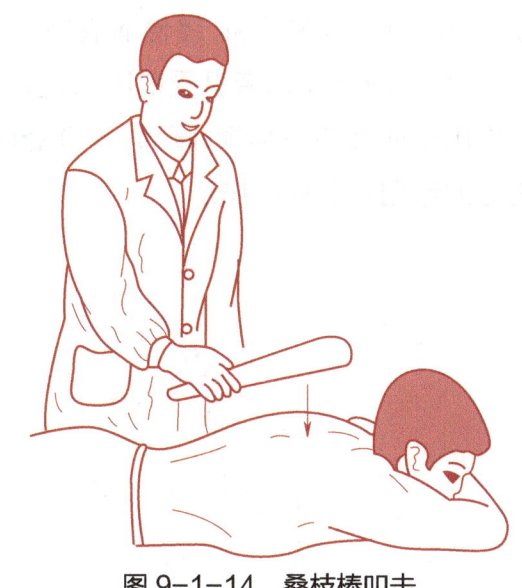
图 9-1-14 桑枝棒叩击

(六) 运动关节类手法

对关节做被动性活动,使其在生理活动范围内进行屈伸、旋转、内收、外展等运动,称为运动关节类手法。

1. 抖法　术者用双手或单手握住患肢远端,稍用力做连续性小幅度、频率较快的上下或左右抖动,使振动波沿肢体远端的关节肌肉呈波浪形传向肢体近端,使关节、肌肉有松动感,称为抖法。动作要连续均匀,频率由慢到快,再由快到慢,要求抖动幅度小,频率快,用力不应过大。本法以四肢多用,可作为推拿的结束手法,具有疏松脉络、滑利关节等的作用,常用于肩、肘关节的功能障碍和腰腿痛等(图 9-1-15)。

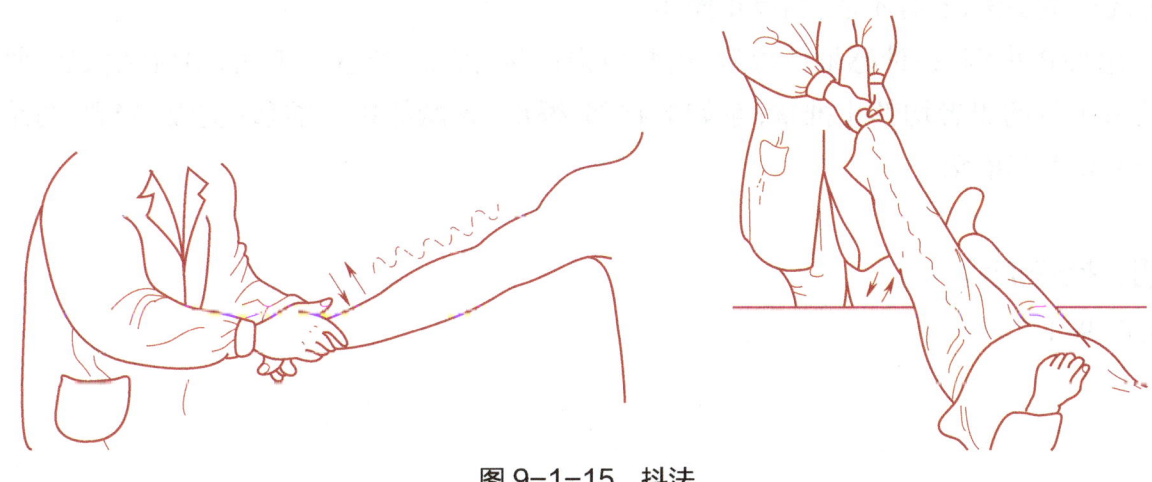
图 9-1-15 抖法

2. 摇法　以受术肢体为轴心,使肢体做被动环转运动的手法,称为摇法。动作要领:术者用一手握住或扶住被摇关节的近端,以固定肢体,另一手握住关节远端的肢体,然后做缓和的环转摇动,使被摇的关节做顺时针及逆时针方向的摇动;操作时,被摇晃关节一定要充分放松,活动幅度由小至大,动作柔和,缓慢而有节奏,不宜急速;摇动的幅度必须限制在正常关节生理许可范围之内,或在受术者忍受范围内进行。常用的有肩、肘、腕、髋、膝、踝等关节的摇动牵拉。摇法适用于四肢关节和颈、腰部,具有舒筋活血、放松肌肉、滑利关节、松解粘连,改善关节运动功能等的作用(图9-1-16)。

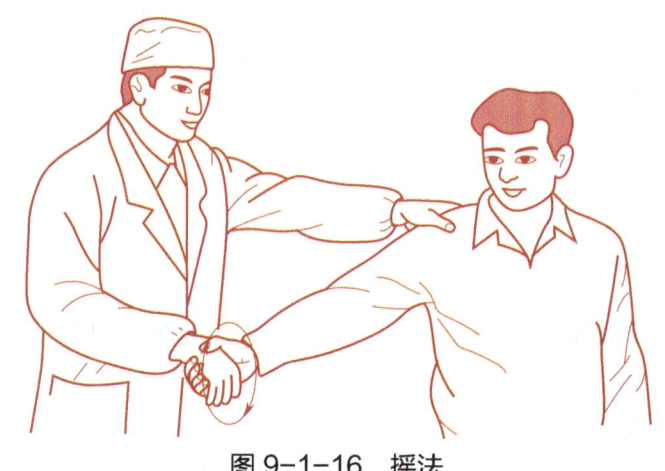

图 9-1-16　摇法

三、护理及注意事项

1. 施术前应修剪指甲,将手洗净,避免损伤患者皮肤,寒冷季节要注意手的温度。

2. 在腰、腹部施术前,应先嘱患者排尿。若需暴露隐私部位时要征求患者的同意。

3. 施术中要随时遮盖不须暴露的部位,注意房间温度,防止受凉。

4. 施术中用力要持久、有力、均匀、柔和、深透,禁用暴力;随时了解被施术者的反应,根据具体情况调整手法,若有不适,当停止操作。

5. 急性传染病、各种感染性疾病、皮肤破损部位、癌症、严重心脏病、出血性疾病、骨折移位或关节脱位的患者均禁止推拿;孕妇的腰部、臀部、腹骶部禁止推拿;空腹、醉酒、情绪过于激动者不宜立刻推拿。

四、操作流程

见图9-1-17。

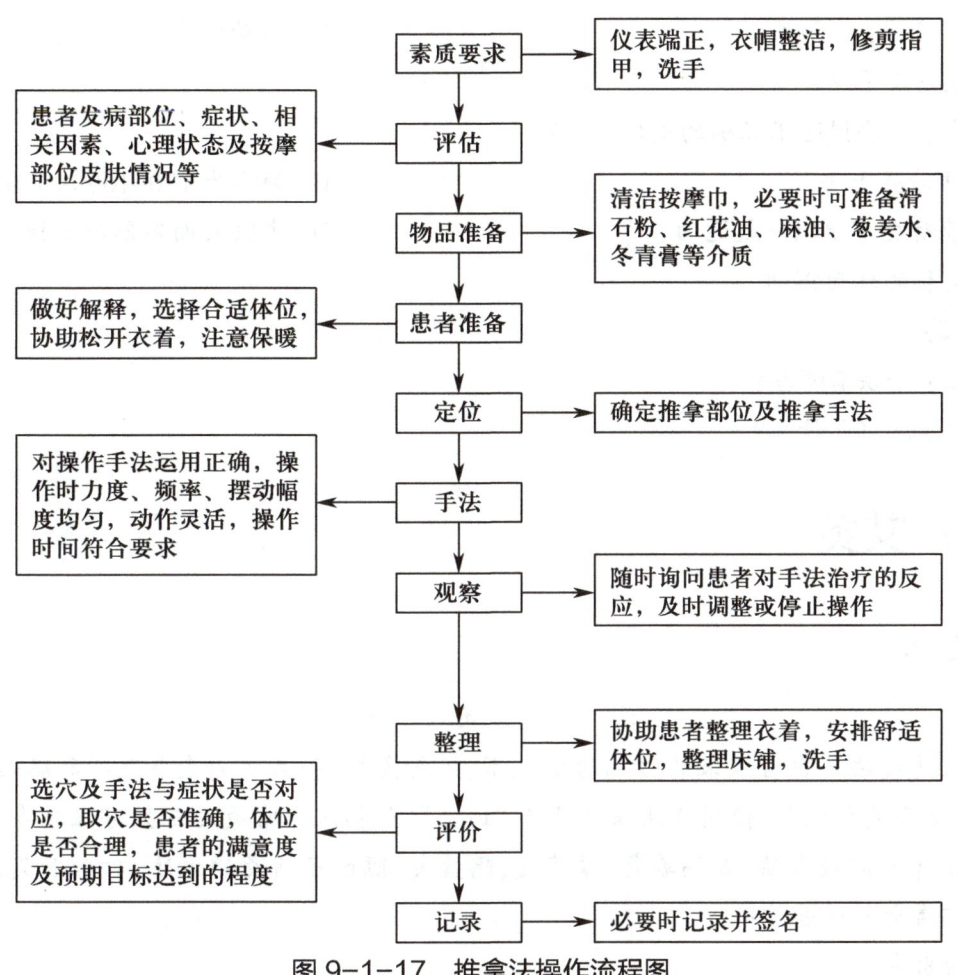

图 9-1-17 推拿法操作流程图

知识链接

推 拿

学习测试

一、选择题

1. 下列不属于常用推拿介质的是（　　）。

A. 滑石粉　　　　　　B. 红花油　　　　　　C. 冬青膏
D. 乙醇　　　　　　　E. 葱姜水

2. 下列关于抖法描述正确的是（　　）。

A. 抖动幅度大，频率快　　　　　　B. 抖动幅度大，频率慢

参考答案

第九章　常用中医护理技术

C. 抖动幅度小，频率快　　　　　　　　　D. 抖动幅度小，频率慢

E. 属于摆动类手法

3. 下列关于揉法描述不正确的是（　　）。

A. 属于摆动类手法　　　　　　　　　　　B. 频率为 120~160 次/分

C. 不能带动皮下组织一起运动　　　　　　D. 皮肤表面不能有摩擦

E. 轻缓柔和的环形摆动

二、问答题

1. 常用推拿手法有哪些？
2. 推拿的禁忌证是什么？

第二节　艾灸

情境导入

灸　法

保健灸法是自古以来的防病治病之术。《针灸聚英·戒逆针灸》说："无病而先针灸曰逆，逆，未至而迎之也"。使用灸法保健称为"逆灸"，如临床上常灸足三里可强壮身体、延年益寿。葛洪倡导的间接灸法，如隔姜灸、隔蒜灸、隔盐灸、隔附子饼灸的方法，对后世灸法技术的发展有着非常大的促进作用。

请思考：

（1）艾灸的作用有哪些？

（2）不同灸法的区别是什么？临床如何灵活运用？

艾灸，是用艾绒为主要材料制成的艾炷或艾条点燃以后，在体表的一定部位熏灼，给人体以温热刺激以防治疾病的一种疗法。

艾灸借灸火的热力和药物的作用，通过经络腧穴，刺激机体，具有温经通络、行气活血、散寒祛湿、消肿散结、回阳救逆及预防保健的作用。艾灸的应用范围比较广泛，尤其对慢性虚寒性及风寒湿邪为患的病证较为适宜。常用灸法有艾炷灸、艾条灸和温针灸等。

知识链接

艾灸养生保健"四大穴"

关元、命门、足三里、中脘是人体四大养生要穴，有病灸之可调理缓解，无病灸之可延年益寿。利用纯阳艾火长期温灸四大养生要穴，能补益肾气、健脾和胃，促进脾肾功能，扶助一身正气，使正气不绝，脾土肥沃，肾水充盈。土沃、水盈、气足便能生长万物，润养五脏六腑、四肢百骸，人自然能够健康长寿。操作：艾条灸，每穴15分钟，3日1次，10次1疗程。

一、艾炷灸

将纯净的艾绒用手指搓捏成规格大小不一的圆锥形状(小如麦粒、大如枣核),称为艾炷。每燃烧1个艾炷称为1壮。

(一)灸前准备

1. 物品准备 治疗盘、艾炷、点火器、凡士林、棉签、镊子、消毒纱布、弯盘等;间接灸时备姜片、蒜片、食盐或附子饼等;必要时备毛毯、浴巾、屏风等。

2. 选择体位 与针刺体位相同,要较为舒适又能耐久,以体位平直便于施灸为宜;暴露施灸部位,注意保暖。

(二)操作方法

艾炷灸分为直接灸和间接灸两类。

1. 直接灸 将艾炷直接放在皮肤上施灸称直接灸。分为瘢痕灸和无瘢痕灸。

(1) 瘢痕灸 又称"化脓灸",施灸前用大蒜捣汁涂敷施灸部位后,放置艾炷施灸。每炷必须燃尽方可继续加炷施灸,一般灸5~10壮。

(2) 无瘢痕灸 先在施灸部位涂少量凡士林,将艾炷置于穴位上点燃,当艾炷燃到2/5左右,患者感到灼痛时,即更换艾炷再灸。一般灸5~7壮,使局部皮肤充血起红晕为度。

2. 间接灸 艾炷不直接放在皮肤上,而用药物隔开施灸,常用的有3种。

(1) 隔姜(蒜)灸 用鲜生姜切成直径大约2~3 cm,厚约0.2~0.3 cm的薄片,中间以针刺数孔,置于施术处,上面再放艾炷灸之(图9-2-1)。

(2) 隔附子饼灸 用附子粉末和酒,做成硬币大小的附子饼,中间以针刺数孔,置于施术处,上面放艾炷灸之。

(3) 隔盐灸 用食盐填敷于脐部,上置艾炷灸之。

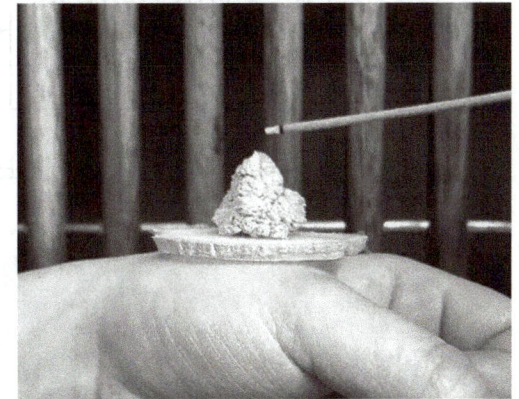

图9-2-1 隔姜灸

(三)操作流程

见图9-2-2。

二、艾条灸

艾条灸是用纯净的艾绒(或加入中药)卷成直径约1.5 cm的圆柱形艾卷,点燃后在人体表面熏烤的一种方法(图9-2-3)。

(一)灸前准备

1. 物品准备 治疗盘、艾条、点火器、小口瓶,必要时备纱布、浴巾、屏风等。

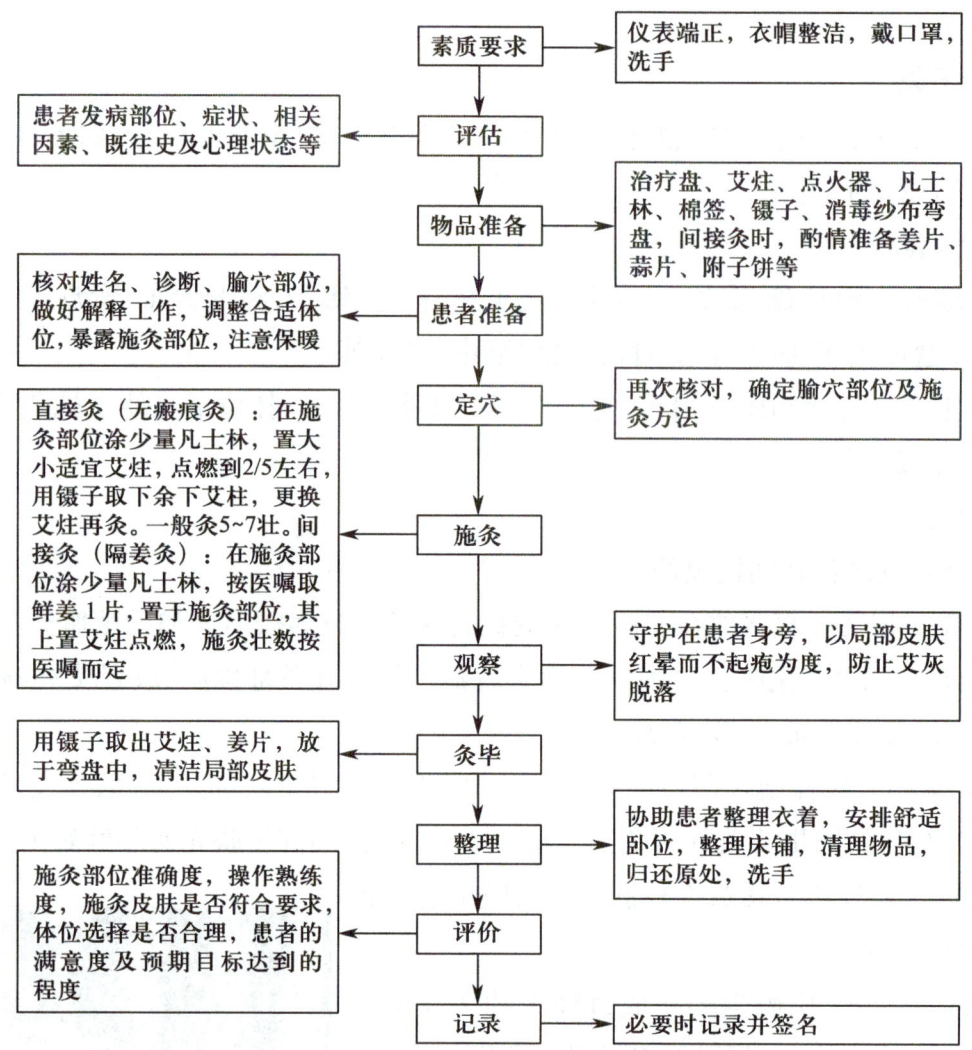

图9-2-2 艾炷灸法操作流程图（以瘢痕灸与隔姜灸为例）

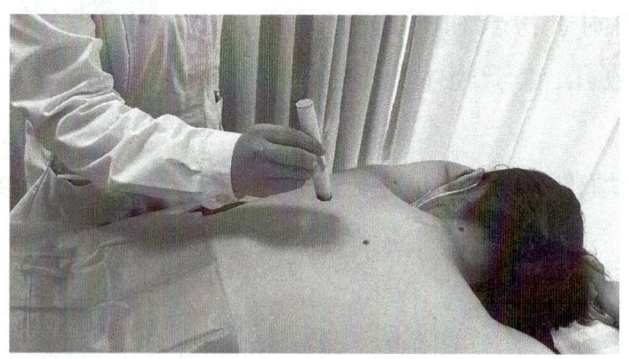

图9-2-3 艾条灸

2. 选择体位 与针刺体位相同，要较为舒适又能耐久，以体位平直便于施灸为宜；暴露施灸部位，注意保暖。

（二）操作方法

艾条灸主要有温和灸、雀啄灸、回旋灸3种操作方法。

1. 温和灸 将艾条的一端点燃,对准施灸处,距 2~3 cm 进行熏灸,使患者局部有温热感而无灼痛。一般每处灸 3~5 分钟,至皮肤稍起红晕为度。此法临床应用广泛,适用于所有灸法适用的病证。

2. 雀啄灸 艾条燃着的一端,与施灸处并不固定距离,而是像鸟雀啄食一样,一上一下,时远时近的方式进行施灸,一般燃端距皮肤 2~5 cm,时间一般为 5~10 分钟,至皮肤稍起红晕为度。此法热感较强,适用于患部面积小或小儿疾患、胎位不正等病证。

3. 回旋灸 将艾卷点燃端先在施灸处熏灸测试,至局部有灼热感时,即在此距离做平行往复回旋施灸,每次灸 20~30 分钟。视病灶范围,可适当延长灸治时间。以局部潮红为度。此法热感较广,适用于患部面积大或风寒湿痹、瘫痪等病证。

(三) 操作流程

见图 9-2-4。

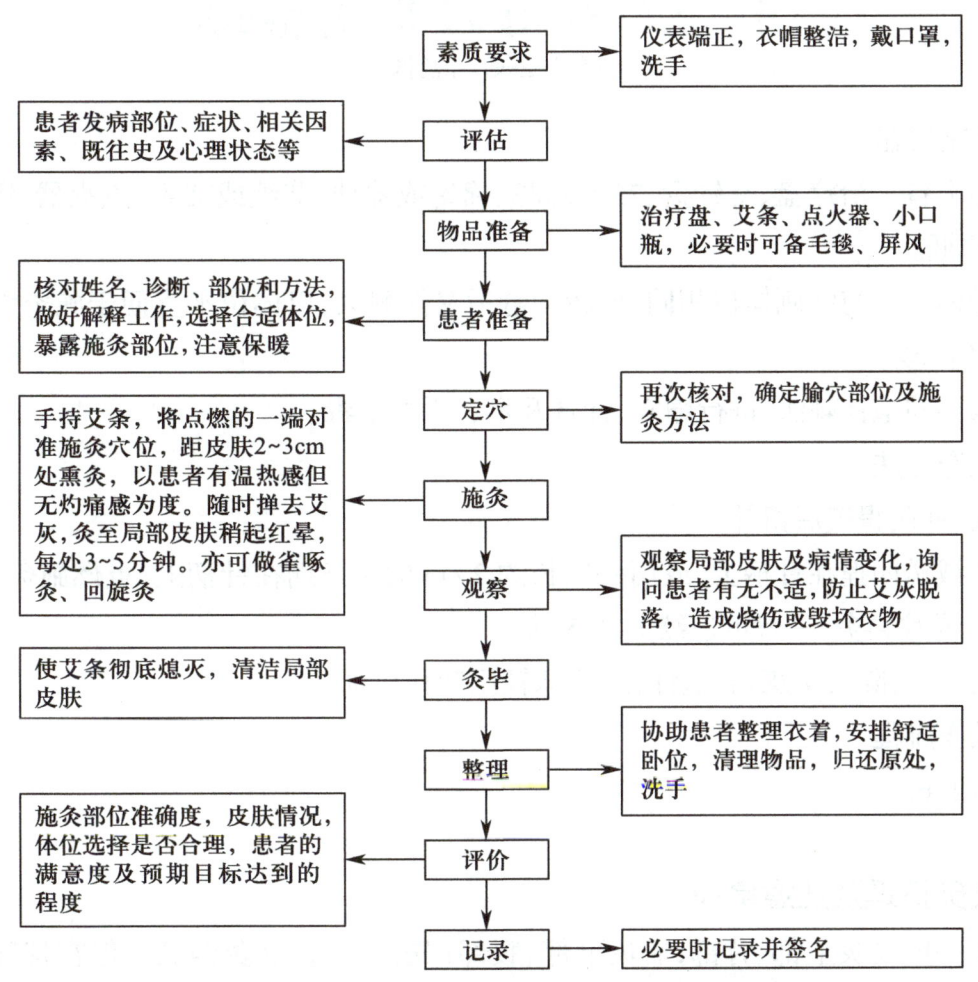

图 9-2-4 艾条灸法操作流程图(以温和灸为例)

三、温针灸

温针灸是针刺与艾灸结合使用的一种方法,其艾绒燃烧的热力可通过针身传入体内而增强针刺的疗效。适应于既需要留针又必须施灸的疾病(图9-2-5)。

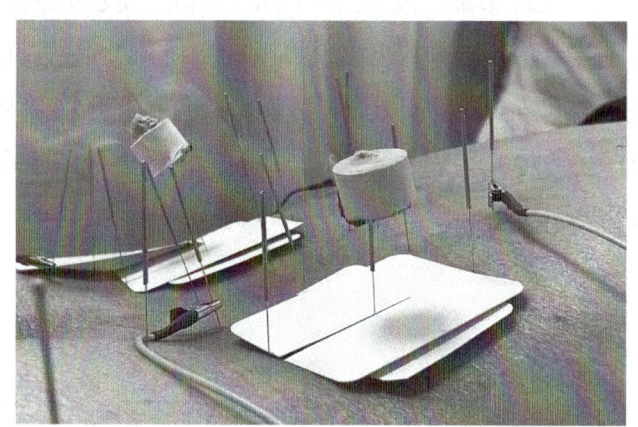

图 9-2-5　温针灸

(一)灸前准备

1. 物品准备　治疗盘、毫针盒、75%乙醇、棉签或棉球、艾绒或艾条、点火器、镊子、清洁弯盘、盛艾灰的纸。

2. 选择体位　与针刺体位相同,要较为舒适又能耐久,以体位平直便于施灸为宜;暴露施灸部位,注意保暖。

3. 消毒　同毫针刺法,进行腧穴、针具及术者手指消毒。

(二)操作方法

1. 选穴,针刺得气后留针。

2. 将艾绒搓团捏在针柄上,或用一段长约2 cm的艾条插在针柄上,点燃施灸;艾绒燃尽,视具体情况,易炷再灸,一般可连续灸2~5壮。

3. 施灸完毕,除去艾灰,起毫针,用棉球轻压针孔片刻。

(三)操作流程

见图9-2-6。

四、艾灸护理及注意事项

1. 操作一般先灸上部、背部,后灸下部、腹部;先灸头身,后灸四肢。但在特殊情况下,可以灵活运用,不必拘泥。

2. 施灸时,应注意安全,防止艾灰脱落,烧伤皮肤或烧坏衣被。

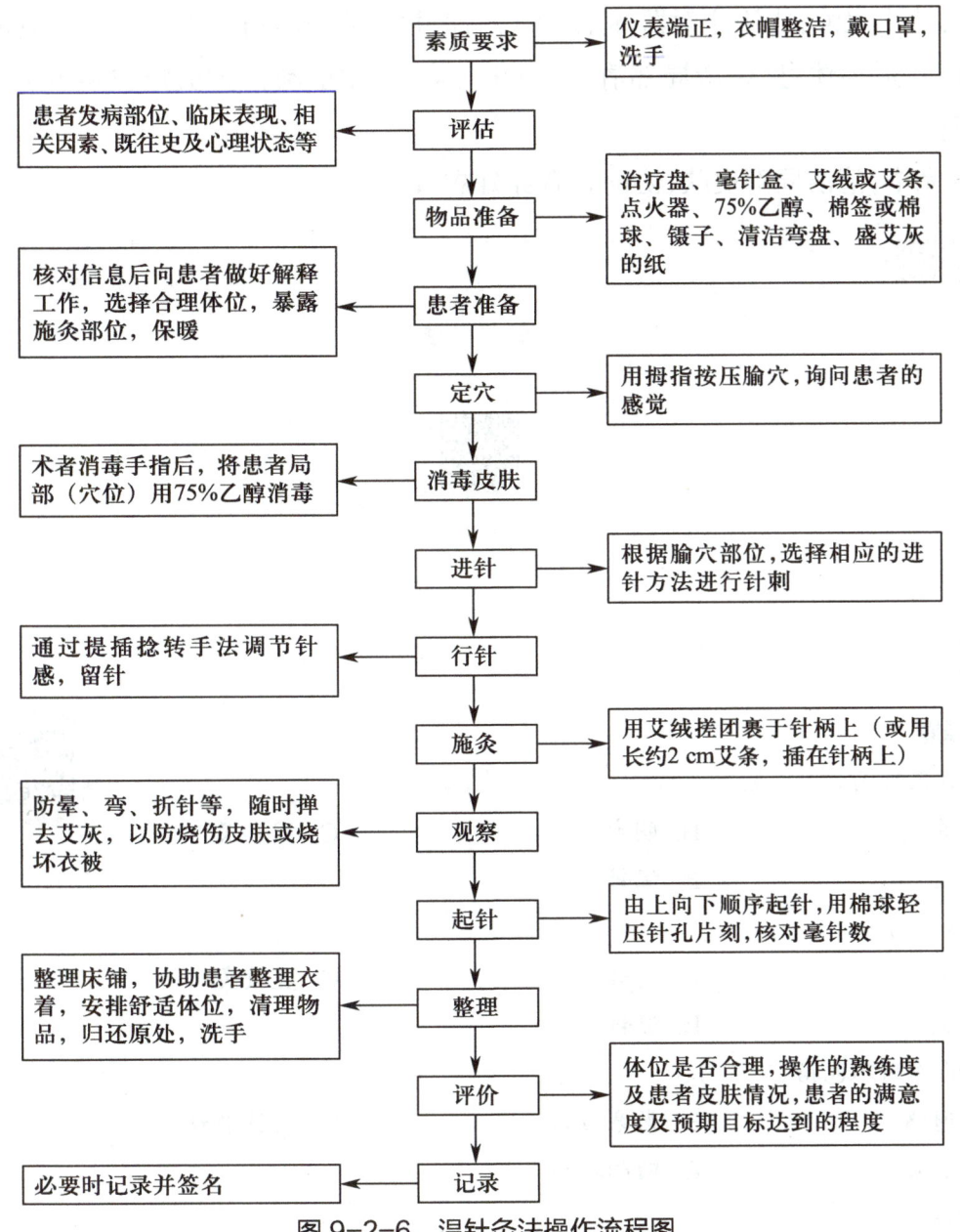

图 9-2-6 温针灸法操作流程图

3. 凡实证、热证、阴虚发热者，以及孕妇的腹部和腰骶部，一般不宜施灸；颜面五官、大血管不宜使用直接灸，关节活动部位不宜用瘢痕灸，空腹、过饱、极度疲劳、对灸法恐惧者应慎灸。

4. 向患者讲清操作程序，施灸中要随时询问患者局部皮肤有无灼热感，除瘢痕灸外，防止灼伤皮肤；因瘢痕灸施灸时疼痛较剧，灸后产生化脓并留有瘢痕，所以灸前必须征得患者的同意，对施灸中的疼痛，可用手在施灸部周围轻轻拍打，以缓解灼痛。

5. 施灸后，局部皮肤微红灼热，属正常现象，无须处理，很快即可自行消失。如因施灸过量，时间过长，局部出现小水疱，只要注意不擦破，可任其自然吸收。如水疱较大，可用消毒毫针刺破水疱,放出水液,或用注射器抽出水液,消毒并以无菌纱布包裹。如行瘢痕灸者,灸疱化脓期间,要注意适当休息,保持局部清洁,防止污染,可用敷料保护灸疮,3~4周后灸疮自然愈合,留下瘢痕。

6. 施灸完毕,清洁局部皮肤,协助患者穿好衣着。

知识链接

灸　法

学习测试

参考答案

一、选择题

1. 瘢痕灸又称为(　　)。
 A. 隔物灸　　　　B. 明灸　　　　C. 温和灸
 D. 化脓灸　　　　E. 温针灸
2. 回旋灸属于(　　)。
 A. 艾条灸　　　　B. 艾炷灸　　　　C. 直接灸
 D. 间接灸　　　　E. 温针灸
3. 灸法的作用不包括(　　)。
 A. 温经通络　　　B. 散寒祛湿　　　C. 消肿散结
 D. 清热解毒　　　E. 回阳救逆

二、问答题

1. 什么是艾灸?
2. 艾灸后局部皮肤出现水疱,应该怎么处理?

第三节　拔罐

情境导入

拔罐典故

明代著名中医外科专家陈实功的《外科正宗·痈疽门》曾述:预用径口一寸二、三分新鲜嫩竹一段,长七寸,一头留节,用刀刮去外青,留内白一半,约浓一分许,靠节钻一小孔,以栅木条塞紧。将前药收入筒内,筒口用葱塞之。将筒横放锅内,以物压勿得浮起,用清水十大碗煎煮数滚,约内药浓熟为度候用。再用披针于疮顶上一寸内品字放开三孔,深入浅寸,约筒圈内,将药筒连汤用大磁钵盛贮患者榻前,将筒药倒出,急用筒口乘热对疮合上,以手捺紧其筒,自然吸住。约待片时,药筒已温,拔去塞孔木条,其筒自脱。

请思考:

(1) 上述治疗方法的名称是什么?

(2) 该治疗方法的作用与操作方法有哪些?

拔罐法,是以罐为工具,借助燃烧热力、抽气等方法,排除罐内空气,形成负压,使罐吸附于腧穴或应拔部位的体表,造成局部皮肤充血、瘀血的一种操作技术。

拔罐法具有温经通络、祛风散寒、消肿止痛、吸毒排脓的作用,临床常用于风寒湿痹而致的腰背酸痛、关节疼痛、虚寒性咳喘等证,以及疮疡和毒蛇咬伤的急性排毒。

知识链接

拔　罐

古代常以筒形的兽角做罐具,故拔罐法又称为"角法""吸筒法",早在马王堆汉墓出土的帛书《五十二病方》中就有记载,历代中医文献中亦多论述,主要为外科治疗疮疡时,用来吸血排脓,后来又扩大应用于肺结核、风湿病等内科病证。随着医疗实践的不断发展,罐的质料和拔罐的方法不断得到革新,罐具的种类很多,如竹罐、陶瓷罐、金属罐(铜罐、铁罐)、玻璃罐、抽气罐等,目前以玻璃罐、竹罐和抽气罐使用最广;同时,治疗的范围也逐渐扩大,外科、内科、妇科、皮肤科等都有它的适应证,并经常和针刺配合使用。因此,拔罐法成为中医治疗中的一种重要方法。

一、拔罐前准备

(一) 物品准备

治疗盘、火罐、止血钳、点火器、95%乙醇棉球、小口瓶,必要时可准备毛毯、屏风等。

(二) 选择罐具

根据不同部位,选择不同口径的火罐,同时检查罐口边缘是否光滑,有无裂痕(图9-3-1)。

(三) 选择体位

取舒适体位,暴露施术部位。

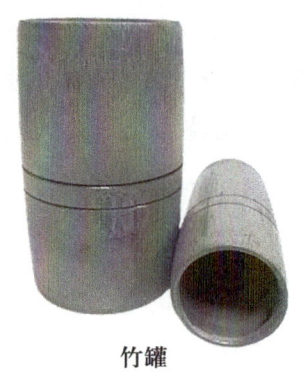
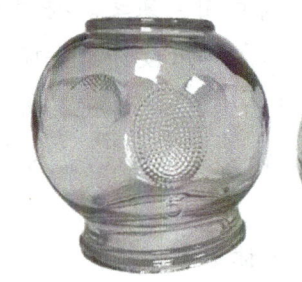
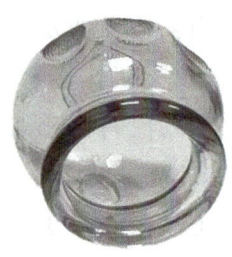

竹罐　　　　　　　　　　玻璃罐

图 9-3-1　罐具

二、操作方法

(一) 拔罐

1. **投火法**　将95%乙醇棉球或纸片点燃后,投入罐内,然后迅速将火罐罩在施术部位。此法适于侧面横拔,否则会因燃物下落而烧伤皮肤。

2. **闪火法**　用镊子或止血钳夹住燃烧的乙醇棉球,在火罐内壁中下段绕1~3圈后,迅速退出,然后将罐罩在施术部位。此法较安全,不受体位限制,节约棉球。

3. **水罐法**　取一个或多个无破损的竹罐,将其放入已经沸腾的水或药液的蒸锅中煮沸2~3分钟,然后用钳子夹出,罐口朝下,用湿冷毛巾紧扣罐口,迅速将罐子扣在施术部位上（图9-3-2）。

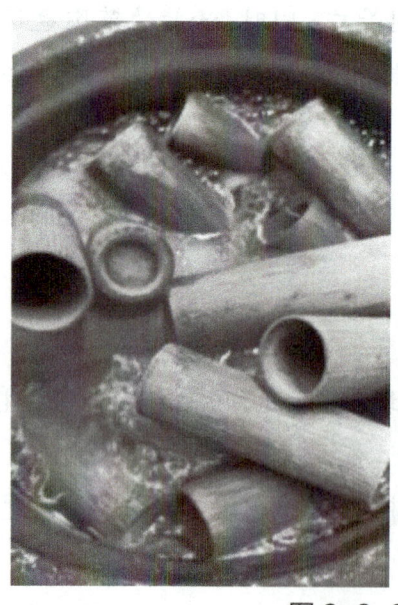
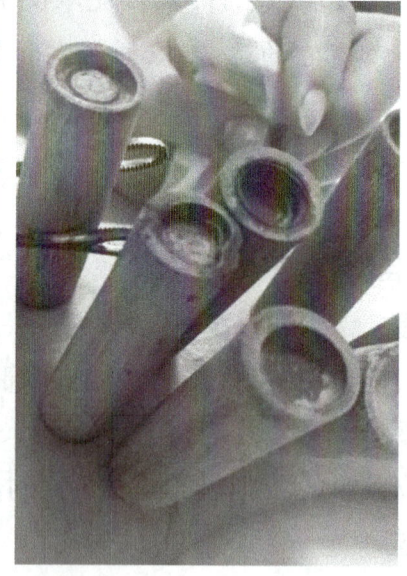

图 9-3-2　水罐法

4. **抽气罐法**　抽气罐即真空抽气罐,使用时先将罐体上端的阀杆向上提一下,保证气体通畅。然后将真空抽气枪口套在罐体上端,垂直向上提拉拉杆3~5次,罐内的压力可由提拉拉杆的次数来决定。提拉拉杆的次数越多,罐内压力就越大。吸附压力调整合适后,取下真空抽气枪。治疗结束后,轻轻抬起罐体上端阀杆,罐具便可取下。如果在人体肌肉较少的部位,则可用食用面粉做成面圈垫,以增加密闭程度,提高疗效(图9-3-3)。

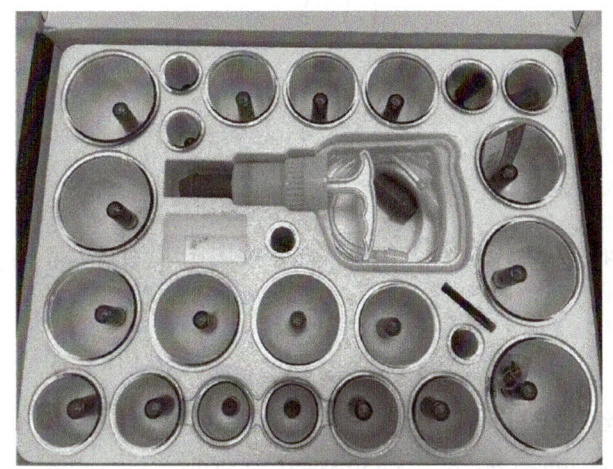
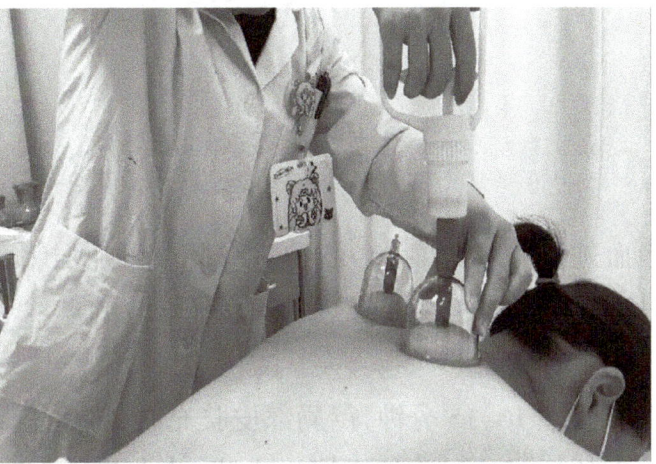

图9-3-3 抽气罐法

(二) 留罐

又名"坐罐"。拔罐后,留罐10~15分钟,待局部皮肤充血、出现皮下瘀血时,将罐起下。若罐大,吸附力强时,可适当缩短留罐时间,以免起疱。本法多用于急慢性软组织损伤、风湿痹痛等(图9-3-4)。

(三) 走罐

又名"推罐法"。最好选用玻璃罐,拔罐前,在罐口或所拔部位的皮肤上涂一些凡士林或按摩油,将罐拔住后,用手握住罐,在皮肤表面上下或左右往返推移,直至所拔部位的皮肤

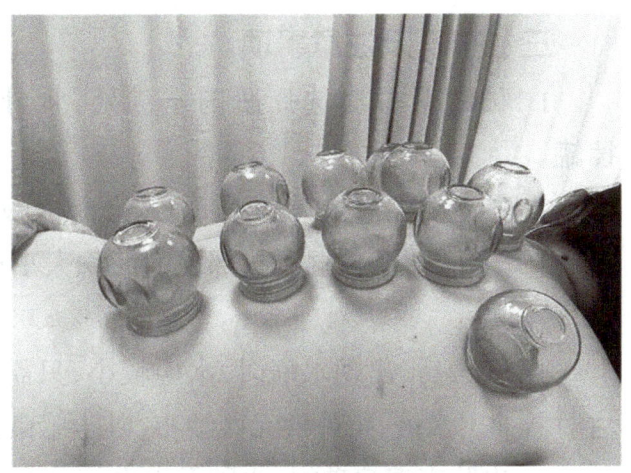

图9-3-4 留罐

潮红、充血或瘀血时,将罐起下。走罐一般适用于腰背部、大腿等面积较大、肌肉丰厚部位(图9-3-5)。

(四) 闪罐

将罐子吸附在皮肤上后,立即取下,再吸附,再取下。如此反复吸拔多次,直至皮肤红晕、充血为止。此法适用于局部麻木或感觉迟钝的病证,如面神经麻痹、末梢神经炎等。

(五) 刺络拔罐

用75%乙醇棉球将施术部位及针具消毒,然后用三棱针、粗毫针、皮肤针等,在施术部位按刺血法的操作方法刺破小血管,然后拔上火罐,使之出血,起罐后用无菌纱布或消毒棉球擦

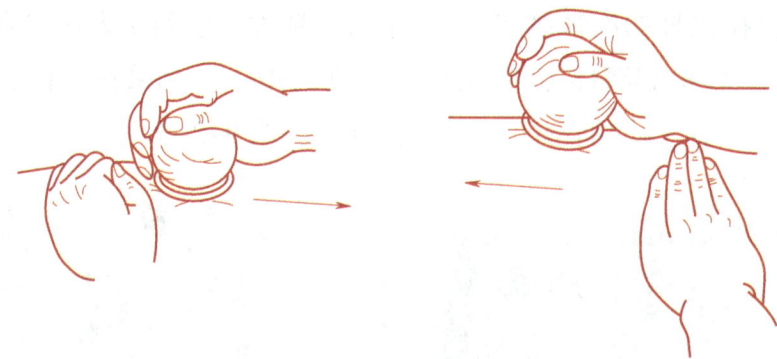

图 9-3-5 走罐

净血迹。一般留罐 10~15 分钟。此法可加强刺血疗法的作用,适用于各种急慢性软组织损伤、丹毒、神经性皮炎、神经衰弱等病证。

(六) 起罐

留罐 10~15 分钟,待局部皮肤充血,瘀血呈紫红色时即可取罐。起罐时,一手扶住罐体,另一手的拇指或示指按压罐口皮肤,使空气进入罐内,即可取下。如果罐吸附过强,不可硬行上提或旋转提拔,应以轻缓为宜。

三、护理及注意事项

1. 拔罐部位应选择肌肉丰满处,凡骨骼凹凸不平、毛发较多的部位不宜拔罐,以防掉罐。

2. 冬季要注意保暖,留罐时,应盖好衣被。

3. 防止烫伤,依据所拔部位的面积大小选取适宜的罐具;拔罐时动作要稳、准、快,起罐时切勿强拉。

4. 起罐后,出现水疱时,水疱较小,只需外敷无菌纱布,以防止擦破;水疱较大,可用无菌注射器抽出水液,再外敷无菌纱布,以防感染。

5. 皮肤有溃疡破损、水肿及大血管分布处不宜拔罐;高热抽搐及有自发性出血倾向者,不宜拔罐;孕妇的腹部和腰骶部不宜拔罐。

四、操作流程

见图 9-3-6。

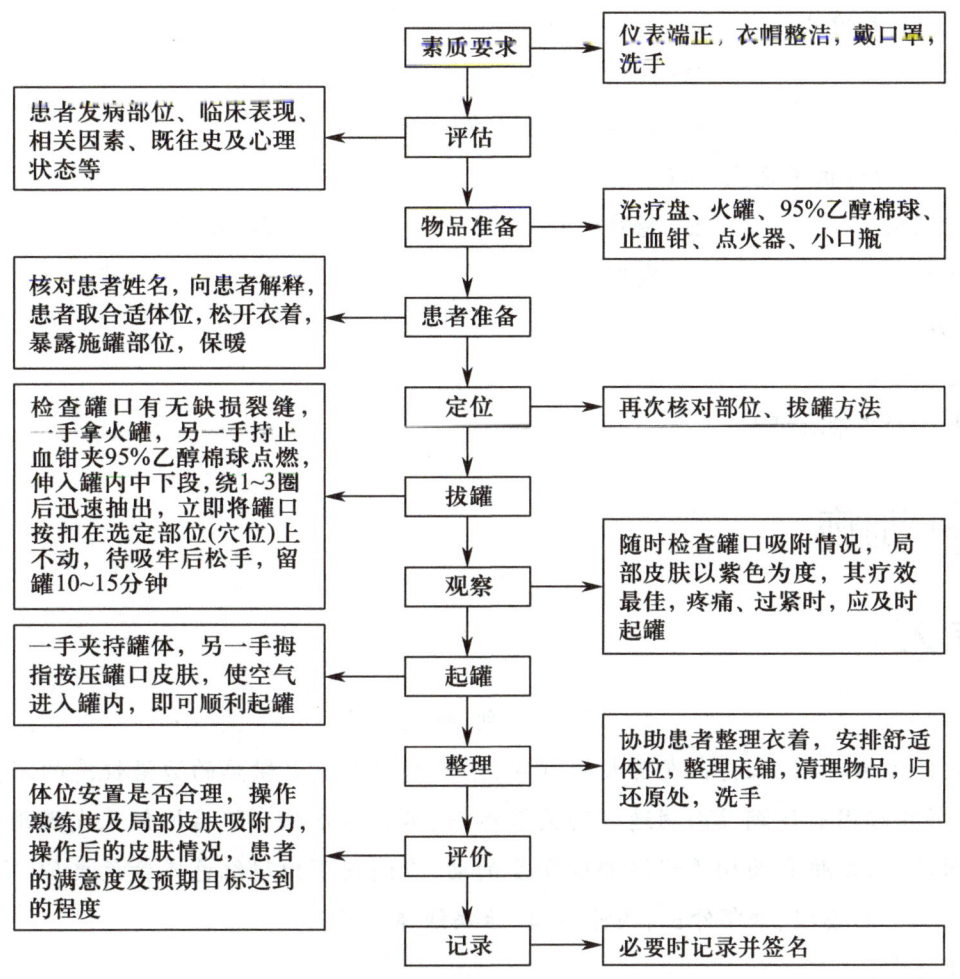

图 9-3-6　拔罐操作流程图(以闪火法拔罐、留罐为例)

> 📖 **知识链接**

拔　　罐

学习测试

一、选择题

1. 下列不属于拔罐法作用的是(　　)。

A. 温经通络　　　　B. 祛风散寒　　　　C. 消肿止痛

D. 吸毒排脓　　　　E. 急救复苏

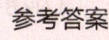

2. 留罐时间的标准为（　　）。
A. 1分钟　　　　　　B. 10~15分钟　　　　C. 30分钟
D. 越长越好　　　　　E. 局部皮肤充血瘀血时
3. 下列（　　）部位不适宜拔罐。
A. 毒蛇咬伤处　　　　B. 疮疡部位　　　　　C. 有毛发处
D. 关节部位　　　　　E. 腹部

二、问答题

1. 什么是拔罐法？
2. 拔罐法有哪些禁忌证？

第四节　刮痧

情境导入

刮痧典故

相传远古时期，人类在发明火的时候，意外发现用被火烘热的边沿钝滑的石头按压身体局部，能够减轻因居住潮湿山洞造成的关节疼痛、水肿等症状。随后他们又发现用铜钱、玉器、瓷器等器具，在皮肤表面相关经络部位反复刮动，直到皮下出现红色或紫色类似"沙"样的瘀斑，可以达到开泄腠理、祛邪外出、调补阴阳、治病强体的作用。

请思考：

（1）刮痧法有哪些作用？
（2）如何把刮痧法应用于日常护理工作中？

刮痧，是指用边缘钝滑的器具，在患者体表一定部位反复刮动，使局部皮下出现瘀斑或痧痕，以促进全身气血流畅，邪气外透于表，从而达到治疗目的的一种操作方法（图9-4-1）。

刮痧法具有解表祛邪、调畅气血、清热泻毒、疏经通络、行气止痛、健脾和胃、化湿去浊、急救复苏等功效。临床应用较广，过去主要用于痧证，现已扩展用于消化系统和呼吸系统等多种病证，如感冒、发热、咳嗽、中暑、呕吐、腹痛、疳积、风湿痹痛等。

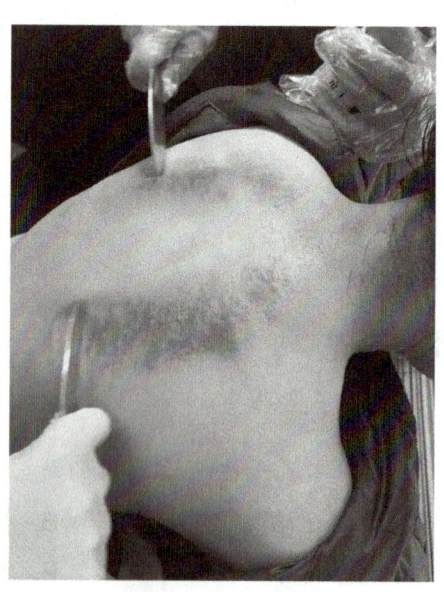

图9-4-1　刮痧

> **知识链接**

痧　证

所谓"痧证"是指多发于夏秋两季的中暑、外感等急性病证。利用刮具在人体某一部位皮肤上进行刮摩,使之发红,出现一片片或一块块的青紫瘀斑或瘀点,即谓"出痧"。现代医学认为,所谓痧是机体脏腑功能减退或发生严重障碍时,代谢产物不能及时排出,局部呈缺氧状态,毛细血管通透性增强,刮痧时毛细血管破裂,因此有"痧"出现。"痧"的颜色、形态、多少和部位深浅由局部代谢产物多少,即缺氧程度决定。

一、刮痧前准备

(一) 物品准备

治疗盘、刮具、植物油或药液等润滑介质、75%乙醇、擦纸,必要时备浴巾、屏风等物。

(二) 选择刮具

可用于刮痧的器具有很多,如瓷匙、硬币、古铜钱、顶针、瓷酒杯、瓷小碗、纽扣、动物角质刮板等,不管选用何种刮具,必须边缘光滑,无裂痕。目前有专门的刮痧板,选用天然水牛角为材料制成,对人体肌表无毒性刺激和化学不良反应,且水牛角本身是一种中药,具有清热解毒、凉血定惊等功效。如果用于美容,则选择玉石类的刮痧器具,可以美容养颜(图9-4-2)。

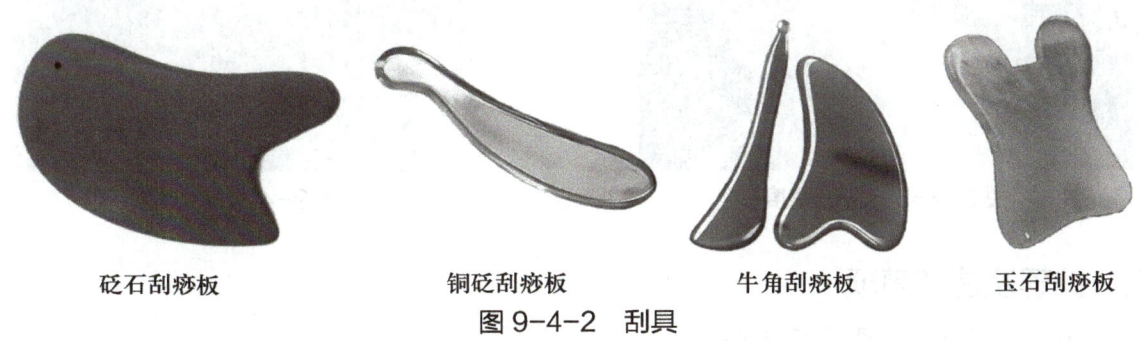

砭石刮痧板　　铜砭刮痧板　　牛角刮痧板　　玉石刮痧板

图9-4-2　刮具

(三) 选择体位

取舒适体位,暴露施术部位,冬季要注意保暖。

(四) 消毒

用毛巾将施术部位擦洗干净,也可用75%乙醇擦拭消毒。

二、操作方法

(一) 刮痧部位

主要在肩背部,有时亦可在头颈、前胸、四肢。

（二）刮痧方向

头颈、肩背、四肢部从上向下刮拭，胸部从内向外刮拭。

（三）刮痧角度

刮痧板与刮拭方向成 45°~90° 进行（图 9-4-3）。

（四）刮痧方法

施术者持刮具蘸润滑介质后，在施术部位单一方向反复刮拭，刮痧过程中，应保持刮具的湿润，刮动数次干涩时，要及时蘸湿再刮；动作缓慢柔和，用力均匀适中，由轻渐重，以能耐受为度，刮拭面尽量扩大。治疗时一般每一部位刮 20 次左右，以出现紫色斑点或斑块为度（图 9-4-4）。保健刮则无明显次数限制，以患者自我感觉轻松、舒适为原则。

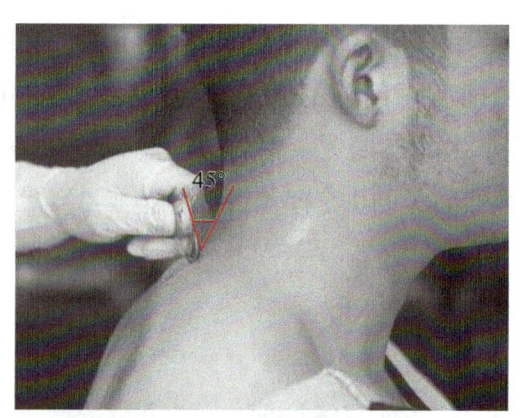

图 9-4-3　刮痧角度

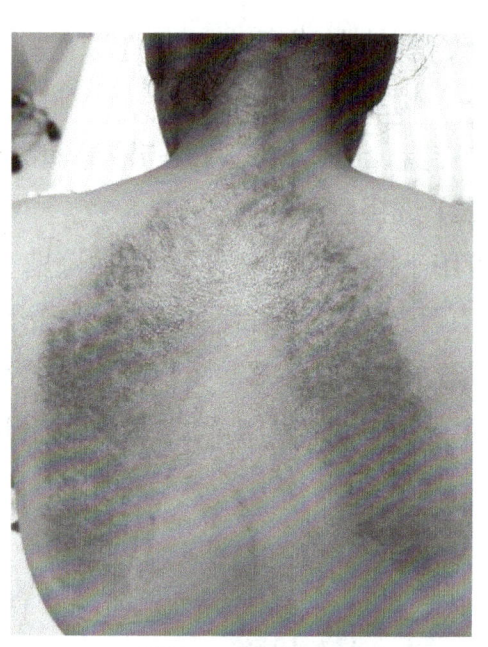

图 9-4-4　出痧

三、护理及注意事项

1. 室内空气流通，但要注意保暖。

2. 刮痧过程中，应注意观察患者和局部皮肤的反应，不断询问被施术者的感受，及时调整手法的力度，如出现头晕目眩、心悸、出冷汗、面色苍白等症状，应立刻停止，并报告医生，对症处理。

3. 刮痧结束时，擦净刮拭部位残留的介质，对刮具进行清洗消毒，并做好解释工作。

4. 刮痧后嘱被施术者饮一杯温开水，避风稍做休息，30 分钟内忌洗凉水澡，饮食上禁食生冷、油腻之品。

5. 局部皮肤有溃烂、出血、瘢痕或炎症，五官、乳房、孕妇腹部、囟门未闭合的小儿头顶等处均不宜刮痧。

6. 同一部位两次刮痧的时间间隔为以皮肤上痧痕消失、局部无痛感为宜,不同部位时间间隔不受限制。

四、操作流程

见图 9-4-5。

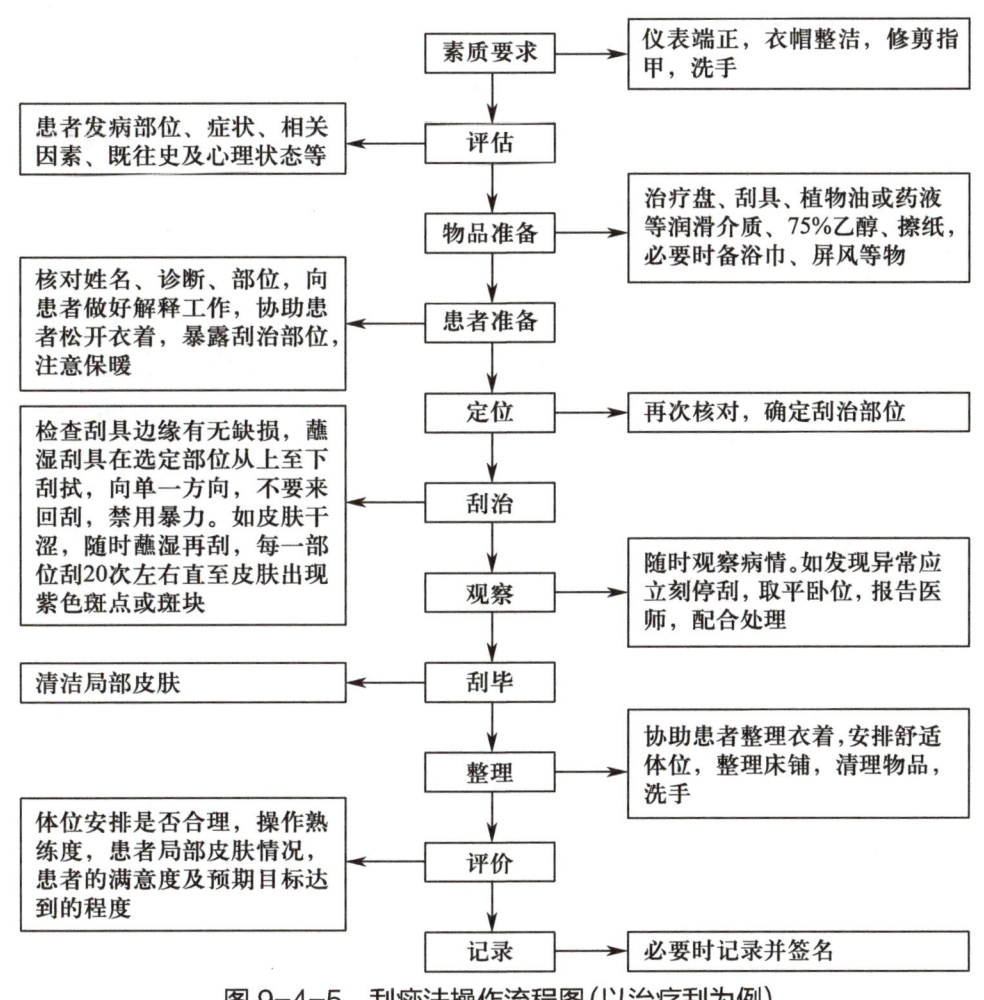

图 9-4-5 刮痧法操作流程图(以治疗刮为例)

学习测试

一、选择题

1. 下列( )不是刮痧的适应证。

A. 咳嗽　　B. 发热　　C. 中暑　　D. 呕吐　　E. 皮肤溃疡

2. 刮痧时刮痧板与刮拭方向的角度为( )。

A. 15°~30°　　　　B. 45°~90°　　　　C. 90°~120°

D. 120°~135°　　　E. 150°~170°

3. 陈叔叔,45岁。因为感冒致发热、后背部疼痛前来刮痧,请问他刮痧之后下列（　　）活动不宜马上进行。

A. 饮一杯温开水　　B. 休息片刻　　C. 洗凉水澡

D. 避风保暖　　E. 以上均可

二、问答题

1. 什么是刮痧?

2. 刮痧法有哪些注意事项?

参考文献

［1］孙秋华. 中医护理学［M］. 北京：人民卫生出版社，2017.
［2］甄雪燕，邹慧琴. 国礼——"针灸铜人"［J］. 中国卫生人才，2017，(06)：90-91.

郑重声明

高等教育出版社依法对本书享有专有出版权。任何未经许可的复制、销售行为均违反《中华人民共和国著作权法》，其行为人将承担相应的民事责任和行政责任；构成犯罪的，将被依法追究刑事责任。为了维护市场秩序，保护读者的合法权益，避免读者误用盗版书造成不良后果，我社将配合行政执法部门和司法机关对违法犯罪的单位和个人进行严厉打击。社会各界人士如发现上述侵权行为，希望及时举报，我社将奖励举报有功人员。

反盗版举报电话　（010）58581999　58582371

反盗版举报邮箱　dd@hep.com.cn

通信地址　北京市西城区德外大街 4 号　高等教育出版社知识产权与法律事务部

邮政编码　100120

读者意见反馈

为收集对教材的意见建议，进一步完善教材编写并做好服务工作，读者可将对本教材的意见建议通过如下渠道反馈至我社。

咨询电话　400-810-0598

反馈邮箱　zz_dzyj@pub.hep.cn

通信地址　北京市朝阳区惠新东街 4 号富盛大厦 1 座

　　　　　高等教育出版社总编辑办公室

邮政编码　100029

防伪查询说明

用户购书后刮开封底防伪涂层，使用手机微信等软件扫描二维码，会跳转至防伪查询网页，获得所购图书详细信息。

防伪客服电话　（010）58582300

学习卡账号使用说明

一、注册/登录

访问 https://abooks.hep.com.cn，点击"注册/登录"，在注册页面可以通过邮箱注册或者短信验证码两种方式进行注册。已注册的用户直接输入用户名加密码或者手机号加验证码的方式登录。

二、课程绑定

登录之后，点击页面右上角的个人头像展开子菜单，进入"个人中心"，点击"绑定防伪码"按钮，输入图书封底防伪码（20 位密码，刮开涂层可见），完成课程绑定。

三、访问课程

在"个人中心"→"我的图书"中选择本书，开始学习。

如有账号问题，请发邮件至：4a_admin_zz@pub.hep.cn。